KB130263

THE END OF CANCER

암의 종말

이재혁 · KBS스페셜 제작팀 지음
황태호 교수(양산부산대학교병원 임상시험센터장) 감수

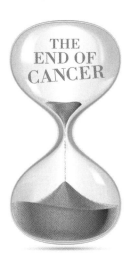

THE
END OF
CANCER

Ć 청림Life

한 그루의 나무가 모여 푸른 숲을 이루듯이
청림의 책들은 삶을 풍요롭게 합니다.

"하늘나라에 계신 사랑하는 아버지께 이 책을 바칩니다."

| 추천의 글 | 암은 정복되어야 할 그 무엇이기 이전에,
생로병사의 연장선 속에 있는 삶의 일부이다

황태호 교수
(부산대학교 의과대학 약리학 교수, 양산부산대학교병원 임상시험센터장)

　대부분의 만성환자가 그러하듯이 암환자는 환자 한 명의 질환이 아니
다. 암환자의 고통과 무게는 가족들과 공유할 수밖에 없다. 그럼에도 불
구하고 어떤 내과 의사 분은 나이가 들어 죽어야 하는 병을 하나 선택할
수 있다면 말기암을 택하겠다고 하였다. 파킨슨, 당뇨, 치매, 관절염과 같
은 만성질환은 10여 년을 통해서 삶의 질이 극도로 나빠지고 삶의 존엄
성을 잃어버린 이후에야 죽음의 시작과 만날 수 있기 때문이다. 이때에는
가족들도 지치고 환자와의 정신적 교감도 황폐화되어 슬픔조차 남지 않
는다. 세상 사람들은 '호상'이라고 이야기하면서 살아 있는 사람을 위로
하지만 죽은 사람에게는 참 서글픈 말이다.

　그러나 비교적 빠른 시간에 죽음을 맞이하는 말기 암환자는 자아와 가
족 간의 유대감을 온전하게 보존한 채 깊고 아프지만 또렷한 이별을 맞이
하게 된다. 죽음과 만나는 시점에 존엄성을 유지할 수 있다는 것은 얼마
다 큰 다행이겠는가. 암은, 그래서 어쩌면 인간이 살아가는 삶을 바라보
는 철학만큼이나 상황적이고, 복잡하며, 다단하다.

닉슨이 암과의 전쟁을 선포한 후 엄청난 투자와 연구가 진행되고 있지만 말기 암환자의 완치는 우주여행만큼이나 인류에게는 여전히 기나긴 여정을 남겨두고 있다. 어떤 과학자들은 의미가 별로 없을지 모르는 암 연구에 모든 인생을 걸고 있다. 의사들은 표준치료라는 최선의 치료법을 환자에게 제공하지만 여전히 제한적인 치료법 속에서 윤리적·금전적·의학적 이해관계를 따지면서 치료를 선택해야 한다. 넘쳐나는 정보의 홍수 속에 환자와 환자의 가족들은 의사보다 더 전문적인 정보를 가지기도 하지만 때론 잘못된 상업적 정보 속에서 시간과 비용을 지불하기도 한다.

나는 12년째 항암 바이러스를 개발해오고 있다. KBS파노라마에서 이것을 취재하러 온 이재혁 KBS PD를 처음 만난 후, 이제 3년이 넘었다. 그는 항암 바이러스를 이해하기 위해 1년을 넘게 서울, 부산을 오가며 모든 관련 전문 논문을 읽고 구체적 질문을 하였다. 부산에서 10년 이상 이 분야를 연구할 동안 일본 유럽 미국 등에서 종양 전문가들이 연구소와 병원을 방문하면서 토론을 원하고 공동연구를 제안하였지만, 이재혁 PD가 만든 KBS파노라마 '암의 천적-킬러 바이러스' 방영 전에는 대한민국 내에서 어느 누구도 관심이 없었다. 이재혁 PD는 취재 기간 1년 동안 과학자, 종양 전문가, 정부 관계자, 임상연구 윤리위원의 입장에서 모든 아젠다를 다 끄집어내고 날카로운 질문을 던졌다. 그는 언론인에 대한 부정적 생각과 우리나라 다큐멘터리 프로그램에 대한 신뢰가 부족했던 나에게 망치와 같은 견고함과 신뢰성을 던졌다.

이 책은 그때 그리고 그 이후에도 이재혁 PD가 수년간 전 세계를 돌면서 모아 놓은 자료를 정리한 것일 것이다. 그래서 이재혁 PD가 암을 바라보는 시각은 편협되지 않고 어느 누구보다 공감각적이다. 때로는 환자의 입장에서, 때론 환자 가족의 입장에서, 때론 의사의 입장에서, 때론 과학자의 입장에서, 때론 신약 규제 관련 정부 관료의 입장에서, 때론 신약 개발을 하는 산업계의 입장에서 암을 바라보고 문제와 해결점을 담담히 제시하고 있다. 이재혁 PD는 암이 정복되어야 할 그 무엇이기 이전에 생로병사의 연장선 속에 있는 삶의 일부라는 점을 이 책에서 지속적으로 강조하고 있다. 이 책은 차분하게 무료할 수 있는 팩트 중심의 이야기를 하지만, 가장 인문학적으로 적혀진 융합 이야기이면서도 가장 신나고 실질적인 과학과 의학의 이야기라고 생각한다.

그 주체가 미국과 유럽이 중심이지만 그동안 암과의 전쟁을 통해서 인류가 이루어놓은 성과는 눈부시다. 표적치료제라는 제한적이긴 하지만 훌륭한 항암제뿐 아니라 최근에는 다수의 면역 치료제가 상업화되면서 탁월한 항암제가 시장에 진출하고 있다. 항암 바이러스의 시장 진입도 눈앞에 있다. 여전히 가야 할 길이 너무나 멀지만 그동안의 실패와 성과를 통해서, 과학을 의학으로 이끌어가는 과학자가 양성되고 있고, 그것을 상업화할 수 있는 산업 인력이 양성될 뿐 아니라 수십 조의 매출을 내는 제약사가 만들어지고 있다. 미래 산업을 생각할 때 우리가 어떠한 전공을 하든 기쁜 마음으로 이 책을 읽을 수밖에 없다. 자신의 전공과 경력이 무엇이든 우린 암과의 필연적 싸움을 접할 수밖에 없고, 또한 암과의 전쟁을 통해서 생기는 이 거대한 미래 산업의 물줄기에서 무엇을 할 수 있는지 알 수 있기 때문이다.

| 프롤로그 | 과연 암의 종말은 가능할까?

"암은 왜 걸리는 겁니까?"

전 세계 수많은 의료진들과 암 연구자들과의 모든 인터뷰는 이 한 질문으로 시작되었다. 다큐멘터리 제작을 위해 암 발병률이 가장 높은 나라에서부터 암과의 전쟁에서 사령탑이 되고 있는 나라까지 세계 곳곳을 누비면서도 해답을 찾기 위한 첫 질문은 늘 한결같았다. 암의 끝을 보기 위해 밑바닥에서부터 암을 파헤쳐 그 뿌리와 만나는 것이 암을 제대로 이해하는 첫 걸음이라고 생각했기 때문이다. 노벨 의학상 수상자, 국내외 유수 대학들의 암 연구진, 수천 건의 암 수술을 집도한 전문의 등 암 연구의 최전선에 있는 그들로부터 듣게 될 '암의 실체'가 정말 궁금했다. 그런데 막상 질문을 받은 그들의 첫 답변은 예상치 못한 침묵이었다. 그리고 한참의 숙고 끝에 그 '대가'들의 입에서 나온 대답은 거의 비슷했다.

"우리도 아직 잘 모릅니다."

절로 귀를 의심할 수밖에 없는 초연한 답변들이었다. 취재가 진행되고 인터뷰이가 늘어날수록 충격도 배가 되었다. 심혈관질환에 이어 사망 원인 2위에 올라 있는 치명적인 질병, 80세까지 살 경우 세 명 중 한 명은 반드시 걸리게 되는 운명적인 질병, 비싼 치료약과 극심한 부작용에 시달려야 하는 그야말로 '파괴적인' 질병, 그 '암'이라는 존재에 대해 '뚜렷한' 원인조차 제대로 파악하지 못하고 있다는 고백이다. 2011년 췌장암으로 세상을 떠난 스티브 잡스의 주치의 데이비드 아구스 박사는 "현대 의학은 당신이 암에 걸렸는지 아닌지는 알려줄 수 있습니다. 하지만 그 암이 어디서 시작됐는지 어떤 종류인지 어떤 치료를 받아야 하는지 정확하게 알려주지는 못합니다."라고 자조적인 목소리를 낸다. 미국암학회장 맥코믹 박사는 한 술 더 뜬다. "암세포는 자신의 모습을 계속 바꿉니다. 처음 생겼을 때와 말기 때의 암세포는 전혀 다른 모습입니다. 암 치료제가 제대로 듣지 않는 이유죠." 세계 최대의 암 치료 후보 물질을 보유하고 있는 천연자연물질연구소 뉴먼 박사의 대답은 더욱 절망적이다. "암은 한 가지 질병이 아닙니다. 암은 백 개, 천 개의 원인들이 복합적으로 작용한 그야말로 이해하기 어려운 병입니다."

대부분의 질병이 정복되고 현대인의 기대수명 또한 80세를 넘어 100세를 향해 가는 고도화된 문명사회에서 암은 여전히 미스터리로 남아 있다. 방사선 치료, 화학요법 등 최첨단 항암요법들이 개발되어 왔지만 말기 암환자들의 사망률은 지난 50년간 전혀 줄어들지 않았다. 말기 환자들은 이 병원, 저 병원을 돌아다니며 듣게 되는 서로 다른 치료법들, 서로 다른 생존 기간 사이에서 극도의 혼란을 겪어야 했다. 과학자들은 최근에서야 암이 한두 개의 원인으로 생기는 '단순한' 병이 아님을 깨달았다. 평생 담배를 달고 다니던 사람이 폐암에 걸리지 않고 장수하는가 하면 건강한 식습관과 규칙적인 운동을 하던 사람이 갑자기 유방암에 걸리는 경우도 있다. 어떤 사람에게는 잘 듣는 항암제가 또 다른 사람에게는 전혀 효과가 없다. 그런가 하면 대형 병원에서도 포기한 시한부 암환자가 민간요법으로 '기적처럼' 완치가 되기도 한다. 이처럼 암과의 싸움에서 승패는 도무지 갈피를 잡을 수 없는 상황이다. 暗中摸索암중모색이란 고사성어에서 어둠을 뜻하는 암'暗' 대신 질병인 암'癌'을 써도 될 만큼 현대의학은 여전히 어림으로 더듬거리며 암중모색'癌中摸索'의 해법을 찾고 있는 것 같다. 그만큼 암의 실체를 가리고 있는 베일은 좀처럼 속 시원히 걷히지 않고 있다. 과학자들은 유전적인 요인과 환경적인 요인, 생활 습관, 심지어 정신적 스트레스까지 수많은 변수들이 변화무쌍하게 작용한다는 사실만 파악했을 뿐, 구체적으로 어떻게 이 요인들이 결합되어 암으로 발전하는지는 밝혀내지 못하고 있다.

수많은 질병들을 하나하나 정복해온 인류지만 암의 위협 앞에서는 무기력하다. 암은 전염병처럼 예방주사를 맞을 수도 없고, 증상도 거의 없기 때문에 초기 발견이 어렵다. 엄청난 고통의 부작용을 감수하면서도 수억 원대의 항암제와 최첨단 치료법을 동원해도 말기 암환자들이 보장받는 건 몇 달의 시간에 불과하다. 거의 완치되었다가도 전혀 다른 모습으로 재발하고, 다른 장기로 더욱 강력한 모습으로 변해 퍼져 나가기도 한다. 일본 교토대학교의 한 연구팀은 암세포가 산소 없이도 살 수 있고, 저산소 상태에서 더 강력해진다는 충격적인 사실도 밝혀냈다. 암세포가 왜 강력한 방사선이나 독한 화학요법을 써도 잘 죽지 않고 계속 재발하고 전이하는가를 규명한 것이다. 암의 성격은 조금씩 드러나고 있지만, 여전히 이런 암 치료를 대체할 뚜렷한 방법은 없는 게 현실이다.

1974년, 미국의 닉슨 대통령이 암과의 전쟁을 선포한 지 40여 년의 긴 시간이 지났다. 하지만 의학계로부터 이렇다 할 승전보는 들려오지 않고 있다. 오히려 현대 의학이 이미 암에게 백기를 든 것은 아니냐는 절망스런 목소리가 들린다. 스티브 잡스가 "21세기 최고의 혁신은 바로 바이오 분야에서 올 것이다."라고 예견했지만 정작 자신은 암을 치료하지 못하고 세상을 떠났다. 혁신과 기술의 아이콘인 스티브 잡스의 암 투병과 죽음은 첨단과학도 어쩔 수 없는 암 치료의 암울한 현실을 대변하는 듯 시사하는 바가 크다. 물론 지금까지 축적된 암 연구의 성과들과 현행 치료법들을 백안시할 수는 없지만 암을 제대로 알고, 공략하고 있다고 말할수는 없다. 이 때문에 암 치료의 최전선을 소개하고 암 정복의 희망을 제시하려고 했던 '야심찬' 계획이 취재를 해나갈수록 더 높은 벽에 부딪히는 기분이 들기도 했다.

"암은 불치병입니까?"

그 어쩔 수 없는 높은 벽을 실감하며 다시 단도직입적인 질문으로 인터뷰를 이어갔다. 어쩐지 초연했던 처음 답변과 달리 두 번째 질문에 대한 전문가들의 답변은 무언가 의미심장했다.

"그렇다고 할 수 있고, 그렇지 않다고도 할 수 있습니다."

 실제로 경험 많은 의사들은 암의 '완치'라는 단어를 매우 신중하게 사용한다. 관례적으로 암 치료 후 5년간 암이 재발하지 않으면 완치되었다고 판단하지만, 암 발병 가능성이 완전히 사라진 것은 아니기 때문이다. 암 완치 판정 후 10년, 20년이 지나서 재발하는 경우도 있다고 지적한다. 불행히도 암으로부터의 완전한 '해방'은 없다는 것이다. 하지만 암을 어떻게 인식하고 관리하느냐에 따라 '불치의 암'도 지속가능한 치료의 대상이 될 수 있다고 덧붙인다. 완치는 어렵지만 그렇다고 끝이 분명한 불치로 단정 짓기도 어렵다는 것이다. 그리고 바로 이러한 암의 '모순'된 성격이 앞으로 우리가 찾아야 할 암의 종말의 중요한 힌트가 되었다.

 암은 외부에서 들어온 그 무엇 때문이 아니라 우리 몸속 세포의 일부가 변형되어 발생한다는 것이 일반적인 정설이다. 그렇다면 그 잘못된 '변형'을 일으키는 원인은 무엇일까? 다름 아닌 우리 몸의 상태다. 암을 감기에 비교하면 쉽게 이해가 된다. 의사들은 감기를 불치병으로 분류한다. 우리가 감기에 걸리는 이유는 병원균이 강해서가 아니라 우리 몸이 약해서이다. 몸의 방어 체계, 즉 면역력이 떨어진 사람은 감기를 치료하는 것이 불가능하다. 반대로 면역력이 좋은 사람의 몸은 감기 바이러스가 침입해도 병을 일으키지 못하도록 억제가 가능하다.
 암도 마찬가지다. 평균적으로 우리 몸속에서는 하루 5,000개에서 1만 개 정도의 암세포가 생긴다고 한다. 대부분은 저절로 사라지지만 그 중

하나라도 살아남으면 암 조직으로 발전할 수 있다. 건강하고 면역력이 좋은 사람일수록 암세포가 살아남을 가능성이 적다. 반면 해로운 환경에 많이 노출되고 건강하지 못한 생활 습관을 가진 사람의 몸은 암세포가 자라기 좋은 토양을 제공한다.

결국 암 발병 여부를 결정하는 것은 암세포 자체가 아니라 암세포를 품고 있는 우리 몸의 '환경'이라고 할 수 있다. 많은 암 연구자들이 암을 설명할 때 '토양과 씨앗 이론'을 활용한다. 비옥한 토양에 떨어진 씨앗이 잘 자라듯이 암세포도 잘 자라는 '몸의 토양'이 따로 있다는 것이다. 특히 암이 전이될 때는 암세포가 몸 구석구석을 돌아다니면서 뿌리내리기 좋은 부위를 집중적으로 공략한다. 이를 반대로 말하면 암이 자랄 수 없는 '척박한' 몸의 상태를 유지해야 암의 공격에서 안전할 수 있다는 이야기이다.

본문에서 자세히 소개하겠지만 아구스 박사는 암은 명사형이 아니라 동사형이라고 강조한다. 암에 걸리는 것이 아니라having cancer 암으로 진행되어 간다Cancerring라는 표현을 쓴다. 즉, 암을 갖고 있느냐 아니냐의 구분은 할 수 없고, 단지 암이 얼마나 진행되어 있느냐, 얼마나 암에 걸릴 가능성이 높아졌느냐만 판단할 수 있다는 '파격적인' 발상이다. 결국 암 선고 여부를 떠나 넓은 관점에서 우리 모두는 암환자라고 할 수 있고, 단지 그 정도의 차이만 있을 뿐이다. 암은 현대 의학도 어쩔 수 없는 '불치병'임에는 틀림없지만 모두를 사망에 이르게 하는 '치명적'인 질병은 아닐 수 있다. 불치병이지만 몸만 잘 관리하면 이겨낼 수 있는 병, 예를 들면 '감기'처럼 암을 만들 수는 없을까? 불가능한 것 같은 이러한 암 치료의 미래에 과학자들은 이미 한 발 다가서 있었다. 전 세계에 산재한 수많은 암 전문 병원, 연구소, 암을 극복한 환자들의 집 등, 암 정복의 실마리를 찾을 수 있는 곳이라면 가리지 않고 발길을 이어갔다. 그리고 수개월간의 취재를 마치면서 그간 만났던 사람들과의 인터뷰에서 던졌던 마지막 질문을 다시 떠올린다.

"암의 종말은 가능할까요?"

낙관과 비관이 엇갈리는 답변들 속에서도 한 가지 사실은 분명해 보인다.

"우리는 이제 막 암의 종말의 시작을 보고 있습니다."

다소 말장난 같은 대답일 수도 있다. 하지만 현대 의학이 암의 정체에 대한 실마리를 잡기 시작했다는 점은 분명하다. 이제 과학자들은 조심스럽게 암 정복의 '희망'을 말한다. 그 희망은 '유전자'이다. 우리 몸을 구성하는 가장 기본적인 단위인 유전자, 이제 암을 읽어내는 문법이 '덩어리 종양 → 암세포 → 암 유전자'로 옮겨지고 있다. 보이는 크기와 부위, 환자의 증상만으로 암을 진단하는 시대가 지나가고 있다. 몸속 깊숙이, 소리 없이 숨어 있는 암의 '시한폭탄'을 찾아 '폭발'하기 전에 뇌관을 제거하는 것이 유전자 기술이다. 물론 그 시한폭탄이 너무 많고 복잡해 일일이 찾기까지는 수많은 노력과 시간이 필요하다. 유전자는 사람마다 다르고, 끊임없이 환경과 상호작용하며 그 모습을 변화시킨다. 최근 후성유전체 연구는 '타고난' 유전자가 얼마나 많이 '후천적으로' 바뀔 수 있는지를 보여준다. 암 유전자도 마찬가지다. 사람마다 다르고, 그 사람이 어떻게 살아가느냐에 따라 또 다르게 작용한다. 암을 '한 방'에 보내려고 했던 기존의 접근 방식이 실패한 원인이 바로 여기에 있었다. 벌써 암을 일으키는 몇몇 유전자가 규명되었고, 치료제까지 개발되었다. 개인의 특성에 최적화된 '맞춤형 치료제'도 선보이고 있다. 아직 갈 길은 멀지만 그 길의 방향은 이제 '제대로' 잡힌 듯하다.

그렇다면 암의 종말, 그 시작을 맞아 암을 향한 우리의 첫 질문도 바뀌어야 할 때가 되었다. 우리가 왜 암에 걸리는가를 분명히 인지한다면 "암은 왜 걸리는가?"라는 질문을 넘어 암에 걸리지 않기 위해 "어떻게 살아갈 것인가?"라는 뻔하지만 그래서 늘 간과해왔던 질문을 스스로에게 던질 수 있을 것이다. 암의 현주소를 뜬구름 잡는 '카더라' 통신이 아닌 전문가들의 정확한 목소리와 증명된 데이터에 집중해 정보를 쌓는다면 자신도 모르게 헝클어진 삶의 태도를 되돌아볼 수 있는 기회가 될 수 있다는 말이다. 정해진 방송 분량 때문에 미처 다 하지 못한 암의 이야기를 책으로 펼쳐낸 이유이기도 하다. 당신의 발품과 궁금증을 대신해줄 암에 관한 정보를 가능한 객관적인 시각에서 담기 위해 노력했다. 이 한 권의 책이 모쪼록 당신에게 암을 다시 보고, 대비책을 새롭게 준비할 수 있는 소중한 기회가 될 수 있기를 기원한다.

'암의 종말'을 찾아가는 여정은 길고 힘들었다. 암에 걸리지 않는 에콰도르의 '난쟁이'들을 촬영했을 때가 2012년 3월, 첫 번째 편인 '암에 걸리지 않는 사람들'이 그 해 6월에 방송됐지만, 회사의 파업과 취재 중인 임상 연구의 지연으로 두 번째 편 '암의 천적-킬러 바이러스'는 해를 넘기고 2013년 3월에야 전파를 탈 수 있었다. 취재 일정이 길어지면서 너무나 많은 이들이 함께 고생했다.

특히 2부 방송이 나간 이틀 후 하늘나라로 떠나신 사랑하는 아버지, 큰 슬픔과 상실감, 외로움의 시간을 보내시면서도 변함없이 힘과 조언을 해주시는 어머니, 잦은 출장과 밤샘 편집으로 가족에 소홀했던 가장을 이해해준 아내 제니와 딸 그레이스, 몸이 불편하신 장모님에게 미안하다는 말과 사랑한다는 말을 하고 싶다. 프로그램의 틀을 잡아 주고, 지원을 아끼지 않은 한창록 선배, 놀라운 통찰력으로 깔끔하게 내레이션을 써준 한수연 작가와 김민정 작가, 맘고생 몸고생하며 수많은 자료를 조사하고 촬영섭외를 한 전하연 보조작가, 방대한 영상 자료를 정리해준 이동환 FD, 꼼꼼하게 그래픽 작업을 해준 최정은 디자이너, 빡빡한 일정에도 불구하고 열정적으로 촬영해준 박대근 PD, 송우용 PD, 조운호 VJ에게 보답할 수 없는 빚을 졌다. 바쁜 연구 일정 중에도 다큐멘터리에 출연에 흔쾌히 응해주시고, 책의 감수까지 해주신 부산대학교 양산캠퍼스의 황태호 박사님께 특별한 감사의 말씀을 드린다. 방송프로그램뿐만 아니라 취재 원본, 프리뷰 내용까지 검토해 알기 쉽게 정리해준 조미선 작가가 없었다면 이 책은 만들어지지 못했을 것이다. 이밖에도 프로그램 촬영에 응해준 수많은 암환자 분들의 쾌유를 빌고, 인터뷰 및 취재를 도와준 국내외 전문가들에게도 감사를 전한다.

1년간 암을 따라다니면서 삶과 죽음의 경계가 더 가까움을 깨달았다. 만나고, 일하고, 즐기고, 사랑할 수 있는 삶을 주신 하느님께 감사드린다.

2014년 11월 11일

상도동에서 이재혁

차례

1부

———

인간은
왜 암에 걸리는가?

———

나이든 사람의 세포는 상대적으로 많이 손상되어 있다. 이것의 원인을 과학자들은 활성산소라는 것에서 찾는다. 그야말로 우리 몸을 산화시켜 늙게 만드는 것이다. 활성산소는 본래 노화의 과정에서 자연적으로 발생되지만, 나쁜 환경이나 식습관으로도 늘어날 수 있다. 세포 분열 과정에서 활성산소로 손상된 세포가 많아지고 제때 퇴출되지 않으면 설상가상으로 암에 걸릴 확률은 더욱 높아진다.

1
암에 걸리지 않는
사람들

키가 자라지 않는 것처럼 세포도 늙는 것을 멈춘다. 그 때문일까?
에콰도르의 라론증후군 환자들 중 암에 걸린 사람은 지금껏 단 한 명도 발견되지 않았다.

멈춰버린 생체 시계,
라론증후군의 비밀을 찾아서

적도. 사전적 의미는 지구에서 위도가 0도인 지역을 일컫지만 그 속에
담긴 상징성은 강렬하고 뜨겁다. 그 때문일까? 적도에 인접한 라틴아메
리카는 이글거리는 태양 아래에서 작은 일상조차 정열적으로 느껴지는
마력을 뿜어내곤 한다. 게다가 적도Equator라는 단어 자체를 국가 명칭으
로 사용하는 나라도 있다. 바로 에콰도르. 우리에게는 중남미의 축구 강
국쯤으로만 알려졌지만 적도의 태양과 맞닿은 신비로운 대지로 여겨지
는 나라다. 그리고 이 비밀스러운 땅에 인류의 적, 암과의 싸움에서 승리
할 놀라운 무기가 숨겨져 있다고 한다.

서울을 떠나 긴 여정 끝에 도착한 곳은 에콰도르의 수도 키토. '적도의

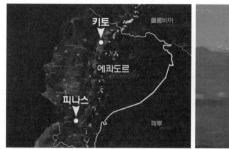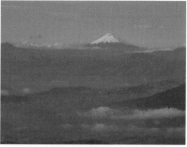

에콰도르의 수도 키토. 키토는 안데스 고산 지역에 위치해 있어 무덥지 않을 뿐더러 1년 내내 봄과 같은 날씨가 이어진다고 한다.

나라'라는 별명이 의아할 만큼 온화한 날씨가 펼쳐져 반가운 감정이 앞섰다. 키토는 안데스 고산 지역에 위치해 있어 무덥지 않을 뿐더러 1년 내내 봄과 같은 날씨가 이어진다고 한다. 적도의 중심에서 느끼는 봄날의 정취라니……. 뭔가 묘하게 어울리지 않는 기분이 들었다. 마치 암에 걸리지 않는 사람들을 찾는다면서 암 발생률이 높은 나라에 도착한 지금의 상황처럼, 이론과 현실이 자꾸만 엇갈리는 것 같다.

키토에서 엇갈리는 건 비단 날씨뿐만이 아니었다. 첫 번째 목적지인 IEMYRInstitute of Endocrinology, Metabolism, and Reproduction에 들어서자 차가운 병원의 이미지와는 정반대인 밝은 분위기와 환자들의 환한 표정이 우리를 맞이한 것이다. 한눈에 봐도 왜소증 환자임을 알 수 있는 작은 체구의 소년과 소녀들이 술래잡기라도 하는 양 신나게 뛰어다니고, 지긋해 보이는 노년의 의사가 마치 손주를 대하듯 그들을 다그친다. 도대체 이 푸근한 곳 어디에 무시무시한 암의 비밀을 풀 열쇠가 있다는 것일까? 왜소증 환자들과 실랑이를 벌이던 노 의사가 그제야 반갑게 다가와 악수를 청

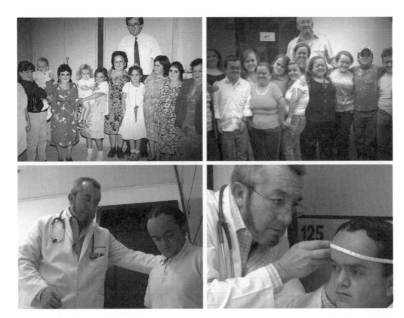

하이메 구에바라 아귀르 박사와 라론증후군 환자들. 하이메 박사는 60이 훌쩍 넘은 나이에도 백전노장의 힘이
느껴지는 에콰도르의 내분비학 전문의. 무려 30년 동안 '라론증후군'이라는 희귀질환을 추적 조사하고 있다.

한다. 하이메 구에바라 아귀르 박사. 60이 훌쩍 넘은 나이와 달리 백전노
장의 힘이 느껴지는 에콰도르의 내분비학 전문의였다.

하이메 박사는 무려 30년 동안 '라론증후군'이라 불리는 희귀질환을 추
적 조사하고 있다. 성장호르몬 수용체의 유전자 변이로 발생하는 이 질환
의 가장 두드러진 증상은 왜소한 체구다. 평균 신장이 108cm에 불과해
마치 어린 아이에서 발육이 멈춘 것과도 유사하다. 고장 난 성장호르몬이
한창 왕성해야 할 이들의 생체시계를 멈춰버린 것이다. 이곳에 도착해 처
음 눈에 띈 소년과 소녀들도 체구만 어린 아이처럼 보였을 뿐 실제 나이
는 어엿한 20대 청년들이었다. 하이메 박사가 라론증후군 환자들의 신장

과 머리둘레, 허리둘레를 꼼꼼하게 체크하며 말했다.

"이 환자들은 임상적 모순을 지니고 있어요. 체구는 매우 왜소하지만 성장호르몬 수치는 매우 높은 것이죠. 또 체구는 작지만 체내지방은 매우 높은 편이라 비만인 경우가 많아요. 사실 난 지난 20년 동안 이들의 비만 문제를 극복하기 위해 싸웠어요. 환자들이 비만이 되지 않도록 과식을 피하라고 수없이 당부를 해도 대개 내 지시를 따랐다가 어겼다가를 반복할 뿐이었어요. 어쨌든 내게 가장 충격적이었던 사실은 왜소한 체구에 신체 구성 성분body composition이 변화된다는 것입니다. 실험실에서 측정해보면 이들의 성장호르몬 수치는 정상을 넘어 매우 높은 수준이에요."

상식적으로 성장호르몬 수치가 높으면 발육도 정상적으로 이루어져야 한다. 그런데 라론증후군 환자들은 성장호르몬이 높게 분비되고 있음에도 불구하고 유년기의 어느 순간 성장이 멈춰버린다. 도대체 이들의 몸속에는 어떤 비밀이 숨겨져 있는 것일까? 앞으로 하이메 박사와 함께하게 될 긴 여정을 마치고 나면 그 답을 찾을 수 있을 것이다.

"살이 너무 쪘어. 이 수치를 좀 봐요. 별로 좋지 않아요."

하이메 박사가 한 여성 환자에게 타박을 주기 시작했다. 27살의 라론증후군 환자 루가르나이다. 그녀는 잠깐 머쓱해할 뿐, 비만을 심각하게 받아들이지 않았다. 루가르나의 동생 마리셀라도 마찬가지다. 이들의 키는

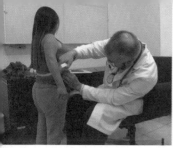
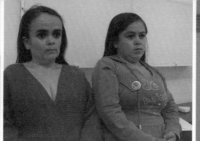
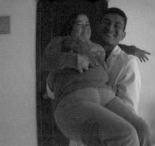

라론증후군 자매 루가르나와 마리셀라

1m가 조금 넘을 뿐이지만 비만 때문에 왜소한 느낌보다는 비대한 어린
이처럼 보이기도 한다. 하이메 박사가 연신 체중 조절의 중요성을 강조하
고 있음에도 두 자매는 그저 천진난만하게 웃을 뿐이었다. 불치의 장애를
안고 살아가야 할 이들이건만 도대체 무엇이 그토록 즐거운 것일까? 잠
시 그녀들과 대화를 나눠보기로 했다.

　"지켜보니까 항상 웃고 있고, 즐거워 보이는데 왜 그렇게 행복해요?"
　조심스럽게 건넨 나의 질문에 동생인 마리셀라가 답했다.
　"삶이 즐거우니까요. 행복할 땐 항상 웃게 되죠."
　언니인 루가르나도 덧붙인다.
　"제 있는 그대로가 좋으니까요. 그래서 늘 행복한 거죠."

　이 밝고 명랑한 아가씨들에게 라론증후군은 극복해야 할 장애가 아니
었다. 자신의 병을 이토록 긍정적으로 바라볼 수 있는 계기는 과연 무엇
이었을까? 답은 간단했다. 그들에게 라론증후군은 돌연변이 질환이 아니
라 신이 내린 축복과도 같기 때문이다.
　유전병을 축복이라 여기게 된 특별한 사람들의 이야기. 그 속에 불멸
의 적인 암을 이길 수 있는 비밀이 있다. 나는 그 비밀을 찾아 라론증후군

환자들이 가장 많이 모여 살고 있는 에콰도르 남부의 시골마을 속으로 들어가 보기로 했다. 라론증후군 연구를 위해 무려 30여 년 동안 그 마을을 제 집 드나들듯 찾았다는 하이메 박사가 기꺼이 동행을 허락해주었다.

다시 짐을 꾸리고 건물 밖으로 나오려는데 작은 정원에서 꽃을 만지며 놀고 있는 마리셀라와 루가르나 자매가 보인다. 작별인사를 전하려 다가갔다가 무심코 들은 두 자매의 대화가 오랫동안 마음속에서 떠나질 않았다.

"언니 뭐해?"
"꽃에 물을 주잖아. 더 오래 살라고."

장애가 축복이 된
에콰도르의 난쟁이들

전 세계적으로 라론증후군 환자들은 300여 명에 지나지 않는다. 그런데 그 중 1/3이 에콰도르의 작은 마을 피냐스에 모여 살고 있다. 수도 키토에서도 비행기로 1시간이나 떨어진 오지 마을이지만 광산업이 발달하며 지금은 인구 10만의 도시로 성장하고 있는 곳이다. 하이메 박사는 30년 전 이곳을 처음 찾은 이후 지금까지 정기적으로 피냐스를 찾아 라론증후군 환자들의 건강을 살피고 희귀질환의 풀리지 않는 비밀을 연구하고 있다.

"내가 처음 연구를 시작할 당시, 키토에서만 7명의 왜소증 여성들을 발견했어요. 나는 그들이 한 지역에 집중되어 있다는 사실에 충격을 받았어요. 당시, 전 세계적으로도 그런 증후군의 환자는 극히 드물었기 때문이죠. 이들의 병이 라론증후군이라는 진단이 확정된 직후 난 이곳 피냐스에서 첫 달에 23명, 이후에 32명 정도를 발견하면서 오늘날까지 연구를 이어왔어요. 현재는 그 수가 거의 100명에 가깝습니다. 사실 처음에는 나도 이들이 성장을 멈춘 이유가 아마도 성장호르몬 결핍이 원인일 거라고 생각을 했었죠. 그런데 완벽하게 틀렸어요. 이들 몸속에 성장호르몬은 충분해요. 단지 성장호르몬에 저항하는 특성이 있었을 뿐이었죠."

성장호르몬. 우리에게는 신장을 키우기 위한 필수 요소로 더 유명한 물질이다. 인터넷 검색만으로도 쏟아져 나오는 온갖 키 크는 방법들 속에서 늘 빠지지 않는 단어이기도 하다. 실제로 성장호르몬은 뼈의 길이 성장과 근육의 증가 등 신체의 성장을 촉진하는 작용을 한다. 성인이 된 후에는 역할이 달라지긴 하지만 기본적으로 인간의 몸을 키우는 호르몬이다. 라론증후군 환자들의 경우 태어나서 유년기까지는 정상인과 다를 바 없이 성장하다가 성인이 되기 전 성장이 멈춰버린다. 성장호르몬이 더 이상 제 기능을 하지 못하게 된 것이다.

성장호르몬은 뇌하수체에서 나와 간의 호르몬 수용체에서 결합된 후 기능하는데, 라론증후군 환자들은 유전자 변이로 차단물이 생성되어 성장호르몬이 간의 수용체에 결합되지 못한다. 다시 말해 성장할 수 있는 씨앗은 정상적으로 분출되지만 방해꾼이 그 씨앗의 발아를 막고 있는 것

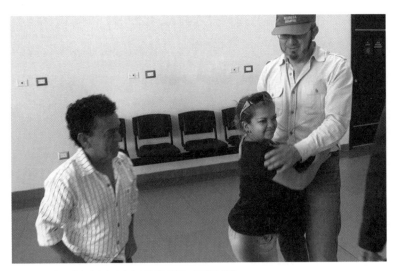
라론증후군 환자이자 하이메 박사의 오랜 친구들인 마리아와 루초

이다. 그런데 이 비정상적인 메커니즘에 놀라운 비밀이 숨겨져 있었다.

정상적인 사람들의 경우 보통 평생 동안 성장호르몬이 생성되고 신체에 영향을 준다. 결국 성장호르몬과 함께 우리의 몸은 매일 늙어가는 것이다. 하지만 라론증후군 환자들은 성인이 되기도 전에 성장이 멈춘다. 자연스럽게 노화의 시간도 멈춘다. 키가 자라지 않는 것처럼 세포도 늙는 것을 멈춘다. 그 때문일까? 에콰도르의 라론증후군 환자들 중 암에 걸린 사람은 지금껏 단 한 명도 발견되지 않았다.

어쩌면 라론증후군 환자들이 가장 많이 모여 사는 이곳 피냐스가 인류의 적, 암의 종말을 앞당길 수 있는 출발점이 될지도 모른다. 비행기에서 내려 공항 출구로 향하면서 점점 발걸음이 무거워지고 있음을 느꼈다. 암에 걸리지 않는 사람들의 땅, 이곳에 내딛은 우리의 첫 발이 어떤 종착점을 향해 걷게 될지 아직은 아무것도 확신할 수 없었기 때문이다. 각종 촬영장비와 여행가방, 거기에 책임의 무게까지 실려 더욱 무거워진 캐리어를 끌며 공항 밖으로 나갔다. 키토의 병원에서 만난 자매처럼 미소를 가득 품은 작은 사람들이 하이메 박사와 나를 위해 마중을 나와 있었다. 늘 환하게 웃으며 즐거운 에너지로 가득한 행복한 난쟁이들. 라론증후군 환자이자 하이메 박사의 오랜 친구들인 마리아와 루초다.

편견을 깨는 작은 거인들, 우등생 쌍둥이 자매

"전에는 이 길이 흙탕길이어서 매우 위험했어요. 이제는 이렇게 안전한 길로 변신했죠. 과거 피냐스의 도로 사정은 정말 형편없었어요. 지금은 어디나 이런 길이 뚫려 있지만 내일은 조금 긴장해야 할 겁니다. 아마 과거의 도로 사정과 똑같은 험한 길을 지나가게 될 거니까요."

암에 걸리지 않는다는 라론증후군 환자들을 찾아 본격적인 여정이 시작됐다. 이곳 피냐스 인근에서 태어나 아주 오래 전부터 그들을 지켜봐온 하이메 박사에게는 익숙한 길이었지만 먼 타지에서 온 이방인에게는 매 순간이 낯설고 조심스러운 길이다. 내일은 험한 길을 가게 될 거라는 하이메 박사의 예고까지 더해져 나도 모르게 두 눈 가득 힘이 들어갔다. 하지만 어느 순간 차창 밖으로 펼쳐진 푸른 숲과 마을 어귀마다 신나게 뛰어노는 아이들의 천진난만한 모습에 거짓말처럼 긴장이 누그러들었다. 세계 어디를 가도 대자연과 아이들의 싱그러움이 주는 편안함과 감동은 변함이 없다.

아직 덜 익은 초록색 바나나 더미를 한가득 실은 트럭이 제 속도를 내지 못하고 덜컹댔다. 한국이었다면 바로 추월했을 터지만 느긋하게 뒤를 따르기로 했다. 바나나 꽁무니를 보며 한참을 달린 끝에 쌍둥이 난쟁이가 살고 있다는 특별한 집 앞에 도착했다. 벨을 누르자 인형처럼 작고 예쁜 아가씨들이 우리를 맞아주었다. 라론증후군에 흔치 않은 쌍둥이 자매, 마리아 시스네와 마리아 루이사이다. 체형과 외모도 똑같았지만, 한 술 더 떠 똑같은 원피스에 똑같은 헤어스타일까지 하고 있어서 취재하는 동안 도통 누가 언니이고 동생인지 구분을 하기가 힘들 정도였다.

이들 쌍둥이 자매는 또래보다 작은 심장과 약한 뼈를 가지고 태어나, 생후 일 년 반이 지나서야 겨우 걸음마를 시작할 수 있었다고 한다. 이제는 스물 셋, 어엿한 숙녀로 자랐지만 체구는 갓 아홉 살이 된 어린 조카와

라론증후군에 흔치 않은 쌍둥이 자매, 마리아 시스네와 마리아 루이사. 두 자매 모두 학교에서 줄곧 장학금을 놓치지 않는 우등생들이었다. 이들에게 작은 키는 꿈을 이루는 과정에 아무런 장애도 되지 않았다.

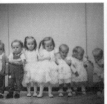
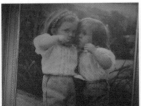
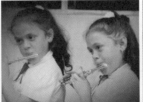
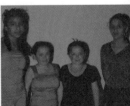
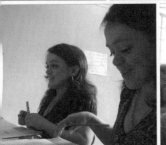
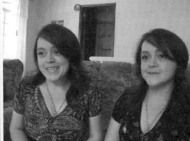
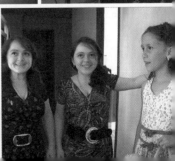

비슷하다. 다른 라론증후군 환자들에 비해 살이 찌지 않아서인지 외려 더 왜소해 보이기도 했다.

"이 자매는 특히 내 지시에 따라 식사 조절과 운동을 정말 잘 실천한 친구들입니다."

하이메 박사의 칭찬이 뒤따랐다. 게다가 두 자매 모두 학교에서 줄곧 장학금을 놓치지 않던 우등생들이라고 한다. 얼마 전까지도 호주에서 유학생활을 했을 만큼 공부 욕심이 남다르다. 두 자매가 차례로 미래에 대한 포부를 밝혔다.

"사실 국내보다는 해외가 공부할 여건이 더 좋은 편이죠. 석사를 취득할 때도 해외가 더 유리해요. 심화 과정을 공부하기 위해 호주를 선택했어요. 18살 이후부터 여러 도시를 다니며 공부했어요. 그때 다양한 경험을 했기 때문에 해외로 나가는 게 전혀 두렵지 않았어요. 더 많은 사람들을 만나고 새로운 것들을 배우고 싶어요. 그런 경험들이 전문 능력을 키워줄 뿐 아니라 개인적으로도 크게 성장할 기회라고 생각해요."

"저희의 꿈은 선교사가 되는 거예요. 저를 가장 필요로 하는 많은 국가에 가서 선교 활동을 하고 싶어요. 특히 아프리카에 가고 싶어요. 철학박사에도 도전해보고 싶고요."

이들에게 작은 키는 꿈을 이루는 과정에 아무런 장애도 되지 않아 보였다. 당당한 자매의 모습이 보통 사람보다 더 다부지게 보여 장애에 관한 질문이 떠오르지 않을 정도였다. 그런데 가만히 지켜보고 있던 그녀들의 어머니가 조심스레 말문을 열었다.

"지금은 씩씩하지만 어릴 때는 항상 아프고 작고 너무나 약했어요. 그래서 아주 세심하게 돌봐야 했어요. 걸음마조차 힘들어했으니까요. 형제가 두 명이 더 있는데 자랄수록 키가 아닌 나이에 맞게 동등한 대우를 해주었습니다. 네 명의 아이들 모두에게 기대하는 바도 똑같았고요. 성적에 대해서도 모두 동등한 기준을 적용했어요. 차별 없이 최대한 교육을 잘 시켜주려 했습니다. 아이들이 좋은 성과를 내도록 도와주는 건 다른 엄마와 다를 게 없었어요."

사실 과거에는 라론증후군의 주요 증상으로 왜소증 이외에 낮은 지능이 꼽히기도 했다. 실제로 다른 나라의 경우 왜소증이 정신지체mental retardation의 가능성을 높인다는 연구 결과도 있다고 한다. 하지만 우리가 만난 에콰도르의 라론증후군 환자들에게서는 그러한 징후가 전혀 보이지 않았다. 이에 대한 하이메 박사의 생각이 궁금했다.

"다른 나라의 경우는 그럴 수도 있어요. 그러나 이곳 에콰도르의 왜소증 환자들 중 다수가 졸업생대표valedictorian, 대학수석졸업생 출신입니다. 거의가 최고의 우등생들이죠. 이들은 가족들 중에서도 다른 친척들에 비해 가장 명석한 사람들이에요. 우리는 한 학술지에 이들의 지능과 관련한 실

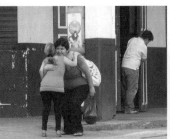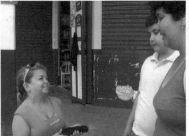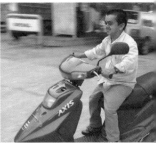

피냐스 거리를 걷다 보면 난쟁이들과 보통의 사람들이 허물없이 어울리는 모습. 서로 소통하는 데 아무런 문제가 없기 때문에 이곳 사람들은 난쟁이들을 경계하지 않는다. 어떤 사람은 머리카락이 금발이고 또 어떤 사람은 흑발인 것처럼, 이곳에서 왜소증은 그저 유전적인 현상일 뿐 심각한 장애로 인식되고 있지 않았다. 짧은 다리에도 개의치 않고 멋지게 오토바이를 타고 달리는 루초도 보인다.

험 결과를 게재했었는데, 반응 시간이나 검사inspection 시간이 그들의 보통 친척들과 비슷했어요. 우리는 현재 서던캘리포니아Southern California 대학과 이들의 인지 능력cognition에 대한 연구를 준비 중에 있습니다. 따라서 간단히 말해, 현재까지 이들에게 정신지체 따위는 없어요. 다른 나라에서 그런 사례가 발견됐다면 또 다른 원인이 있을 것입니다. 다시 말해 에콰도르의 경우 라론증후군은 정신지체와는 무관하다는 것입니다."

그래서일까. 피냐스 거리를 걷다 보면 난쟁이들과 보통의 사람들이 허물없이 어울리는 모습을 자주 볼 수 있다. 서로 소통하는 데 아무런 문제가 없기 때문에 이곳 사람들은 난쟁이들을 경계하지 않는다. 어떤 사람은 머리카락이 금발이고 또 어떤 사람은 흑발인 것처럼, 이곳에서 왜소증은 그저 유전적인 현상일 뿐 심각한 장애로 인식되고 있지 않았다. 쌍둥이 자매의 집을 나와 상점들이 이어진 시내에 들어서자 아니나 다를까, 짧은 다리에도 개의치 않고 멋지게 오토바이를 타고 달리는 난쟁이 사내가 눈에 띄었다. 그의 뒷모습을 지켜보며 어쩌면 라론증후군은 우리가 알고 있는 것보다 더 많은 가능성을 품고 있을지 모른다는 생각이 들었다. 지체할 이유가 없었다. 우리는 다시 또 다른 라론증후군 환자를 만나기 위해 서둘러 발길을 돌렸다.

두 얼굴의 호르몬
IGF-1의 정체

축구 시합을 하는 아이들로 골목 안이 시끌벅적하다. 힘차게 공을 차는 아이들의 모습 속에 유난히 작은 소년 한 명이 먼저 눈에 들어왔다. 체구는 저학년 초등학생쯤으로 보이지만 열여덟 살의 의젓한 청년으로 자라고 있는 니콜라스다. 니콜라스도 태어날 당시엔 또래 아이들과 큰 차이가 없었다. 그래서 부모도 그의 몸에 이상이 있으리라곤 예상하지 못했다고 한다.

"니콜라스가 태어나고 4개월 정도 지나고 나서야 뭔가 다르다는 걸 알았어요. 두상이 삼각형으로 변하기 시작하더니 더 이상 자라지 않더라고요."

니콜라스와 같은 라론증후군 환자들은 체형에 비해 손과 발이 작고, 뼈

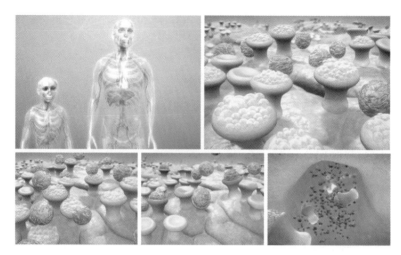

뇌에서 분비된 성장호르몬은 혈관을 통해 간으로 흘러 들어가는데, 이곳에서 기다리고 있던 성장호르몬 수용체들과 만나 IGF-1이라는 새로운 호르몬을 만들게 된다.

가 얇아 쉽게 골다공증에 걸린다. 보통 앞이마는 세모꼴로 돌출되었으며, 몸의 비율상 머리가 큰 편이다. 성장호르몬 문제로 뼈와 근육이 발달하지 못한 반면, 체지방률은 높아 대부분이 비만이다.

하이메 박사가 니콜라스의 몸을 꼼꼼히 체크하기 시작했다. 혈압은 정상이지만 역시나 신장이 문제다. 113.8cm. 한창 왕성하게 자라야 할 나이임에도 그의 키는 몇 년 전부터 변함이 없다. 그런데 니콜라스의 형은 지극히 정상적인 체형을 갖고 있다. 왜 이런 차이가 발생하는 것일까? 바로 니콜라스에게 성장을 도와주는 IGF-1 호르몬이 결핍되어 있기 때문이다.

뇌에서 분비된 성장호르몬은 혈관을 통해 간으로 흘러 들어가는데, 이곳에서 기다리고 있던 성장호르몬 수용체들과 만나 IGF-1이라는 새로운

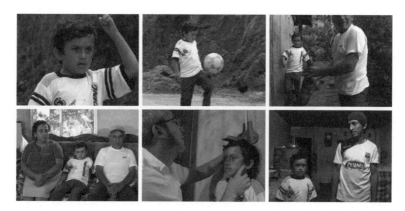

체구는 저학년 초등학생쯤으로 보이지만 열여덟 살의 의젓한 청년으로 자라고 있는 니콜라스. 신장은 113.8cm, 성장을 도와주는 IGF-1호르몬이 결핍되어 있기 때문이다. 낮은 IGF-1 수치가 무서운 질병을 막아주는 방패가 될 수도 있지만 거꾸로 성장의 기회를 박탈하는 돌이킬 수 없는 칼날이 될 수도 있는 것이다.

호르몬을 만들게 된다. 하지만 성장호르몬 수용체들의 고장으로 IGF-1 호르몬의 생성은 거의 불가능하다. 그로 인해 성장도 멈춰버리는 것이다. 하지만 낮은 IGF-1 수치가 신체에 부정적인 영향만 끼치는 것은 아니다. 이스트_{yeast, 효모균}와 쥐를 대상으로 진행한 실험 결과 IGF-1의 수치가 낮을수록 암이나 당뇨병의 위험도 낮다는 연구 결과가 발표된 것이다. 인류의 골칫거리를 넘어 적이 되어버린 암과 당뇨를 이길 수 있는 획기적인 발견이지만 문제는 성장이다. 낮은 IGF-1 수치가 무서운 질병을 막아주는 방패가 될 수도 있지만 거꾸로 성장의 기회를 박탈하는 돌이킬 수 없는 칼날이 될 수도 있는 것이다.

"니콜라스의 몸 안에는 다량의 성장호르몬이 있지만 전혀 효율적이지 못한 게 문제입니다. 몸 안의 변이 때문에 성장호르몬에 저항_{거부, resistant}

을 나타내고 있는 것이죠."

그렇다면 니콜라스에게 결핍된 IGF-1을 인위적으로 투여할 수는 없는 것일까? 하이메 박사가 어두운 표정으로 니콜라스의 몸을 살피며 답했다.

"나 역시 이 아이에게 IGF-1을 투여해 다소나마 성장할 수 있게 해줘야 한다고 생각해요. 그렇게 하면 정상인만큼의 신장은 아니라도 어느 정도까지의 성장은 가능할 것입니다. 니콜라스는 지금 IGF-1이 절실한 상황이죠. 에콰도르에서 내가 진료하고 있는 다른 30명의 라론증후군 아이들도 마찬가지예요. 분명 이 아이들을 도울 수는 있지만, 불행히도 성장을 위한 시간적 여유가 그리 많지 않아요."

실제로 1990년대 초반에 하이메 박사가 17명의 환자들에게 IGF-1을 처방해 죽어버린 성장 시계를 되살렸다. 바로 Recombinant 유전자재조합형 Human IGF-I 치료법이다. 간단히 말하자면 사춘기 라론증후군 아이들에게 루프론이란 약과 IGF-1 호르몬을 병행 처방해 성장호르몬이 제 역할을 하도록 돕는 것이다. 하지만 미국과 유럽에 IGF-1을 공급하던 제약업체의 갑작스런 약품 공급 중단으로 현재는 어떠한 치료도 할 수 없는 실정이라고 한다. 라론증후군 환자들이 암과 당뇨의 비밀을 밝히는 데 많은 기여를 하고 있음에도 제약회사들 모두가 이들에게 등을 돌리고 있는 것이다.

"난 그들이 왜 에콰도르 아이들을 위한 치료약 공급을 거부했는지 납득할 수가 없어요. 어쩌면 우리가 제3세계 국가이고, 나와 그들에게 도움을 요청할 만한 영향력이 없었기 때문일지도 몰라요. 그저 단 30명 아이들을 위한 치료약이 필요할 뿐인데도 그것을 지원해주는 이가 아무도 없어요."

인간의 몸에 두 얼굴을 한 IGF-1처럼 제약회사들도 가면을 쓰고 진짜 얼굴을 숨기고 있는 것만 같다. 쌍둥이 자매를 만나고 느꼈던 유쾌한 기분이 삽시간에 수그러들었다. '병'을 바라보는 인간의 또 다른 시선이 느껴졌기 때문이다. 어떤 이는 인간의 질병을 함께 치유해야 할 대상으로 바라보지만, 누군가는 그것을 손익을 남기는 대상으로만 바라보는 불편한 진실. 암이라는 인류 최대의 숙제를 풀기 위해 우리의 시선이 향해야 할 곳은 어디일까? 희망과 절망이 교차하며 에콰도르 피냐스에서의 첫째 날이 숨 가쁘게 지나갔다.

피냐스에 번지는
죽음의 그림자, 암

취재를 시작하며 가장 먼저 들었던 의문이 있다. 라론증후군 환자들이 가장 많은 곳이 하필이면 왜 에콰도르일까? 하이메 박사의 추적 조사 자료 속에 그 답이 있었다. 앞서 만나보았던 니콜라스의 부모는 멀지 않은 친척간이다. 특히 에콰도르의 피냐스는 이 지역에 처음으로 건너온 스페인 이민자들 중 30% 정도가 유태계Jewish 혈통으로 알려져 있다. 실제로 그들이 이 지역에 고립되어 살아왔기 때문에 근친교배inbreeding의 경우가 많았던 것으로 추정된다고 한다. 생물학적으로도 근친교배는 열성유전자recessive condition의 전달에 매우 중요한 영향을 미친다. 하이메 박사는 오랜 세월 라론증후군 환자들을 연구하며 이들의 가계도족보, pedigree를 철저히 검토했다. 결과적으로 이곳의 환자들 모두가 하나의 대가족으로 볼 수 있을 만큼 혈연관계로 이어져 있었다. 근친교배가 라론증후군 발병의 절대적인 원인이라고 단정할 수는 없다. 하지만 이 지역에서 근친혼이 쉽게 목격되는 현상인 만큼 피냐스에 라론증후군 환자가 집중된 이유도 그와 관련이 적지 않을 것이다.

어느새 밝아온 피냐스에서의 두 번째 날. 오늘도 하이메 박사를 따라 암에 걸리지 않는 사람들과의 조우를 시작한다.

박사를 따라 찾아간 곳은 전자제품 매장이었다. 이제 막 출근을 한 작은 사내가 오토바이에서 내렸다. 어쩐지 낯이 익다 했더니 전 날, 시원하게 오토바이를 타고 달리던 난쟁이 사내였다. 벌써 40대가 된 프레디는 라론증후군 환자 중에서도 키가 작은 편에 속한다. 하지만 오토바이 운전은 수준급이다. 전자제품 매장에서 직원으로 일하고 있는 그는 특유의 명석함과 성실함으로 동료들에게도 꽤 인정을 받는 편이라고 한다. 늘 밝은 모습으로 손님을 맞는 프레디.

그런데 요즘 프레디에게 큰 걱정이 생겼다. 바로 병에 걸린 가족들 때문이다. 어머니는 물론 이모까지 암으로 고통 받고 있고 이미 갖가지 암

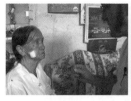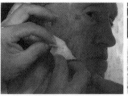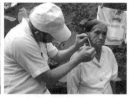

76살인 프레디의 이모, 로사는 최근 피부에서 이상 징후가 보였다. 짧은 기간에 1.5cm로 급속히 커진 혹의 정체는 바로 피부암이었다. 더욱 놀라운 것은 암 진단을 받은 가족이 프레디 이모가 처음이 아니란 사실이다.

과 당뇨로 세상을 떠난 가족들도 많다고 했다. 푸른 숲이 우거진 조용한 시골마을에서 대가족이 함께 산다는 프레디의 집. 도대체 그 집에서 무슨 일이 벌어지고 있는 것일까?

울창한 바나나 나무들에 에워싸인 프레디의 집. 자연과 어우러진 농가 주택의 풍경이 한없이 평화롭게 느껴졌다. 그런데 프레디의 안내를 받으며 들어간 집 안에서는 투병의 고통이 가득했다. 얼굴에 커다란 반창고를 붙이고 있는 프레디의 이모를 보자마자 하이메 박사가 다가가 진찰을 시작했다.

"얼굴은 왜 다치셨어요? 반창고를 좀 뜯어봐도 될까요?"
"자외선 때문에 피부에 종양이 생겼대요. 처음에는 이렇게 작았어요."

76살인 프레디의 이모, 로사는 얼마 전부터 피부에서 이상 징후가 보였다. 볼에 자라난 혹이 가라앉지 않아 병원을 찾았던 그녀는 뜻밖의 진단을 받았다고 했다. 짧은 기간에 1.5cm로 급속히 커진 혹의 정체는 바로 피부암이었다. 더욱 놀라운 것은 암 진단을 받은 가족이 프레디 이모가 처음이 아니란 사실이다. 프레디의 어머니 또한 최근 위 절개 수술을 받고 힘겨운 투병생활을 이겨내고 있었다. 쇠약해진 목소리로 그녀가 자신의 병에 대해 말했다.

"암이어서 절개해냈어요. 위에 종양이 생겼거든요. 위궤양이 암으로 발전한 거래요"

한 집안에 두 명의 암환자. 그런데 이 가족에게 암은 낯선 질병이 아니었다. 프레디 어머니의 형제 7명 중 무려 3명이 폐암과 위암, 후두암으로 목숨을 잃었다. 프레디의 형제 중 한 명은 백혈병으로 세상을 떠나기도 했다. 이토록 건강한 자연과 어울려 사는 피냐스 사람들이 암의 공격에 속절없이 쓰러지고 있다는 충격적인 사실이었다. 단순히 유전 때문이라고 속단할 상황이 아니었다.

우리는 당장 인근 병원을 찾아 암환자 실태를 확인해보기로 했다. 그리고 하이메 박사의 동료 의사에게 들은 이야기는 충격을 넘어 경악할 만한 수준이었다. 최근 이 지역의 암환자는 열 명 중 두 명으로 무려 50%가 증가했다고 한다. 그렇다면 피냐스 지역의 암 발병률이 높아진 이유는 무엇일까? 하이메 박사는 가장 심각한 문제로 환경오염을 꼽았다.

피냐스는 100년 전부터 금광으로 유명했다. 가난한 이 지역 주민들에게 금은 중요한 수입원이었기 때문에 너나할 것 없이 금 채취에 매달려왔다고 한다. 그런데 과거의 전통 방식과 달리 최근에는 화학물질을 이용해 금을 추출하면서 유독성 물질이 방출되고 있는 것이다.

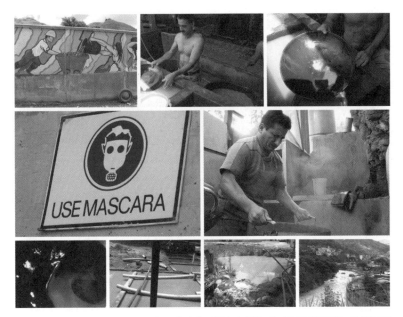

현재 에콰도르 남부 지역에는 주먹구구식으로 운영되는 제련소가 130곳. 이 지역 인근의 강에는 이미 물고기가 사라진 지 오래되었다.

보다 정확한 실태를 파악하기 위해 하이메 박사와 함께 인근에 위치한 광물분해공장을 찾았다. 한눈에 보아도 제대로 된 시설이 갖춰지지 않은 열악한 환경이었다. 이 공장에선 1톤의 암석에서 20g의 금을 분리해내기 위해 수은이나 시안화나트륨 같은 유독성 화학물질을 다량으로 사용하고 있었다. 생산량을 늘리기 위해 수단과 방법을 가리지 않는 것이다. 현재 에콰도르 남부 지역에는 이렇게 주먹구구식으로 운영되는 제련소가 130곳이나 된다. 아무런 감시와 제재도 없이 쏟아져 나오는 유독성 폐수가 과연 제대로 정화된 채 강으로 버려지는 것인지 의문이 들지 않을 수 없었다. 하이메 박사의 한숨과 우려도 이어졌다.

"이들이 이런 유독물질을 어떻게 처리하는지 나도 알 수가 없어요. 하지만 오늘 이곳이 오염원이라는 사실만큼은 확실히 알 수 있었어요. 현재로서는 이런 물질들이 식품까지 오염시키고 있는지는 확신할 수 없어요. 그럼에도 분명한 건 우리가 이런 환경에서 재배된 식품들을 이미 먹고 있다는 거예요. 당신도 예외가 아니죠. 이 많은 다량의 오염물질들이 결국 어디로 가게 될까요? 더구나 강물이 이렇게 가까이 있는데 말이에요."

이 지역 인근의 강에는 이미 물고기가 사라진 지 오래되었다고 한다. 두려운 것은 강을 오염시킨 유독성 물질이 세포에 돌연변이를 일으킬 수 있는 강력한 발암 성분이라는 사실이다. 암의 위험은 이제 우리 몸속에서 시작되기보다 몸 밖에서 가해지고 있다. 프레디 가족을 덮친 죽음의 그림자도 어쩌면 인간에 의해 병든 자연의 처절한 역습일지도 모른다.

"지금 저 탱크에도 수은 등의 화학물질들이 들어 있어요. 정말 고약하고 이상한 냄새가 진동하네요."

하이메 박사가 가리킨 탱크 쪽으로 다가갔다. 무더기로 쌓인 포대를 살펴보니 독성물질인 시안화나트륨이 또렷이 표기되어 있다. 그리고 그 아래 차마 읽고 싶지 않은 작은 단어들까지 어쩔 도리 없이 선명히 각인되고야 말았다.

'made in korea'

건강한 비만 난쟁이들의 나쁜 친구, 정크 푸드

피냐스에 암 발병률이 급증한 원인은 환경오염뿐만이 아니다. 이 지역은 식습관 문제도 심각했다. 앞서 만나보았던 프레디 가족도 다르지 않았다. 그들 가족의 식탁에는 매끼 빠지지 않고 지방 덩어리인 돼지껍데기 요리가 올라간다. 특히 에콰도르 사람들이 즐겨먹는 '플랜튼'이라 불리는 바나나는 탄수화물 함량이 아주 높은 편이어서 이곳 사람들의 중요한 주식원이 되고 있다. 그런데 문제는 이 지역에 사는 사람들이 모든 음식을 기름에 굽거나 튀겨 먹는 것을 좋아한다는 것이다. 심지어 바나나도 돼지기름에 튀겨 먹는다. 프레디 가족의 식탁을 직접 살펴보니 전통적인 식단임에도 건강에 좋아보이지는 않았다. 신선한 채소와 과일은 전혀 보이지 않고 탄수화물과 지방 섭취율만 높은 식단이 전부였기 때문이다.

그런데 이 지역 주민들이 이처럼 모든 음식을 튀겨 먹게 된 데는 이유가 있다고 한다. 채소를 통해 신경이 마비되는 전염병이 돌고 난 후, 이곳 식탁 위에는 일체의 과일과 채소가 사라져버린 것이다. 건강과는 거리가 먼 고지방 고칼로리 식을 즐기는 사람들. 게다가 얼마 전부터는 패스트푸드 음식에까지 길들여지고 있다. 나쁜 식습관에 무감각해진 건 라론증후군 환자들 역시 마찬가지였다.

실제로 거리에서 쉽게 볼 수 있는 노점상과 대부분의 식당들이 바나나 튀김과 밀가루 범벅의 닭다리 튀김을 빠짐없이 팔고 있었다. 우리와의 동행을 자처하며 취재를 도와준 라론증후군 여성 마리아 역시 체구에 비해

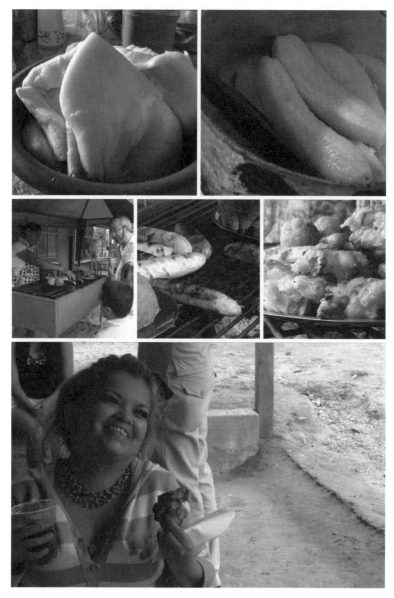

에콰도르 사람들이 즐겨먹는 플랜튼(기름에 튀긴 바나나)과 돼지껍데기. 튀김음식을 절제할 줄 모르는 라론증 후군 여성 마리아

비만이 심각했다. 그럼에도 그녀는 튀김음식을 절제할 줄을 몰랐다. 이 탓에 식사 때만 되면 하이메 박사와 마리아의 실랑이가 벌어질 정도였다.

"이제 그만 먹어요. 이제 그만 닭다리 내려놔요."
"싫어요. 저 고양이가 다 먹었단 말이에요."
"너무 많이 먹으면 안 돼요."
"고양이 다 줬어요. 진짜예요. 이것만 먹을게요."

기어이 닭다리 튀김 두 개를 다 먹은 마리아는 빅 사이즈 콜라까지 들이켰다. 그리고 만족스럽다는 듯 담배를 입에 물었다. 담배는 끊어야 하지 않겠냐는 내 질문에 마리아는 자신만만하게 답했다.

"난 암에 면역이 되어서 괜찮아요."

하이메 박사가 담배꽁초를 비벼 끄는 마리아에게 눈을 흘기며 말했다.

"내가 걱정스러운 것은 이런 나쁜 식습관과 생활환경 속에서 라론증후군 환자들이 스스로의 건강을 너무 자신하고 있다는 점이에요. 오래 전부터 나는 이들의 비만을 막아보려 노력했지만 실패했어요. 이들이 계속 절제하지 않고 먹기 때문이죠. 물론 내 권유를 존중해 운동도 하고 잘 실천하는 경우도 있기는 하지만 대개는 해로운 식습관을 고집하고 운동도 하지 않아요. 그런데 그처럼 비만이 심한데도 당뇨병조차 없어요. 그러니

Table 2 The prevalence of malignancy in the four diagnostic groups.

라론 신드롬 환자의 암 발생률

	본인	가족	친척	형제·자매	
전체	230	218	113	86	(명)
암 환자	0	15	24	4	(명)
암 발생률	0	8.3	22.1	5.8	(%)

RESEARCH ARTICLE

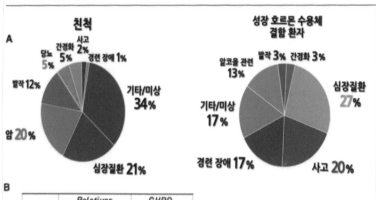

A

친척

당뇨 5%
간경화 5%
사고 2%
경련 장애 1%
발작 12%
기타/미상 34%
암 20%
심장질환 21%

성장 호르몬 수용체 결함 환자

알코올 관련 13%
발작 3%
간경화 3%
심장질환 27%
기타/미상 17%
경련 장애 17%
사고 20%

B

	Relatives		GHRD	
Age	Total deaths	Cancer deaths (%)	Total deaths	Cancer deaths
10-30 yr	60	3 (5)	5	0
30-50 yr	208	46 (22.1)	12	0

라론증후군 환자 200여 명과 그들의 가족, 친척들 400여 명의 암 발생률을 확인한 연구 결과에 따르면, 이들의 친척들은 네 명 중에 한 명꼴로 암이 발생한 반면, 라론증후군 환자들 중에는 단 한 명도 암환자가 없었다.

이런 정크 푸드들을 마음 놓고 많이 먹는 거죠."

외가 쪽으로 암환자가 다섯 명이나 됐던 프레디 역시 건강검진 결과, 전혀 암의 증상들이 발견되지 않았다. 라론증후군 환자가 암에 걸리지 않는 것, 우연의 일치라고 치부하기에는 그들 모두 프레디처럼 암으로 인해 사망한 친척을 여럿 갖고 있었다. 실제로 라론증후군 환자 200여 명과 그들의 가족, 친척들 400여 명의 암 발생률을 확인한 연구 결과에 따르면, 이들의 친척들은 네 명 중에 한 명꼴로 암이 발생한 반면, 라론증후군 환자들 중에는 단 한 명도 암환자가 없었다.

마리아가 그토록 스스로의 건강에 자신하는 이유도 분명했다. 무절제한 식습관과 오염된 환경 속에서도 현재까지 라론증후군 환자들에게서는 단 한 건의 당뇨병 환자도, 암환자도 없었다는 걸 누구보다 잘 알고 있기 때문이다. 몸속 깊은 곳에 숨겨진 든든한 방패를 지니고 겁 없이 나쁜 친구들과 어울리는 라론증후군 환자들. 그들의 돌연변이 유전자는 분명 암과 당뇨와의 전쟁에서 중요한 무기가 될 것이다. 하지만 모든 인류가 이와 같은 유전자를 타고난다면, 어쩌면 이 땅의 모든 식탁 위에 신선한 과일과 채소는 사라지는 것이 아닐까, 난데없는 우려가 엄습할 만큼 라론증후군 환자들의 비만도는 심각했다.

현대인의 나쁜 습관은 죄다 지닌 것만 같은 마리아의 불룩한 저 몸속에 아이러니컬하게도 현대인을 죽이는 적을 사멸할 비밀이 숨겨져 있다. 이제 보다 정확한 실험과 데이터로 이 미스터리를 풀어야 할 시간이다. 암에 걸리지 않는 사람들이라 불리는 라론증후군 환자들. 그들이 암에 걸리지 않는 것은 진정 우연의 일치가 아닐까?

암 정복을 위해 주목해야 할 질병, 당뇨

암에 걸리지 않는 사람들, 에콰도르의 라론증후군 환자들은 또 하나의 질병에서도 자유롭다. 바로 당뇨병이다. 당뇨병은 인슐린의 분비량이 정상수치보다 적거나 인슐린의 정상적인 기능이 이루어지지 않는 질병이다. 높은 혈당으로 인해 여러 가지 합병증을 일으키는 무서운 병이다. 특히 우리나라의 경우 10명 중 1명이 이 병으로 고통 받고 있고, 당뇨합병증으로 인한 사망률이 세계 1위를 기록할 만큼 심각한 질병이다. 유전적인 요인 외에도 식생활의 서구화에 따른 고열량, 고지방, 고단백의 식단이 주요 원인으로 손꼽힌다.

하지만 우리가 만난 라론증후군 환자들은 대개 콜라와 피자, 갖가지 튀김요리 등 온통 포화지방에 절어 있었다. 같은 환경에서 살고 있는 이들의 가족과 친척들 중 20% 이상이 당뇨병으로 사망했다. 그럼에도 라론증후군 환자들은 당뇨의 공격으로부터 안전했다. 비결은 정상인보다 높은 인슐린 민감성insulin sensitivity 때문이다.

인슐린 민감성이란 말 그대로 인슐린에 민감하게 반응한다는 뜻이다. 우리 몸의 인슐린 민감성이 떨어지면 신체가 인슐린에 제대로 반응하지 않아 혈당 수치를 정상적으로 유지하기 힘들어진다. 이런 일이 반복되면 인슐린 저항성insulin resistance이 심화되어 결국 당뇨병의 원인이 된다. 저항성이란 기본적으로 인슐린에 무뎌져서 나타나는 현상이다. 과다한 당류 섭취로 혈중 포도당이 증가하다 보면 몸이 당에 무뎌져서 저항성이 점점 높아지게 되는 것이다. 따라서 당뇨병의 예방과 치료를 위해서는 인슐린 저항성은 낮추고 민감성을 높여야 한다. 인슐린 민감성을 높이기 위해서는 절제된 식단 조절과 운동 등 많은 노력이 필요하다. 그런데 라론증후군 환자들은 마치 선택이라도 받은 양 높은 인슐린 민감성을 타고났다. 하이메 박사는 라론증후군의 원인인 성장호르몬 수용체 결함과 함께 이들의 높은 인슐린 민감성에 관해서도 많은 연구를 진행하고 있었다.

"사실 우리는 낮은 IGF-1 수치에만 과도하게 집중하고 있어서 인슐린 문제를 간과하는 경향이 있어요. 그러나 난 높은 인슐린 민감성이 가장 핵심적인 문제라고 생각합니다. 이들 환자들이 암이나 당뇨병에 잘 걸리지 않는 이유에 그것이 가장 중요한 역할을 하고 있을지 모른다는 것이죠. 최근에는 메트포민Metfomin과 같은 당뇨병 치료제를 복용하는 당뇨 환자들이 상대적으로 암 발생이 낮다는 연구 결과가 발표된 바도 있어요. 메트포민은 결국 인슐린 반응 개선제insulin sensitizer입니다. 라론증후군 환자들이 비만임에도 불구하고 인슐린에 매우 민감하다는 사실이 중요한 까닭도 이 때문이죠. 이들이 암에 걸리지 않는 결정적인 이유는 결국 인슐린에 매우 민감한 특성 때문이라는 주장이 더 큰 신빙성을 가질 수 있기 때문입니다."

하이메 박사의 말처럼 실제로 최근 당뇨병 치료제인 메트포민의 항암 작용을 입증하는 연구들이 속속 발표되고 있다. 2013년 미국 메이요 클리닉 연구팀에 따르면, 메트포민 복용이 난소암 생존율을 거의 4배가량 높이는 것으로 나타났다. 《영국암저널》에도 메트포민이 폐암세포의 성장 속도를 늦추고 방사선 치료 효과를 높인다는 연구 결과가 발표됐다. 인슐린 민감성이 단지 당뇨병의 위협을 낮추는 것을 넘어 암의 공격까지 막을 수 있는 핵심 무기로 떠오른 것이다. 라론증후군 환자들은 성장호르몬 수용체 결함과 낮은 IIGF-1 수치로 암세포의 태생 자체를 막는 것뿐 아니라 높은 인슐린 민감성까지 갖춰 이중 삼중의 보호막을 지닌 셈이다. 그러니 하이메 박사가 이들을 '신이 내린 선물'이라고 표현하는 것이 가히 과한 표현은 아닌 것 같다. 이처럼 대단한 사람들을 하이메 박사 혼자만 주목할 리는 없다. 미국의 발터 롱고 박사. 남캘리포니아대학 장수연구소의 소장인 그는 하이메 박사의 추적 조사와는 다른 방식으로 라론증후군의 비밀을 밝히기 위해 여러 과학적인 실험을 진행 중이었다.

문제는 '질병'이 아니라 '노화'

라론증후군 환자들과의 만남을 준비하면서 나는 에콰도르에 도착하기 전, 먼저 이 질병에 관한 과학적인 데이터를 살펴보고자 미국을 방문했다. 라론증후군 전문의로서 에콰도르에 하이메 박사가 있다면, 미국에는

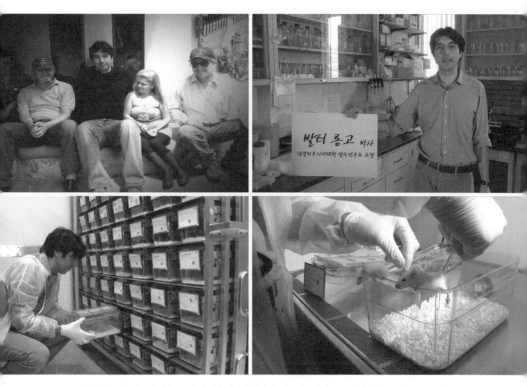

라론증후군 전문의로서 에콰도르에 하이메 박사가 있다면, 미국에는 발터 롱고 박사가 있다. 서른 살의 젊은 나이지만 남캘리포니아대학 장수연구소의 소장으로 일명 '노화전문가'로 통하는 의사다. 롱고 박사는 성장호르몬 수용체에 돌연변이를 일으켜 라론증후군에 걸린 쥐 모델을 만들었다.

발터 롱고 박사가 있다. 서른 살의 젊은 나이지만 남캘리포니아대학 장수 연구소의 소장으로 일명 '노화전문가'로 통하는 의사다.

그와의 만남은 수백 마리의 실험용 쥐들이 가득했던 연구실에서 시작 됐다. 롱고 박사는 성장호르몬 수용체에 돌연변이를 일으켜 라론증후군 에 걸린 쥐 모델을 만들었다. 그가 보여준 두 마리의 쥐를 살펴보니 확실 히 라론증후군 쥐가 정상 쥐보다 체구가 작았다. 롱고 박사가 작은 쥐를 가리키며 말했다.

"이 두 마리 쥐는 실제로 체중당 같은 양의 음식을 먹습니다. 그럼에도 보통의 절반 크기죠. 성장호르몬 수용체 돌연변이가 있는 쥐와 라론증후군 인간의 유사점은 이외에도 놀랄 정도로 많습니다."

실제로 이 쥐들을 정상 쥐와 비교한 결과는 놀라웠다. 사람과 마찬가지로 라론증후군 쥐 역시 암과 당뇨는 보이지 않았다. 게다가 수명도 보통 쥐보다 훨씬 길게 나타났다.

"의학에서 모든 나라들이 라론증후군에 더 관심을 기울여야 하는 또 다른 놀라운 점이 있어요. 이 작은 쥐의 경우 무려 50%나 더 오래 사는데도 그 중 절반이 아무런 병에 걸리지 않는다는 사실이죠. 우리와 같은 일반 쥐의 90% 이상은 일정한 병에 걸립니다. 따라서 바로 이 라론증후군에 건강한 노화의 비밀이 있는 거죠. 인간이 조금 더 오래 살지는 몰라도 라론증후군에 걸린 이 작은 쥐보다 더 건강하지 못할 겁니다."

라론증후군 환자들의 경우, 성장호르몬이 제대로 작동하지 못해서 성장은 물론 노화의 속도도 천천히 진행될 수밖에 없다. 정상인보다 좀 더 젊은 몸을 오래 유지할 수 있는 것, 그 때문에 암에도 걸리지 않는 것이다. 라론증후군 쥐 역시 성장이 멈추면서 노화의 속도까지 느려져 암과 당뇨와 같은 질병에서 보호된다. 그렇다면 암과 당뇨는 노화와 어떤 관계

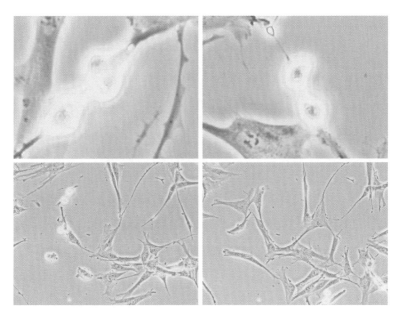

세포의 사멸. 인간의 몸에 있는 60조 개의 세포들은 짧게는 며칠, 길게는 몇 개월 살며 제 역할을 다한 후 자살한다. 그리고 그 자리를 다시 새로운 세포가 채우며 인체는 균형을 유지한다.

가 있는 것일까? 답은 아주 작은 곳에 있었다. 우리 몸을 이루는 기본 단위, 세포다.

앞서 이야기했듯 라론증후군에 걸린 환자들의 몸은 마치 어린 아이에서 성장이 멈춰버린 것과도 유사하다. 인간이 성장한다는 것은 곧 세포가 분열한다는 것이다. 세포 분열은 어릴수록 빠르다. 하지만 성장에는 또 다른 조건이 있는데 바로, 세포의 사멸이다. 인간의 몸에 있는 60조 개의 세포들은 짧게는 며칠, 길게는 몇 개월 살며 제 역할을 다한 후 자살한다. 그리고 그 자리를 다시 새로운 세포가 채우며 인체는 균형을 유지한다.

세포 분열은 어릴수록 빠르다. 가장 세포 분열이 왕성한 태아 역시 필요 없는 세포는 빨리 제거함으로써 제대로 된 인체의 모양을 갖추게 된다. 성장하는 세포만큼 수명이 다해 죽는 세포의 역할도 중요한 것이다. 젊은 사람의 세포는 빠르게 생성과 사멸을 반복한다. 하지만 나이가 들며 세포의 분열 속도는 서서히 늦어지고 세포 사멸 시스템에도 쉽게 고장이 난다. 이 고장 난 세포가 죽지 않고 끝없이 분열하며 무한증식하는 것. 그것이 곧 암세포다. 세포 분열 그 자체가 암의 가능성을 껴안고 있는 것이다. 어린 아이들이 암에 걸릴 확률이 낮은 것은 손상된 세포가 스스로 잘 제거되기 때문일 것이다. 이들이 건강해 보이는 것은, 병들고 약한 세포는 적고, 건강한 세포는 많다는 이야기다.

반면, 나이든 사람의 세포는 상대적으로 많이 손상되어 있다. 이것의 원인을 우리 과학자들은 활성산소라는 것에서 찾는다. 그야말로 우리 몸을 산화시켜 낡게 만드는 것이다. 활성산소는 본래 노화의 과정에서 자연적으로 발생되지만, 나쁜 환경이나 식습관으로도 늘어날 수 있다. 세포 분열 과정에서 활성산소로 손상된 세포가 많아지고 제때 퇴출되지 않으면 설상가상으로 암에 걸릴 확률은 더욱 높아진다. 라론증후군 환자들은 성장호르몬 시스템이 멈춰 노화의 속도가 느리기 때문에 세포의 손상도 적고 손상된 세포가 생겨도 잘 없어진다. 다세포 동물의 숙명이라고도 일컬어지는 끈질긴 질병, 암. 이 무서운 숙명에서 예외가 된 사람들은 현재로서는 라론증후군 환자들이 유일하다.

롱고 박사가 라론증후군 쥐를 가리키며 덧붙였다.

"두 가지 요인이 중요합니다. 첫째 애초에 세포들이 손상을 입지 않거

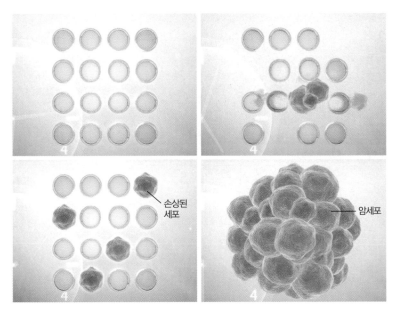

손상된 세포

암세포

활성산소와 세포의 노화. 세포 분열 과정에서 활성산소로 손상된 세포가 많아지고 제때 퇴출되지 않으면 암에 걸릴 확률은 더욱 높아진다.

나 덜 입고, 둘째 라론증후군은 일단 손상을 입은 세포들이 체내의 세포 자살에 의해 제거될 가능성이 더 높습니다. 따라서 어떠한 세포이건 간에 암세포가 되지 않도록 이중으로 보호를 받는 것이죠."

비록 세포가 성장하지 않아 난쟁이라 불리지만 덕분에 그들의 신체는 더 천천히 건강하게 늙는다. 우리와는 다른 특별한 노화 시계를 지닌 라론증후군 환자들. 이제 우리가 풀어야 할 숙제는 질병 그 자체가 아니라 노화가 되어야 한다.

생명을 가능하게 해주는 바로 그 세포가 죽음도 불러오는 딜레마. 노화

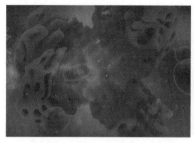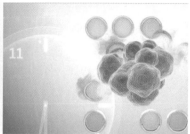

활성산소 및 활성산소로 손상된 세포

를 늦추는 것은 진정 에콰도르의 난쟁이들에게만 가능한 기적일까? 롱고 박사와의 만남을 떠올리는 동안 나는 어느새 또 한 명의 라론증후군 환자의 집 앞에 도착해 있었다.

그 산골마을의 장수 비결, 돌연변이

마치 소녀처럼 천진난만한 미소를 지으며 우리를 반겨준 난쟁이 여성. 세계에서 가장 작은 라론증후군 환자 마리아 할머니다. 살이 찌면서 관절이 약간 안 좋아진 것만 빼면, 할머니의 장난기 넘치고 낙천적인 성격은 세월이 가도 변함이 없다고 한다. 두 살짜리 어린 조카를 안고 평화롭게 앉아 있는 할머니의 모습에서 질병의 고통은 보이지 않았다. 현재 할머니의 키는 돌배기 조카 수준. 보통의 라론증후군 환자들보다도 10cm 이상 작은 편이기 때문에 혼자 외출은 엄두도 못내고 있다. 극도로 작은 체구로 인해 할머니는 평생을 활동량이 거의 없이 앉아지내기만 했다. 특별한 건강관리 비결이라도 있느냐는 질문에 그녀는 어깨를 한 번 으쓱하고는 툭 내뱉듯 답했다.

"아무것도 안 해요. 저는 여기 앉아 있고 제 여동생이 다 해줘요. 채소나 과일은 가끔씩 한 번 먹긴 하는데 평소엔 전혀 안 먹어요."

마리아 할머니의 나이는 75세. 복부 비만이 심각한 상태지만 암이나 당

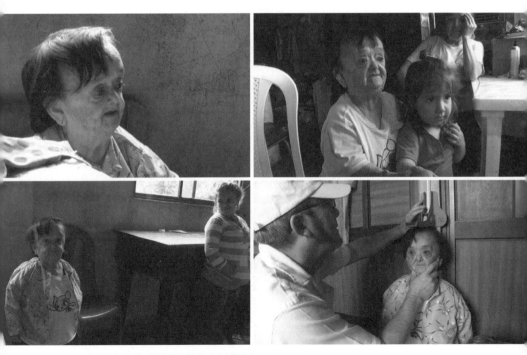

세계에서 가장 작은 라론증후군 환자, 마리아 할머니

뇨 같은 노인성 질환은 전혀 갖고 있지 않다. 비슷한 나이대의 자매들은
이미 암이나 당뇨로 쓰러진 상태다.

"마리아 할머니의 경우 자매 중에 당뇨 환자가 있고, 다른 한 명은 백혈
병으로 죽었어요. 그럼에도 이 분은 매우 건강합니다. 질병의 위험이 매
우 높은 나이라 특히 건강에 주의를 기울여야 함에도 이 분은 운동도 전
혀 안 하고 식사량도 많아요. 그래서 이렇게 비만이긴 한데 성격도 낙천
적이고 건강상태까지 정상적이네요."

마리아 할머니뿐 아니라 인근에 살고 있다는 72살의 라론증후군 남성
역시 아무런 병도 앓고 있지 않았다. 게다가 그는 15살 때부터 흡연을 해
왔고 알코올중독에도 빠져 있다. 친척들 중에는 폐암과 인후암 환자도 있
지만 그는 72세라는 나이가 믿기지 않을 정도로 매일 담배를 피우고 술
을 마시면서도 건강을 유지하고 있는 것이다.

"노화는 상대적인 문제에요. 타고난 유전자보다 삶의 질이 매우 중요
한 것도 사실입니다. 그럼에도 확신할 수 있는 것은 라론증후군 노인들의
경우는 퇴행성장애나 노화와 관련된 장애가 증가하지 않는다는 것이죠.
결국 내가 라론증후군 연구를 통해 전하고 싶은 건 노화를 막기 위해서는
낮은 IGF-1 수치와 높은 인슐린 민감성이 중요하다는 것입니다. 그것은
지구상 모든 인류에게 해당되는 사실입니다."

당뇨나 심장질환처럼, 암도 대표적인 노년기 질환이다. 하이메 박사와 롱고 박사가 내린 결론은 노화가 암의 가장 큰 원인이기 때문에, 결국 해답도 노화를 늦추는 데 있다는 것이다.

에콰도르의 난쟁이마을. 이곳에서 나는 현대인들이 생각하는 전형적인 시골마을의 이야기들을 발견할 수 없었다. 산간오지의 문명폐쇄와 대자연이 행복지수를 높여준다거나, 장수의 비결이 공해나 스트레스로부터의 해방이라는 그런 이야기들 말이다. 대신 우리에게는 여전히 생소한 라론증후군 왜소증이라는 돌연변이가 건강한 노년과 장수를 선사하고 있다는 놀라운 의학적 사실을 두 눈으로 직접 확인할 수 있었다. 그리고 이 모든 지식의 습득이 가능할 수 있었던 중심에 라론증후군 환자들의 아버지와도 같은 하이메 박사의 끈질긴 30여 년간의 진료기록 연구가 있다.

신이 인류에게 준 선물

"하이메 선생님을 만난 이후로 제 삶은 달라졌습니다. 그 전에 저는 수줍음도 많고 다른 사람들과 잘 어울리지도 않는 사람이었거든요. 많은 사람들한테 모욕을 당하면서 그렇게 되었죠. 하지만 선생님을 만나고 많은 것을 배웠어요."

마흔 세 살의 라론증후군 환자 루초와 하이메 박사의 인연은 22년 전으로 거슬러 올라간다. 병명도 원인도 모른 채 마냥 상처뿐이었던 그의 장애를 인류를 위한 가치 있는 선물로 받아들이게 만들어준 따뜻한 의사. 루초에게 하이메 박사는 주치의 이상으로 더 특별해보였다. 하이메 박사 역시 루초를 환자 이상의 각별한 친구로 여겼다.

"나에게 루초는 함께 시련을 견딘 환자이자, 지금의 내 연구를 돕는 가장 든든한 조력자에요."

피냐스에서의 취재 내내 우리를 도왔던 루초는 하이메 박사의 듬직한 연구 보조로 활약하고 있다. 피냐스에서의 마지막 날. 나는 그에게 라론증후군이란 어떤 의미인지 넌지시 물었다. 루초가 대답했다.

"제가 암으로부터 자유롭다는 점은 저에겐 큰 의미입니다. 하지만 다른 사람들을 위해서 직접적으로 아무것도 할 수 없다는 점이 유감이에요. 그렇기 때문에 암을 치료할 기술이나 치료법을 개발한다면 적극 협조할 준비가 되어 있습니다. 제가 원하는 궁극적인 꿈은 바로 하이메 구에바라 선생님의 라론 신드롬 프로젝트가 성공적으로 끝나는 것이니까요."

이곳에서 하이메 박사와 라론증후군 환자들의 관계를 지켜보며 나는 이들 사이에 의사와 환자 그 이상의 끈끈한 신뢰와 무한한 애정이 담겨 있음을 알았다. 자신의 병명조차 모르고 소외받던 환자들에게 따뜻한 관심과 희망을 건넨 하이메 박사의 진심 때문일 것이다.

"보다시피 그들은 낙천적인 사람들입니다. 그들도 나도 서로를 친구로 여기죠. 그들은 비록 왜소한 체구를 갖고 있지만 그들 스스로 지적 능력에서 정상인과 평등함을 분명히 인식하고 있어요. 동물과 인류를 구분할 수 있는 중요한 차이는 결국 지적 능력이죠. 그러나 불행히도 오늘날 특히 서구세계에서 사람들이 가장 중시하는 것은 훤칠한 키, 신장height, 체구이죠. 따라서 라론증후군 환자들은 우리에게 인간으로서 무엇이 중요한지를 가르쳐주고 있는 겁니다. 너무도 기본적인 사실이지만 그 때문에 너무도 쉽게 망각해버리는 것, 인간에게 체구보다 중요한 것은 바로 건강한 정신과 몸이라는 진리 말입니다."

하이메 박사는 지금도 에콰도르 정부의 어떠한 지원도 없이 사비를 털어가며 라론증후군을 연구하고 있다. 아무도 풀지 못하고 있는 암이라는 숙제를 풀기 위해서기도 하지만 무엇보다 약속을 지키기 위해서다. 30여 년 전, 그가 마음씨 착한 난쟁이들에게 준 첫 번째 희망. 바로 그 같은 외모를 예방할 수 있는 방법을 반드시 알아내겠다는 약속이었다. 난쟁이들과의 우정이 이 길고도 끝을 알 수 없는 연구를 지속하게 해준 원동력이라고 말하는 의사, 하이메 박사. 피냐스를 떠나 다시 수도 키토로 돌아가는 비행기 안에서 혹 포기하고 싶은 때는 없었느냐는 내 질문에 그는 이렇게 답했다.

"세포나 이스트, 동물모델, 쥐 등을 연구하는 학자들은 무수히 많습니다. 그것은 결국 인간의 몸속에서 일어나는 일을 이해하기 위함이죠. 그

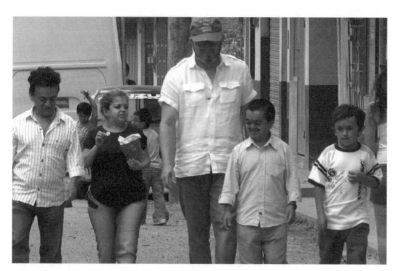
주치의와 환자 관계 이상의 각별한 친구 사이가 된 하이메 박사와 라론증후군 환자들

런데 이미 몸속의 차이점을 갖고 있고, 실질적인 해답을 줄 수 있는 라론
증후군 환자들을 만나 연구할 수 있는 기회를 얻은 나는 정말 행운아예
요. 우리가 흔히 하는 말 중에 모든 걸 신에게서 받는다 해도 그것에 인간
의 노력을 더해야 한다는 말이 있어요. 노력 없이는 신의 도움도 받을 수
없다는 것입니다. 그리고 난 노력 이상의 것을 해냈다고 믿습니다. 이 연
구는 내게 즐거움과 보람 그 자체예요. 만약 이 연구를 처음부터 다시 해
야 하고, 연구비조차 모조리 내가 부담해야 한데도 난 기꺼이 그렇게 할
것입니다."

　하이메 박사는 라론증후군 환자들과 함께 암의 종말을 보았다. 하지만
암에 걸리지 않는 사람들의 이야기는 여전히 현재진행중이다. 하이메 박

사의 믿음처럼 어쩌면 라론증후군은 암이라는 불치병을 없애기 위해 신이 인류에게 주는 작은 선물일지도 모른다. 그 선물 속에서 힌트를 찾아내는 건 온전히 인류 스스로의 노력일 것이다.

2
암은
노화의 병이다

암이 현대의 질병이라는 인식은 완전히 잘못된 것이었다. 암은 인류가 등장한 이래 줄곧 존재해온 질병
이었다. "악성이든 양성이든 종양은 인류가 지구상에 등장한 이래 존재했다."
—프레츠 박사 및 고병리학자들

    현대인이 가장 무서워하고, 가장 많은 사람들이 고통 받는 질병, 암. 그래서일까? 암의 이미지는 대개 죽음과 직선으로 연결되곤 한다. 완치율도 높아지고 예방이나 치유에 관한 정보 또한 홍수를 이루고 있지만 보통의 사람들에게 '암 선고'는 여전히 '사망 선고'와도 같은 것이다. 그런데 문득 엉뚱한 의문이 든다. 만약 암의 위험에서 자유로운 라론증후군 환자의 몸을 선택할 수 있다면 사람들은 기꺼이 난쟁이로 살아가길 원할까? 더 직접적으로 TV를 통해 라론증후군 환자들의 일상을 지켜본 시청자들은 암에 걸리지 않는 그들의 삶에 부러움을 느꼈을까? 길고 날씬하게 쭉 뻗은 팔과 다리가 아름다움과 우월함으로 여겨지는 시대. 시한부 선고를 받은 말기 암환자가 아닌 이상, 아무리 암이 두렵다 한들 쉽사리 늘씬한 신장을 포기할 수는 없을 것 같다. 암이 공포의 대상임은 분명하지만 그 재앙이 언젠가 자신을 덮칠 것이라고 확신할 수도 없기 때문이다. 하지만

확신할 수는 없어도 의심할 수는 있다. 암 보험 상품이 성황을 이루고, 암 진단검사가 국민의료 서비스가 될 만큼 대다수가 암 발병의 가능성을 인정하고 있는 것이다.

실제로 우리는 종종 암의 원인을 현대 문명이 초래한 공해, 패스트푸드 등 외부 환경적 요인에 돌린다. 최근 의학적 발전은 유전자, 면역 등 새로운 암의 원인을 규명하고는 있지만 일반적인 믿음은 그리 많이 변하지 않은 듯하다. 아직도 많은 암환자들이 물 좋고, 공기 좋은 환경으로 떠나려는 것도 바로 그 이유에서다. 그렇다면 이런 의문도 가능할 것 같다. 오염되지 않은 청정한 환경에서 살았던 옛날 사람들은 암으로 고통 받는 이가 없었을까? 선천적인 유전적 결함을 감안하더라도 암 발생률은 현저히 낮지 않았을까? 이 질문에 대한 답을 찾기 위해 나는 에콰도르를 떠나 포르투갈로 향했다. 그곳에서 진행되고 있는 특별한 연구 속에 암의 기원을 가늠할 수 있는 실마리가 있다는 소식 때문이었다. 도착한 곳은 포르투갈 리스본의 국립고고학박물관. 여기에 전시된 2200여 년 전의 미라가 오늘의 주인공이다. 미라의 이름은 M1. 까마득한 고대의 사람 M1이 들려줄 암에 대한 이야기는 과연 어떤 내용일까?

미라의
증언

1755년 대지진으로 시가지의 2/3가 파괴되었던 도시, 리스본. 하지만 이후 획기적이고도 계획적인 재건사업으로 초토화된 도시는 빠르게 근대도시로 탈바꿈했다. 아케이드를 이룬 시가지와 통일성이 돋보이는 주거지, 아직도 굳건한 수도원과 성당 건물에 남은 지진의 흔적들을 따라가다 보면, 사라진 역사와 만들어진 역사의 묘한 공존을 느낄 수 있다. 마치 과거와 현재가 발맞춰 걷는 듯, 그 생경한 기분은 국립고고학박물관으로도 이어졌다. 무려 2200여 년 전의 미라와 21세기 최첨단 의료 시설이 나란히 한 공간에 펼쳐진 곳. '리스본 미라 프로젝트'가 진행 중인 국립고고학박물관 이집트 유물전시관이다.

이곳에는 모두 10구의 미라가 안치되어 있다. 그 중 7구는 동물의 것, 3구는 사람의 것이다. 이 미라들을 대상으로 특별한 프로젝트가 진행되었다. 리스본 미라 프로젝트. 이 프로젝트의 목표는 당시 사람들의 실체와 생활방식을 밝혀내는 것이었다. 이를 위해 각 분야의 전문가들이 모였다. 리스본 대학의 이집트 전문가인 위자로 교수, 국립고고학박물관장 루이즈 카포즈, 카이로 의대의 이집트 전문가 살리메 이크람 등. 나는 프레츠 박사의 안내를 받아 이 비밀스런 프로젝트를 가까이서 지켜볼 수 있었다. 전시실로 향하는 동안 프레츠 박사가 프로젝트에 대해 설명했다.

"리스본 미라 프로젝트의 목표는 첨단촬영기술을 활용해 당시의 동물이나 사람들의 실체나 생활방식 등을 밝혀내는 것이었죠. 과연 X-레이 촬영을 통해 어떤 것을 알아낼 수 있을까가 가장 큰 관심사였어요. 동시에 이 같은 디지털이미지 등 우리가 알아낸 정보들을 다른 학자들도 연구에 활용할 수 있도록 냉동 보존하는 목적도 있었습니다. 더 이상 부패나 분

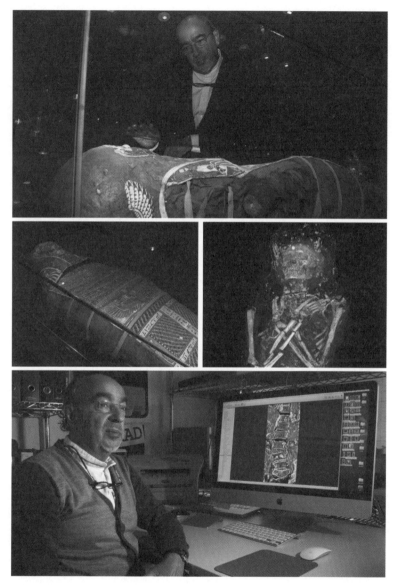

고대의 인간 M1. 이 미라의 주인공은 남성으로 신장은 약 166cm, 사망 당시 나이는 51~60세 정도로 추정. 이 인물이 살았던 시대는 클레오파트라와 동시대인 약 2200년 전. 이 미라가 우리에게 특별한 이유는 이집트 미라 가운데 최초로 전립선 상피암 진단을 받았기 때문이다.

해되는 일이 없도록 보관하는 것이죠. 그런데 그 과정에서 미라들 중 하나인 M1을 통해 우리는 예상치 못한 종양학적 차원의 수확을 거둘 수 있었어요."

종양학적 차원의 수확. 바로 이 점이 우리가 M1이라 불리는 미라를 주목하는 이유다.

이집트 유물전시관에 들어서자 조심스럽게 안치된 미라들이 보였다. 찬찬히 훑어보자 헝겊으로 칭칭 감긴 악어 미라 옆에 아름다운 석관으로 둘러싸인 미라, 고대의 인간 M1이 내 눈 앞에 누워 있었다.

M1은 오른쪽 어깨와 발 뼈가 유실된 상태로 발견되었다. 이 미라의 주인공은 남성으로 신장은 약 166cm, 사망 당시 나이는 51~60세 정도로 연구팀은 추정했다. 이 인물이 살았던 시대는 클레오파트라와 동시대인 약 2200년 전이라고 했다. 이 미라가 우리에게 특별한 이유는 이집트 미라 가운데 최초로 전립선 상피암 진단을 받았기 때문이다. 연구팀은 미라의 붕대를 열어보거나 형태를 흩뜨리지 않은 채 X-레이나 CT촬영으로만 세계 최초로 전립선암을 진단해냈다. 정밀한 세부 이미지를 통해 수립한 가설을 학계에 제시해 공식적인 암 진단 사례로 인정을 받은 것이다.

우리에게는 생소한 일이지만 사실 이 같은 프로젝트는 오래 전에 시작됐다. 1896년 뢴트겐에 의해 발명된 X-레이. 인체 내부의 놀라운 이미지들을 볼 수 있게 만든 X-레이의 등장은 의학적 차원에서 인류의 삶을 혁신적으로 바꿔놓았다. 뢴트겐이 X-레이를 발명한 지 단 3개월 만에 프랑크푸르트에서는 이미 이집트의 아동 미라에 대한 X-레이 촬영을 시도하고 있었다. 그리고 고대 미라의 몸을 들여다보며 질병의 기원을 찾는 연구는 그로부터 130년 후인 지금껏 이어지고 있다. 연구자들에게 미라는 그야말로 생물학적 박물관이라 해도 과언이 아닌 것이다. M1의 초음파 사진을 보여주며 프레츠 박사가 설명을 이었다.

"이러한 프로젝트가 과거부터 이어져온 것은 맞지만, 이전의 조사는 너무 오래 전의 일이기 때문에 여전히 많은 추가 연구가 필요해요. 이번 리스본 미라 프로젝트의 중요한 핵심은 정밀한 고해상도의 첨단기술을 활용해 20~40년 전의 연구들을 재시행해서 이전 기술이 놓친 새로운 데이터들을 찾아낸 것이겠죠. 특히 M1은 뛰어난 보존 처리 덕분에 뼈의 병변들이 고스란히 남아 있었어요. 하지만 이 미라에게 애초에 왜 전립선암이 생겼는지는 지금 우리로서도 알 길이 없습니다."

M1이 어떻게 암에 걸렸는지는 알 수 없다. 하지만 분명한 것은 2200년 전, 고대 인류에게도 암은 피할 수 없는 죽음의 그림자였단 사실이다. 게다가 고대와 지금의 생활환경은 매우 달랐다. 당시엔 환경오염도 가공식품도 없었다. 이는 암이 반드시 산업적 요인과 관련된 것은 아니라는 점 또한 시사한다. 암이 현대의 질병이라는 인식은 완전히 잘못된 것이었다. 프레츠 박사 또한 암은 인류가 등장한 이래 줄곧 존재해온 질병이라고 힘주어 말했다.

"악성이든 양성이든 종양은 인류가 지구상에 등장한 이래 존재했다는 것이 고병리학자들의 의견입니다. 암은 초기 척추동물부터 비롯된 것입니다. 물론 고대의 암은 아주 희귀한 질병이었습니다. 그런데 당시에는 암의 진단과 해석 자체가 매우 어려웠을 겁니다. 그래서 사례를 찾기도 어려운 것이죠. 하지만 그런 다양한 영향이나 조건, 어려움들로 인해 비록 오래 전에 암 자체가 드물었다 해도, 미처 발견하지 못하고 지나친 소수 사례들이 분명 있었을 것입니다."

프레츠 박사의 견해처럼 전근대적 인류에게 암은 무척 드문 현상이었다. 그러다 지난 100년 동안 암 발병은 급증했다. 이는 동물의 역사에서 찾아볼 수 없는 매우 특이한 현상이다. 바꿔 말하면 현대인에게 이처럼 암이 빈번하고 막대한 영향을 미친다는 건 전대미문의 현상이고, 주목할 필요가 있다는 뜻이다.

M1이 전립선암에 걸린 이유는 여전히 베일에 쌓여 있다. 그리고 이 남성이 암 때문에 사망했는지 여부도 분명하지 않다. 다만 박사는 그가 사망할 당시 건강하고 행복한 상태는 아니었을 것으로 추정했다. 그는 골관절염과 척추측만증, 퇴행성 디스크, 골증식증 등 보편적인 노화의 증상들을 가지고 있었다. 연구진이 추정한 사망 당시 나이는 51~60세, 하지만 당시 평균 기대수명은 약 35세에 지나지 않았다. 당대의 기대수명보다 훨씬 긴 삶을 누렸던 M1은 갖가지 노화의 증세로 고통 받다가 사망했다는 뜻이다. 그리고 노화의 여러 가지 질환 가운데 암이 있었다.

현대인의 기대수명은 80세에 달한다. 만약 암이 노화에 따른 자연스러운 신체적 변화 가운데 하나라면, 오늘날처럼 암이 빈번한 것 또한 자연스러운 현상으로 볼 수 있지 않을까? 영국에서는 교통사고 사망 환자를 부검한 결과 사망자의 반 이상이 암에 걸린 상태였다는 보고가 있었고, 앞으로 3명 중 한 명은 암에 걸리고 그 가운데 한 명은 암으로 사망할 거라는 예측도 발표됐다. 암은 더 이상 타인의 불행이 아니라 우리 모두가 풀어야 할 숙제로 바짝 다가온 것이다.

과학과 의학의 발전에도 불구하고 나날이 증가하고 있는 암. 단지 인류의 모순이라 치부하며 죽음의 공포에 휩싸이는 것보다 냉철하게 인간의 몸을 들여다봐야 한다. 암은 오랜 수명을 누리는 현대인들의 운명인 셈이다. 이제 수명 연장이라는 수혜 속에서 미처 돌보지 않았던 유전적 변화에 주의를 기울여야 할 때다. 흰머리가 생기고, 면역기능에 손상이 오고, 기억력이 감퇴되는 등 노화를 방지하기 위해 노력하듯 암도 자연스럽게 다스려야 한다. 다시 말해 암을 노화의 병으로 받아들이는 인식의 변화가 필요하다.

2200년 전 유병장수를 누린 미라 M1. 그의 몸속 깊이 새겨진 암의 흔적이 우리에게 증언하고 있다. 암은 어느 날 느닷없이 등장한 인류의 재앙도 아니고, 현대에 이르러 나타난 오염의 산물도 아니라고 말이다. 이제 외부에서 내부로 시선을 돌릴 때다. 우리 몸속에서 일어나는 각종 변이들에 주목해야 한다. 모든 종류의 암은 세포 내부의 돌연변이로 발생하기 때문이다. 그렇다면 과연 '무엇이' 돌연변이를 일으키는 것일까?

텔로미어 vs
텔로머라제

:
:
:

암은 바이러스처럼 외부에서 온 침입자가 아니다. 본래는 인체를 구성하는 정상세포였으나 세포 분열 과정에서의 변이로 인해 암세포로 변한 것이다. 그리고 이러한 변이는 하루아침에 일어나지 않는다. 미국암학회는 암을 세포 분열 과정에서 죽지 않고 이상 증식하는 세포라고 정의한다. 예를 들어 상처가 아물면 세포 분열이 멈춰야 하는데, 끝없이 증식해서 피부가 혹처럼 계속 커지는 것과 같다. 앞서 라론증후군 환자 이야기에서도 언급했듯 이 무한증식의 위협 때문에 정상세포와 암세포의 가장 큰 차이가 바로 '불멸'이다. 죽는 방법은 모르지만 힘을 키우는 방법은 그 어떤 세포보다 똑똑히 알고 있는 암. 암세포의 분열 능력은 상상을 초월한다.

전 세계 실험실에서 가장 많이 사용되는 세포인 '헬라세포HeLa Cell'가 대표적인 예다. 1951년 헨리에타 랙스라는 미국 여성의 자궁암세포에서 분리해낸 이 세포는 현재도 끊임없이 증식하며 살아 있다. 반세기가 넘도록 전 세계 실험실로 퍼져나갔지만 어디에서도 죽지 않을 만큼 엄청난 분열 능력과 생존 능력을 과시한다. 지금까지 증식된 헬라세포를 모두 이어 붙이면 지구 세 바퀴를 돌 수 있을 정도의 길이라고 하니, 가히 불멸의 세포답다.

그렇다면 노화를 막기 위한 여러 가지 노력 가운데 암을 막을 수 있는 어떤 단초가 있는 건 아닐까? 그렇다. 지난 2009년 노벨의학상 수상자들

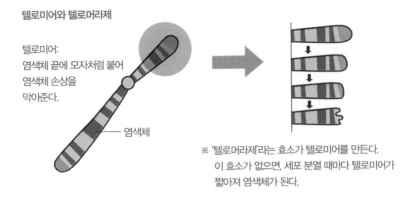

텔로미어와 텔로머라제

텔로미어:
염색체 끝에 모자처럼 붙어
염색체 손상을
막아준다.

염색체

※ '텔로머라제'라는 효소가 텔로미어를 만든다.
이 효소가 없으면, 세포 분열 때마다 텔로미어가
짧아져 염색체가 된다.

의 연구 내용을 보면 노화와 암의 관계를 미뤄 짐작할 수 있다.

2009년 노벨의학상은 엘리자베스 블랙번 교수와 잭 쇼스택 교수, 캐럴 그리더 교수 등 세 사람이 받았다. 블랙번 교수와 쇼스택 교수는 텔로미어가 인간의 수명뿐 아니라 암의 기전과 관계가 있음을 발견했고, 그리더 교수는 텔로머라제 효소를 규명했다. 이들의 노벨상 수상은 현대 의학계의 가장 큰 관심사라 할 수 있는 노화와 암, 두 이슈를 모두 건드리고 있다. 텔로미어와 텔로머라제는 도대체 어떤 물질일까?

텔로미어telomere는 염색체의 가장 마지막에 위치해 세포 분열이 온전할 수 있도록 돕는 반복염기서열TTAGGG이다. 텔로미어라는 말 자체가 '끝'을 뜻하는 그리스어 'telos'와 '부위, 부분'을 가리키는 'meros'가 합쳐진 말이다. 텔로미어는 염색체가 완전하게 복제될 수 있도록 돕는 역할을 하는데, 세포가 분열할 때마다 그 길이가 조금씩 짧아진다. 텔로미어의 길이는 DNA 염기 5,000~10,000개의 길이5~10kb 정도 되는데, 세포 분열을 할 때마다 염기 50~20050~200bp 만큼 줄어든다1bp는 1염기의 길이.

1kb는 1,000bp다. 세포 분열을 거듭하며 짧아진 텔로미어의 길이가 1~2kb 이하로 떨어지면 세포는 복제를 멈추고 결국 죽는다. 이것이 지극히 정상적인 세포의 일생이다.

그렇다면 이런 질문이 가능하지 않을까? 텔로미어의 길이가 줄어들지 않도록 할 수만 있다면 세포가 죽는 걸 막을 수 있지 않을까? 노화를 막을 수 있지 않을까? 우리 몸속에 그런 효소가 이미 있다.

텔로머라제라는 효소는 세포가 노화하면서 짧아진 텔로미어의 길이를 다시 정상으로 회복시키는, 말하자면 텔로미어를 만드는 효소다. 일정 횟수의 복제를 마치고 나면 사멸하는 일반 세포들과 달리 골수 안의 줄기세포나 남자의 정자가 계속 분열해 생성되는 이유는 이들 세포 안에 텔로머라제가 존재하기 때문이다. 정상인의 경우, 텔로머라제가 태아의 배아세포에서 활성화되어 세포 증식을 돕는다. 그러다 성장기가 지나면 텔로머라제 활성도가 감소하여 세포 분열이 될 때마다 텔로미어의 길이가 줄어들게 된다도룡뇽이 팔, 다리가 잘려도 다시 복구할 수 있는 것은 바로 텔로미어가 짧아지지 않기 때문, 즉 텔로머라제가 지속적으로 생성되어서이다. 진시황이 찾던 불로초가 어쩌면 텔로머라제일지도 모른다.

하지만 '암'이라는 키워드가 등장하면 텔로머라제의 성격은 완전히 바뀐다. 암이란 무엇인가. 미국암학회가 정의하는 암이란, 세포 분열 과정에서 죽지 않고 이상 증식하는 세포를 뜻한다. 죽지도 늙지도 않는 암세포의 비밀 역시 텔로머라제다. 대부분의 암세포는 세포 분열을 아무리 많이 해도 텔로미어의 길이가 짧아지지 않는다.

마찬가지로 이런 질문이 가능하지 않을까? 암세포의 텔로머라제만 제거할 수 있다면, 텔로미어가 줄어들어 세포가 자연스럽게 노화되어 죽을 수 있도록 한다면, 암을 치료할 수 있지 않을까? 아직까지는 임상시험 단계이지만 전문가들은 충분히 가능성이 있다고 본다. 텔로머라제를 강화해 텔로미어가 줄어들지 않도록 해야 노화를 막을 수 있지만, 텔로머라제를 차단해 텔로미어가 줄어들도록 해야 암을 치료할 수 있다. 그러니 중요한 건 균형이다. 이 둘을 잘 조정해 세포가 암으로 변화하지 않으면서 오랫동안 죽지 않고 젊은 기능을 유지할 수 있도록 하는 것. 이 방법을 찾아낸 이에게는 텔로미어와 텔로머라제가 또 한 번의 노벨상을 안길 것이다.

한 가지 다행스러운 점은 텔로머라제 효소가 암을 유발하는 것은 아니라는 것이 아직까지는 학계의 정설이다. 텔로머라제는 이미 암이 진행된 세포에만 작용해 암세포의 분열을 도울 뿐, 정상적인 세포에 텔로머라제를 투여한다고 해서 암세포가 되는 것은 아니라는 뜻이다. 학술지《네이처 제네틱스》에 발표된 내용이다.

앞서 암세포의 텔로머라제를 조절하여 암을 치료하는 것이 임상치료 단계에 있다고 했다. 임상시험은 우리나라에서만 이뤄지는 것이 아니다. 우리나라와 미국, 독일에서 이뤄지고 있다. 우리나라에서는 전립선암에 대해 이뤄진 적이 있고, 현재는 간암과 간담도암 등에 적용되고 있다. 임상시험을 책임지고 있는 한양대학교 의과대학병원 혈액순환내과 과장 이영열 교수를 만나봤다.

암세포만 공격하는
표적치료제

"저희가 현재 실험하고 있는 치료제의 이름은 'KML 001'입니다. KML 001의 주재료는 비소입니다. 항암기전은 암세포 텔로미어의 특정 부위에 달라붙어 텔로머라제에 의해 다시 텔로미어가 길어지는 것을 막습니다. 그러면 암세포가 복제되면서 텔로미어가 정상세포처럼 줄어들게 되고, 일정 길이 이하로 짧아지면 암세포도 사멸하게 되겠죠. 정상세포의 텔로미어는 공격하지 않고 암세포의 텔로미어에만 바인딩함으로써 암세포의 수명을 짧게 하는 역할을 합니다."

이영열 교수는 KML 001이 분명 암세포의 수명을 줄이는 효과가 있다고 말했다. 특히 현재까지의 임상을 토대로 봤을 때, 악성림프종 림프계에서 기원하는 암의 종류에는 상당히 효과가 좋다고 했다. 물론 왜 어떤 암에는 좋은 효과를 거두고, 다른 암에는 그만한 효과를 내지 못하는지, 그 이유는 아직 정확하게 알지 못한다. 다행인 점은 항암제에 내성이 생긴 암세포에도 KML 001이 효과를 거둘 수 있다는 점이다. 이 교수의 임상시험에 참가하는 환자들은 기존의 항암제가 듣지 않았거나, 항암제를 사용했지만 암이 재발한 경우이기 때문에, 이들을 대상으로 한 임상시험에서 효과가 있다면 항암저항성(항암제의 효과를 거둘 수 없는 경우를 뜻함)을 극복할 수 있을 것으로 이 교수는 내다봤다.

"현재 저희는 악성림프종 대상으로 식약청 허가를 기다리고 있습니다. 악성림프종 환자 가운데 기존 항암제에 대한 반응이 없거나, 반응은 있었지만 암이 재발한 사람 혹은 부작용이 너무 심해서 항암제를 투여할 수 없었던 사람들을 대상으로 하는 임상응급실험제도라는 게 있습니다. 여기에 참여한 한 환자 분은 2010년 말에 악성림프종 진단을 받았어요. 우리가 현재 전 세계적으로 표준치료제라고 하는 항암화학요법을 받았는데, 일시적으로 반응을 보이다가 몇 개월 지나 재발했어요. 그래서 암의 종궤가 온몸에 번졌고, 환자 분께서 부작용 때문에 투약을 원하지 않았어요. 저희 응급실험에 참여하셨는데, 중간 결과이긴 하지만 환자의 몸속에 퍼진 암의 50% 이상에서 암세포가 줄어든 것을 관찰할 수 있었습니다."

물론, 암이 세포 불사의 병이고, 불사의 이유가 텔로머라제에 의한 텔로미어의 유지이고, 현대 의학으로 암세포의 텔로미어만 공격하는 치료제가 나왔다고 해서 암을 쉽게 정복할 수 있는 건 아니다. 하지만 암세포만을 공격하는 새로운 치료제가 암세포와 정상세포를 동시에 공격하는 기존의 항암치료표준치료를 넘어설 단초를 마련한 것 또한 사실이다. 무엇보다 암은 노화의 현상이고, 따라서 외부로부터 침입한 어떤 것에 의한 질병이 아니라 우리 몸 내부로부터 발생한 어떤 현상이라는 인식의 전환을 가져왔다.

현대 의학계는 암을 정복하는 데 막대한 시간과 노력, 예산을 쏟아붓고 있다. 아직까지의 결과는 처참한 패배지만, 반전의 가능성이 이제 조금씩 나타나고 있다. 하지만 분명한 건 인간의 수명은 갈수록 늘어날 것이고,

과소보다 과잉을, 불편보다 편리함을 추구하는 문화는 갈수록 심해질 것이란 사실이다. 우리가 추구하는 사회와 문화는 암에게 유리하게 전개되고 있는 셈이다. 불리한 상황을 극복하고, 우리는 암의 종말을 선언할 수 있을 것인가? 그 실마리는 바로 암이 외부에서 온 질병이 아니라 우리 내부에서 시작된 병이라는 깨달음에서 나온다.

　암이 노화에 따른 자연적 현상이라는 사실은 일견 우리에게 절망감을 안겨 준다. 마치 피할 수 없는 숙명처럼 느껴지기 때문이다. 하지만 현대 의학이 암을 정복하지는 못했지만 노화를 늦추는 방법은 조금씩 알아가고 있다는 것은 또 다른 측면에서 희망이다. 노화를 늦추면 암 발생도 최대한 피할 수 있다는 것이다. 여기서 노화를 늦춘다는 것은 단순히 숫자적으로 오래 사는 것이 아니다. 암의 원인인 비정상적인 세포 분열을 최소화하고, 생체 시계를 최대한 늦게 가도록 미리 조치하는 것이다. 물론 우리가 갑자기 라론증후군 환자처럼 성장을 멈출 수도 없고, 텔로머라제를 조작해 노화를 정지시키는 것이 당장은 불가능하다. 그럼에도 암의 원인을 찾아 변죽만 두들기던 상황에서 벗어나 그 '생얼'을 정면으로 볼 수 있게 되었다는 것은 분명히 희망이다.

3

암을
굶겨 죽여라

"암은 비만인 사람의 신진대사 환경을 너무 좋아한다"고 설명한 캐나다의 암 전문가 마이클 폴락 교수의 말처럼 '비만은 암세포가 마음껏 살기 좋은 넉넉한 집'이다.

'암癌'이라는 한자를 들여다보면 '뫼 산山' 위에 '입 구口'가 3개 올라가 있다. 그런데 이 암이라는 한자를 두고 사람들의 해석이 가지각색이다. 암에 걸리면 이 사람 저 사람을 찾아다니며 치료법을 듣고자 팔방으로 노력하지만 결국 죽어서 산에 묻힌다는 비관적인 해석부터, 암은 먹고, 마시고, 배설하다 생기는 병이므로 산에 가면 낳을 수 있다는 희망적인 해석까지. 같은 한자를 두고 이렇듯 극단적으로 다른 풀이가 가능하다는 것이 재밌다. 이 밖에도 '산'과 '입'으로 조합할 수 있는 다양한 풀이들이 세간에 알려져 있지만 그 중에서도 가장 설득력 있는 해석이 있다. 바로 '암癌'이 먹는 것과 관련이 있다는 것이다. 입이 3개가 있는 것처럼 너무 많이 먹으면 배 속에 음식이 산처럼 쌓여 생기는 병이 암이란 해석이다. 입은 3개인데 배설하는 곳은 하나이니 몸의 균형이 깨지고 음식뿐 아니라 독까지 산처럼 축적되는 질병이란 뜻이다. 실제로 최근의 연구 결과들은 비만

3장 암을 굶겨 죽여라 **81**

을 흡연만큼 주요한 발암 요인으로 꼽는다. 수천 년 전 '암癌'이라는 한자가 만들어졌을 당시의 옛 사람들도 과식이 곧 암을 부른다는 것을 알았던 것일까?

'내가 먹은 것들이 바로 내 몸이다'라는 말처럼 우리가 먹은 음식물이 우리 몸의 건강을 결정한다는 것은 당연한 이치다. 다시 말해 평소의 식습관이 암을 예방할 수도 있는 반면 암을 일으킬 수도 있다는 것이다. 그야말로 먹거리 홍수시대라 불리는 현대사회. 하지만 기술과 산업의 발달이 가져온 풍요로운 먹거리 속에서도 몸에 좋은 착한 먹거리는 갈수록 빈곤해지고 있다. 암 발병률 또한 이와 무관하지 않다. 미국의 경우 1980년대 중반, 우리나라는 1990년대 이후 인스턴트식품과 가공식품이 쏟아져 나오며 비만 인구가 급증했고, 암 발병률 또한 급격하게 늘었다. 사람들은 마치 입이 세 개나 달린 것마냥 넘치게 먹었고, 암 또한 산처럼 몸집을 키우기 시작한 것이다. 이것이 바로 암癌이라는 상형문자가 가진 뜻을 다시 되돌아보는 이유다. 그렇다면 비만과 암은 도대체 어떻게 공생하게 된 것일까? 나아가 뱃살이 빠지면 암의 위험도 줄어들 수 있을까?

암세포가 살기 좋은 집,
비만

암은 어느 날 갑자기 걸리는 병이 아니다. 우리 몸 안에 암을 유발하는 요인들이 오랜 시간 동안 누적되어 오다가 몸속 정상세포가 악질로 바뀌면서 발병하는 것이다. 짧게는 몇 년, 길게는 20~30년에 걸쳐 조용히 반란을 준비하는 암. 몸속의 아군이 적군이 되는 순간 신체의 리듬이 깨지는 것은 시간문제다. 현대 의학의 눈부신 발전에도 불구하고 도대체 암은 왜 그 기세가 수그러들지 않는 것일까?

미국 국립암연구소는 암 유발의 주된 원인으로 흡연보다 식습관을 더 큰 문제로 꼽고 있다. 동물성 식품의 과다 섭취가 어린이들의 조기 성숙을 부채질하고, 고칼로리의 가공식품들이 성인들을 살찌우면서 노화를 앞당기고 있기 때문이다. 비만이 건강의 적신호라는 것은 새로운 이야기가 아니다. 하지만 비만이 암과 직접적으로 연결되어 있다는 사실은 제대로 알지 못하는 경우가 많다. 세계암연구기금World Cancer Research Fund, WCRF과 미국암연구소American Institute for Cancer Research의 2007년도 보고서에 따르면, 비만한 사람들은 정상 체중인 사람보다 유방암, 대장암, 자궁내막암, 식도암, 신장암, 췌장암의 발생 위험이 높은 것으로 알려져 있다. 미국 성인을 대상으로 한 연구에 의하면, 남자의 경우 모든 암 사망의 14%, 여자의 경우 20%가 과도한 체중이 원인이라고 발표했다. 또한 미국의 고도비만 환자들을 16년간 추적 조사하는 실험을 했더니 암 사망률 역시 정상 체중의 사람보다 비만 환자들이 남자는 52%, 여자는 62% 더 높았다.

그렇다면 비만이 어떻게 암을 유발하는 것일까? 우리 몸속의 세포들은 하루에도 몇 만 개씩 죽고 분열하며 끊임없이 변화한다. 우리가 먹은 음식들이 매일 새롭게 변화하는 수만 개 세포들의 기본 재료가 되는 것이다. 그런데 인체가 영양과다 상태가 되면 이 세포들의 움직임이 달라진

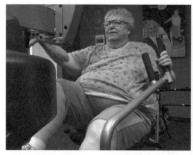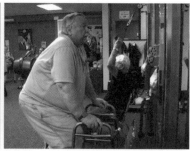

미국암연구소의 2007년도 보고서에 따르면, 비만한 사람들은 정상 체중인 사람보다 유방암, 대장암, 자궁내막암, 식도암, 신장암, 췌장암의 발생 위험이 높은 것으로 알려져 있다.

다. 비만이 인슐린혈당 조절 호르몬 작용에 장애를 일으키면서 인슐린과 유사 구조를 가진 성장인자를 증가시키는 것이다. 증가된 성장인자는 노화나 외부 자극에 의해 변형되어가는 세포와 유전자를 더 자극하고, 급기야 돌연변이 세포로 만들어 암을 일으킨다.

특히 비만 여성의 경우 일반 여성에 비해 여성호르몬에스트로겐 수치가 높아져 내부 호르몬 대사에 심각한 변화를 끼친다. 지방조직이 많을수록 여성호르몬 합성이 증가하기 때문인데, 증가된 에스트로겐은 유방과 자궁내막을 자극하여 유방암, 자궁내막암의 발생을 5배까지 증가시킬 수 있다. 세계암연구기금과 미국암연구소의 2009년 보고서에 따르면, 자궁내막암의 약 49% 정도가 비만이 원인인 것으로 나타났다.

우리나라도 경제 산업이 발달하고 생활 습관이 서구화되면서 성인 비만율이 1998년 국민건강영양조사에서 26%이던 것이 2010년 조사 결과 30.6%로 증가했으며, 비만 인구는 현재까지도 점점 증가하고 있다. 비만과 더불어 암 발병율도 증가하고 있는 탓에 이제 조금만 둘러봐도 주변

인물들 중 암으로 죽거나 고통을 겪고 있는 이들을 찾기가 어렵지 않을 정도다.

과도한 영양 섭취는 성인뿐 아니라 어린이에게도 위험할 수 있다. 어린 시절에 과잉의 칼로리 섭취가 성인이 되어서 발생하는 암 사이에 관련이 있다는 것이다. 과거에는 빠른 성장이 곧 건강의 상징과도 같았지만 최근 연구에 따르면 빠른 성장은 좋은 것이 아니다. 천천히 성장하게 되면 노화도 느려지고 삶의 시간도 길어진다. 과학자들은 빠르게 성장하는 동물을 보면 더 빨리 성숙해지고, 어린 나이에 죽는다고 강조한다. 그럼에도 오늘날 어린이들의 칼로리 소모율은 고공행진 중이다. 아이들은 부모의 유전 성향을 훨씬 뛰어넘는 키를 갖기 위해 단백질과 지방 덩어리의 음식들을 과잉 섭취하고, 성장촉진식품을 섭취해 너무 빨리 어른의 몸집이 되고 있다.

초경이 빠른 소녀들은 유방암 발병 가능성이 높다는 연구 결과도 나왔다. 반대로 복합탄수화물을 많이 먹고 고기를 먹지 않는 소녀들은 초경이 늦고 여드름도 거의 나지 않는다고 한다. 빠르게 성장하는 몸에서 노화는 물론 암도 빠르게 진행되는 것이다.

앞서 살펴본 라론증후군 환자들이 암에 걸리지 않는 이유가 더 이상 성장하지 않기 때문이었던 것처럼 성장은 노화를 부추기고, 암과 다른 질병들의 위험 요소가 된다. 많이 먹어서 체구가 커지고 강해지는 것이 다른 한편으로 미래 건강에 대한 위험의 징표와도 같은 것이다.

전 세계적으로 영양실조 상태의 사람보다 표준체중을 초과한 사람이 30%나 더 많은 '배부른 시대'이다. 2011년 유엔은 인류 역사상 최초로 감염 대신 비만 합병증이 전 세계적으로 최대의 건강 위험이 됐다고 발표했다. 너무 많이 먹어서 인체를 병들게 하는 비만. 푹신한 지방층 아래 숨어서 암세포는 정상세포에 공급되어야 할 영양소를 빼앗아 먹으며 무한히 증식해나갈 것이다. 뱃살이 두툼해질수록 인체는 암을 위한 안전가옥이 된다.

"암은 비만인 사람의 신진대사 환경을 너무 좋아한다"고 설명한 캐나다의 암 전문가 마이클 폴락 교수의 말처럼 '비만은 암세포가 마음껏 살기 좋은 넉넉한 집'이다.

암의 주식,
설탕으로 암을 진단하다

이처럼 식습관과 발암의 관계는 상당히 밀접하다. 좋은 영양소가 함유된 음식을 먹으면 세포들도 생명력이 넘친다. 반대로 영양가는 적고 칼로리만 높은 가공식품, 패스트푸드 등을 먹으면 세포들도 활력을 잃고 오염되는 것이다. 그 중 흰 설탕은 달콤한 독약과도 같다. 적당한 당분 섭취는 에너지 생산을 위해 꼭 필요하다. 하지만 당분을 필요 이상으로 섭취하면 비만을 유발하고 활성산소가 많이 생겨 노화가 앞당겨진다. 무엇보다 각종 암 발병 위험이 높아지는 것이 문제다. 설탕은 암의 주식이기 때문이다.

독일의 생화학자 오토하인리히 바르부르크Otto Heinrich Warburg, 1883~1970는 암세포의 신진대사가 포도당 소비와 큰 연관이 있다는 사실을 밝혀내면서 1931년 노벨 의학상을 수상했다. 포도당이 암세포에 에너지를 공급한다는 것이다.

혈당치가 상승하면 인슐린이나 부신피질호르몬 등 체내의 호르몬이 복잡해지는데 이 호르몬의 문제가 돌연변이를 일으켜 암을 유발한다. 실제로 설탕을 많이 먹는 사람은 암에 걸릴 확률이 높다. 네덜란드에서는 탄산음료와 설탕이 많이 들어 있는 음식을 과잉 섭취한 그룹이 그렇지 않은 그룹에 비해 췌장암 발병률이 두 배 가까이 높다는 연구 결과도 나왔다. 또한 유방암의 지역 분포와 설탕 소비량의 지역 분포가 매우 일치한다는 보고도 있다. 현대에 이르러 섭취량이 증가한 흰 설탕과 함께 암세포도 달콤한 주식을 마음껏 먹으며 무한증식하고 있었던 것이다. 그런데 유독 설탕을 좋아하는 암의 특성을 이용해 암을 조기에 진단할 수 있는 장비가 있다. 바로 'PET-CT'다.

암세포는 분열을 반복하며 무한증식하기 때문에 정상세포보다 몇 배나 많은 포도당이 필요하다. PET-CT는 종양 조직이 정상 조직보다 포도당을 훨씬 많이 흡수한다는 사실에 착안해 개발한 기술이다. 우리 몸 안에 포도당과 유사하게 생긴 물질을 주입해 암이 흡수하도록 만든 후 사진을 찍어 숨어 있는 암을 찾아내는 원리다. 암세포가 있으면 PET-CT상 약물이 많이 모여 보이기 때문에 암의 영상 진단 방법 중 가장 초기에, 가장 정확하게 암을 찾아내는 최첨단 검사 방법이다. 암을 유발하는 설탕으로 암을 잡는 기술인 것이다.

자신을 잡으러 온 이물질인 줄도 모르고 스펀지가 물을 흡수하듯 포도당을 빨아들이는 대식가, 암. 암세포는 설탕뿐 아니라 왕성한 식성으로

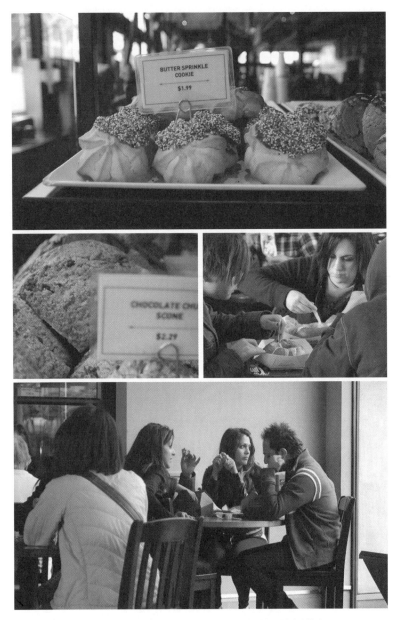

달콤한 독약과 같은 설탕. 설탕은 암의 주식이다. 건강하려면 설탕 섭취량을 조절해야 한다.

엄청난 영양분을 섭취한다. 어찌나 대식가인지 정상세포의 영양분을 뺏어 먹는 것만으로는 만족하지 않는다. 암세포는 일정 크기 이상으로 자라면 종양에 직접적으로 영양분을 가져다 줄 혈관을 새로 만들고, 한술 더 떠 이 혈관을 타고 몸속 구석구석을 돌아다니며 새로운 터를 잡는다. 이렇게 암세포가 원래 발생했던 자리를 벗어나 다른 부위에서도 발견되는 경우가 전이다. 신체의 리듬을 깨고 영양소를 약탈하며 온갖 난동을 피우는 몸속의 무법자, 암세포. 이 대식가를 죽이기 위해서는 어떤 방법이 필요할까?

일반적으로 병이 든 환자에게 가장 필요한 것은 잘 먹고, 잘 쉬는 것이다. 특히나 항암치료로 잘 먹지 못하는 암환자에게 잘 먹는 것은 만고의 진리처럼 여겨졌다. 그런데 의문이 든다. 혹 너무 잘 먹어서, 암세포에게 독이 아닌 밥을 먹이고 있는 것은 아닌지. 암세포의 입맛을 이용해 암을 진단하는 PET-CT처럼, 너무 잘 먹는 암의 식성을 이용해 암을 공격하는 새로운 치료법은 없는 것일까?

화학요법과
단식요법의 만남

앞서 라론증후군에 걸린 쥐 모델을 만들어 성장호르몬과 노화의 상관성을 보여주었던 미국의 발터 롱고 박사. 장수연구소의 소장답게 그는 건강하게 오래 살 수 있는 방법에 대해 다방면으로 관심을 갖고 있었다. 롱고 박사는 암을 예방하는 것만큼 발생한 암세포를 가능한 부작용 없이 꾸준히 치료할 수 있는 방법을 찾는 것도 중요하다고 생각한다. 암환자들에게 고통과 상처를 남기는 항암 치료의 부작용을 낮추고 암 치료의 효험까지 높일 수 있는 방법. 그가 눈을 돌린 곳은 바로 식탁이었다.

"우리는 환자들이 화학요법을 받을 때 더 쉽게 보호받을 수 있도록, 또 화학요법이 더 효과적으로 암세포를 죽일 수 있도록 극단적인 식이요법 extreme diet을 활용해왔습니다. 아직 임상시험이 끝나지 않았지만 예비 데이터preliminary data에서는 단식하는 환자가 화학요법의 일부 부작용으로부터 보호받고 있음을 확인시켜주었어요."

극단적인 식이요법. 롱고 박사는 임상시험을 진행하기 전, 암 치료에 단식요법이 효과적임을 실험을 통해 입증했다. 극단적으로 단식을 시킨 쥐가 암 발생률이 줄어들고, 오래 생존하는 것을 발견했다. 17개의 암 중 15개의 암에서 반응이 나타났고 40%의 암 종양세포가 줄었다. 단식 자체가 암세포의 성장을 줄이며 화학요법과 결합해 치료 효과를 극대화시킨 것이다.

그렇다면 이 극단적인 단식의 범위는 어느 정도일까? 영양실조의 위험은 없는 것일까? 병약한 환자에게 충분한 영양을 공급하는 대신 단식으로 병을 이기라는 이 극단적인 발상이 좀처럼 쉽게 납득되지 않았다. 롱고 박사의 설명이 이어졌다.

"실제로 이것은 열량 제한의 선구자 중 한 명이자 내 첫 번째 스승인 로이 월포드가 시작한 겁니다. 열량 제한의 핵심은 늘 영양실조가 되어서는 안 된다는 것입니다. 따라서 영양소는 높되 열량을 제한하는 것, 바로 이것이 핵심입니다. 열량만 제한하고 영양실조가 된다면 당연히 안 좋겠죠. 하지만 대부분의 의사들은 열량 제한을 영양실조로 보고 있어요. 하지만 신중한 사람들에게는 완전히 정반대로 보일 수도 있죠. 열량은 제한적이되 영양가는 높은 것만 섭취하는 방법이니까요."

그럼에도 이 단식요법은 이미 몸무게가 많이 빠지고 영양소가 부족한 사람을 극단적인 단계로 밀어붙이는 것일 수도 있다. 따라서 아주 긍정적인 효과를 거둘 수 있는 강력한 수단이지만 암 연구자가 위험을 감수할 만한 가치가 있는지 신중히 결정해야 하는 수단이기도 하다. 반가운 소식은 롱고 박사의 연구실에서 임상시험 중인 암환자들 중 아직 이 단식요법으로 인해 증상이 악화된 경우는 없다는 사실이다. 롱고 박사와 함께 연구를 진행하고 있다는 탄야 도르프 교수가 말을 이었다.

"화학요법의 독성은 암 치료 동안 많은 고통을 유발합니다. 환자들은 극심한 구역질과 피로, 체중 감소와 식욕부진을 겪습니다. 또 신경통neuropathy처럼 누적되는 부작용도 있어요. 단식요법은 환자를 화학요법의 독성으로부터 보호하는 것을 넘어 두 가지 목표를 이룰 수 있으리라 기대하고 있어요. 첫째는 고통통증의 완화, 둘째는 더 좋은 암 치료 결과로 이어질 더 많은 화학요법 투여를 가능하게 하는 거죠."

암 치료에 단식요법을 결합한 대범한 수장들과의 인터뷰가 끝나자 갑자기 마음이 바빠졌다. 어쩌면 이 단식요법 또한 PET-CT의 원리처럼 암세포의 본질적 특성을 역이용해 높은 효과를 얻는 획기적인 치료법으로 발전될 것 같은 기대감이 몰려왔기 때문이다. 마구 먹어 치우는 암세포와 싸우기 위해 아예 먹지 말라는 극단적인 제안. 그 위험한 제안을 기꺼이 받아들인 암환자를 직접 만나보기로 했다. 탄야 도르프 교수의 임상시험 환자이자 난소암3기의 암환자였던 알리시아 디콘. 이 50대 미국 여성은 어떻게 암을 굶겨 죽였을까?

허기진 암세포는
항암제도 잘 먹는다

알리시아를 만나기 위해 나는 그녀의 집을 찾았다. 알리시아는 작은 청소업체를 운영하고 있지만, 최근에는 텃밭 가꾸기에 공을 들이고 있다고 한다. 둘러보니 마당 곳곳에 과실수들과 제철 채소들이 탐스럽게 자라고 있다. 그녀는 커다란 오렌지 하나를 뚝 따서 건네고는 감격에 겨운 듯 말했다.

"내 나무에서 블러드 오렌지, 네이블 오렌지도 딸 수 있어요. 저기 레몬 나무에도 항상 레몬이 잔뜩 달려 있죠. 전부 내가 먹을 수 있는 것들이에요."

전원생활에 한껏 부풀어 있는 알리시아. 하지만 불과 1년 전만 해도 그녀는 일주일에 단 하루도 여유를 느낄 새가 없었던 바쁜 도시인이었다. 그러던 어느 날, 소화불량으로 병원을 찾았다가 골반에서 귤 크기의 혹을 발견했다. 이미 전이를 시작한 난소암 3기. 그녀는 마음을 추스를 겨를도 없이 난소와 자궁, 그리고 맹장까지 모두 떼어내는 대수술을 받았다.

"마치 악몽 같았죠. 그래서 굉장히 기분이 가라앉았고, 이제는 내 인생이 짧아졌다는 생각밖에 들지 않았어요. 이게 내 인생의 끝이고 전부라는 것, 과연 내가 해야 할 일을 다 했는가라는 생각이 끝도 없이 들었어요."

고통스러웠던 투병의 흔적은 알리시아의 배 위에 고스란히 남아 있었다. 마치 지퍼처럼 길게 이어진 절개 자국을 가리키며 그녀가 말했다.

"제 몸에서 여성의 생식기관이 전부 제거되었어요."

수술이 끝난 후, 알리시아는 곧바로 항암치료를 시작했다고 한다. 하지만 항암제의 부작용으로 안면홍조가 나타났고, 수시로 땀이 흐르며 뼈에 통증도 생겼다. 가장 힘든 건 역시 메스꺼움이었다.

"단식을 하기 전에는 토할 것 같은 느낌이 수시로 들었어요. 아무것도 안 먹거나 심호흡을 하거나, 먼 곳을 쳐다보거나, 가족에게서 떨어져 혼자 있거나, 몸을 똑바로 세우고 앉아 있거나, 토하지 않기 위해 온갖 이상한 걸 다 해봤을 정도였죠."

항암치료로 고생 중이던 그녀는 의료진에게 특별한 임상시험을 권유받았다. 한 달에 72시간은 한 끼당 200kcal만 섭취하는 단식요법을 병행하는 것이었다.

"의사는 내가 하루 200칼로리를 섭취할 수 있다고 했어요. 하루 200칼로리면 별로 많은 양이 아니라는 것 정도는 알고 있었죠. 전에 다이어트를 하면서 하루 500칼로리만 먹은 적이 있었는데 힘들었거든요. 하지만 '한 번 해 볼게요' 하고 말했죠."

암환자의 경우 영양실조에 빠지거나, 체중이 크게 감소하는 것은 위험하기 때문에 단식요법은 반드시 의료진과 함께 진행해야 한다. 알리시아 역시 꾸준한 상담을 통해 항암치료와 단식요법을 병행했다. 나는 그녀의

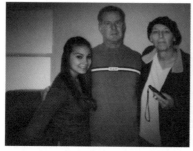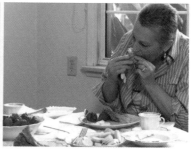

난소암 3기의 암환자였던 알리시아 디콘. 하루에 200칼로리로 식단을 제한하는 단식요법으로 암을 극복하고 있다. 그녀에게 나타난 가장 큰 변화는 무엇보다 항암제의 부작용이 사라진 것이다.

단식요법을 직접 보고 싶었다. 알리시아는 기꺼이 냉장고를 열었고 특별한 식사를 준비했다.

"나에게 가장 효과가 있었던 것은 이렇게 두 장의 상추에 약간의 겨자를 얹어 칠면조 슬라이스를 싸 먹는 거예요. 이건 50칼로리라서 두 개를 먹을 수 있었어요. 나는 매 끼니당 50칼로리씩 네 끼를 먹을 수 있었어요. 오이도 즐겨 먹었죠. 오이 한 개를 다 먹어도 5칼로리밖에 안 되니까요. 또 딸기도 한 컵 먹을 수 있었죠. 슬라이스 딸기와 블루베리 반 컵에 무지방 샤워 크림이나 요거트를 얹어서 먹었어요. 200칼로리로 어떻게 식단을 짜냐고들 하지만 실제로 선택의 여지가 많았어요."

나는 알리시아와 마주 앉아 200칼로리의 식사를 직접 맛볼 수 있었다. 싱싱한 채소와 과일이 풍성하게 어우러져 영양실조와 같은 걱정은 조금도 들지 않았던 식단이었다. 알리시아가 얇게 썰어 놓은 오이 조각을 접시에 담으며 말했다.

"이렇게 오이를 썰어 놓으면 감자칩인 척하고 먹을 수 있어요. 아삭아삭하잖아요."

알리시아는 화학치료를 받는 동안 이와 같은 단식요법을 꾸준히 실천했다. 그녀에게 나타난 가장 큰 변화는 무엇보다 항암제의 부작용이 사라진 것이다.

"마지막 화학요법을 할 때는 굳이 단식을 할 필요가 없었어요. 이미 필요한 참가를 다 했기 때문이죠. 그런데도 나는 단식을 멈추지 않았어요. 효과가 있고 할 만한 가치가 있기 때문이었죠."

끊임없이 성장과 분열을 반복하는 암세포. 이것은 암환자의 입장에서는 두려운 일이다. 하지만 한편으론 암세포가 스스로를 제어할 능력이 없음을 의미한다. 알리시아가 실천한 단식요법은 무조건 굶는 것이 아니라 영양가는 높되 칼로리는 낮은 음식을 섭취하는 것이다. 이 정도의 음식만으로도 정상세포는 생존에 지장을 받지 않는다. 그리고 세포의 활동량을 최소한으로 줄이는 시스템을 작동시킨다. 하지만 자신의 몸을 불릴 줄만 알았지, 줄이는 방법을 모르는 암세포는 단식기간에 더 큰 허기를 느낀다. 이때 항암제를 투여하면 한껏 숨죽이고 있는 정상세포는 건드리지 않고, 성장을 멈추지 못하는 암세포만을 집중 공격할 수 있다. 알리시아 씨는 단식요법을 통해 정상세포의 성장과 노화를 지연시킴으로써 암세포만 공격하는 몸 상태를 만들 수 있었다. 그녀에게 구토나 메스꺼움 같은 증상이 사라진 것도 항암제가 정상세포는 피해서 공격했기 때문이다.

"지금 나는 암을 이기고 있고 앞으로 암이 다시 돌아오지 않기를 바랍니다. 어떻게 될지 알 수 없지만 암이 재발되지 않도록 최선을 다했다고 책임감 있게 말할 수 있도록 노력할 거예요. 또 설령 암이 재발되더라도 기꺼이 화학요법을 다시 받을 것입니다. 성공적으로 하는 방법을 배웠기 때문이죠."

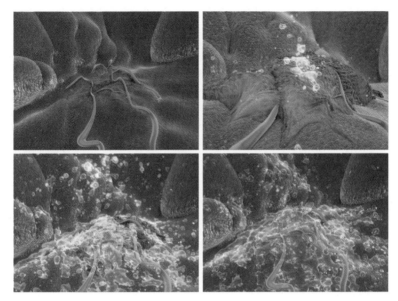

단식요법으로 정상세포의 활동량을 최소한으로 줄이면, 자신의 몸을 불릴 줄만 알았지, 줄이는 방법을 모르는 암세포는 단식기간에 더 큰 허기를 느낀다. 이때 항암제를 투여하면 한껏 숨죽이고 있는 정상세포는 건드리지 않고, 성장을 멈추지 못하는 암세포만을 집중 공격할 수 있다. 즉, 단식요법을 통해 정상세포의 성장과 노화를 지연시킴으로써 암세포만 공격하는 몸 상태를 만들 수 있다.

알리시아처럼 단식요법이 효과를 발휘하면서 롱고 박사와 탄야 도르프 교수의 연구 범위도 넓어지고 있다. 이들은 단식이 거의 모든 암과 화학 요법에 긍정적인 영향을 미칠 수 있으리라 기대하고 있다. 실제로 단식은 단순히 하나의 치료가 추가된 것에 그치지 않고 암 치료의 패러다임 전환을 가져왔다. 외부의 공격만으로 암을 죽이는 것이 아니라 내부의 자연스러운 변화로 암을 죽이는 평화로운 치료. 이뿐만 아니라 단식이라는 접근 방식은 돈이 들지 않는다. 부자나 잘 사는 나라만 감당할 수 있는 값비싼 신약이 아니다. 단식이 공짜라는 건 누구나 그렇게 할 수 있는 가능성이 있다는 뜻이다.

다양한 암과 화학요법에 적용 가능한 단식요법. 알리시아의 스토리는 우리가 라론증후군 환자들처럼 될 수 있다는 희망을 준다. 단식을 통해 천천히 성장하고 노화한다면 암을 막을 수 있을지도 모른다.

항암 식단을 새로 짜라!

알리시아의 냉장고 안을 살펴보니 꼭 농장의 가판대를 그대로 옮겨 놓은 것 같다. 그녀는 매주 두세 번 지역의 농산물 직매장farmers market에 나가 농가에서 직접 재배한 과일과 야채를 사온다. 항암치료가 끝났지만 단식요법은 알리시아의 식습관을 완전히 바꿔 놓았다. 가족들의 점심식사를 준비하면서 그녀가 말했다.

"전에는 조리법대로 요리를 하다가 뭔가 잘못하거나 또 뭔가가 빠지면 특정한 결과를 얻기 위해 다른 걸 더하기 바빴어요. 결국 그 조리법에 너무 많은 게 들어가서 정작 내가 뭘 먹고 있는지도 모르는 식이었죠. 하지만 오늘은 우리가 뭘 먹게 될지 분명히 알 수 있죠. 식단 자체가 간소하니까요."

이제 고지방, 고단백, 고칼로리 식품들은 그녀의 식탁에 오르지 못한다. 무엇보다 그녀 자신이 암세포에게 유리한 음식과 불리한 음식을 선별할 수 있게 되었기 때문이다.

"암세포에는 26개의 당분 수용체가 있다고 해요. 그래서 단 걸 먹으면 암세포가 더 힘을 키울 수 있는 거죠. 단 것뿐만 아니라 감자, 쌀, 흰 빵도 마찬가지예요. 몸에서 대사 작용을 하면 당분이 되기 때문이죠. 그런 식품들은 아무런 영양가도 없이 당분밖에 없어요. 암세포의 수용체는 그 당분들을 붙잡아 먹고 자란다고 해요. 그러다 보면 걷잡을 수 없을 정도로 폭발해버리는 것이고요. 당분을 많이 섭취할수록 암세포는 더 많이 자라요. 그래서 꼭 칼로리 때문이 아니라 당분 섭취량은 반드시 줄여야 합니다."

어느새 항암 식단 전문가로 변신한 알리시아. 그녀에게 적게 먹는 것은 먹는 즐거움을 포기하는 것이 아니다. 그녀의 집은 냉장고뿐 아니라 마당 곳곳이 온통 먹을 수 있는 것 천지다. 그녀는 항상 먹을 수 있기 때문에 늘 먹는 즐거움을 누린다. 단지 어떤 먹거리를 고를 것인가라는 선택의 문제일 뿐이다.

"이제 나는 더 이상 매일같이 일하지 않아요. 암에 걸렸다는 이야기를 들었을 때 '이 바보 같으니라고! 매일 일하느라 바빠서 무엇이든 천천히 하지 않고, 가족도 그냥 적당한 데 끼워 맞추는 식이었지.'라고 나 자신에게 말했었죠. 더는 그렇게 살지 않을 겁니다. 여유가 사라지면 식단을 돌

볼 여력도 없어지니까요. 보시다시피 나는 늘 자연 식품whole food을 먹어요. 통야채와 제철 과일처럼 어떠한 첨가물도 가공도 없는 식품을 먹고 있죠. 사실 이렇게 먹기 위해서 매일같이 전투를 치르는 셈이에요. 그 전까지 나는 이렇게 먹는 이유와 방법을 전혀 몰랐으니까요."

바쁜 일상 속에서 쉽고 빠르게 먹는 것에 익숙했던 평범한 가정의 식단이 이렇듯 한 사람의 노력과 깨달음에 의해 건강하게 변했다. 적게 가볍게 차려진 그녀의 식탁 위에 암세포가 끼어들 자리는 없어 보였다. 불현듯 점심點心이라는 한자 단어의 숨겨진 의미가 떠오른다. 중국에서 점심은 마음에 점을 찍는다는 말이다. 중국 사람들이 출출할 때 가볍게 먹는 간식을 점심이라고 하는데, 우리나라 역시 같은 의미로 점심을 받아들였을 것이다. 하지만 오늘날 우리의 점심은 가볍지 않다. 과식, 고열량, 고단백 식품으로 한껏 무거워진 우리의 점심. 이러한 음식들은 모두 우리 몸의 노화를 앞당기는 요인이 된다.

하지만 그럼에도 단백질 소비는 급증하고 있으며 영양가는 없고, 칼로리만 높은 설탕 섭취마저 늘고 있다. 그야말로 세포의 노화에 불을 댕기고 있는 현대인의 식단. 노화의 시계가 빨라질 때 암세포의 성장도 함께 빨라진다. 어쩌면 대다수의 현대인들에게 암의 종말은 다른 세상의 이야기마냥 먼 곳이 아니라, 각자가 스스로 선택한 그 작은 식단에 달려 있는 건지도 모른다.

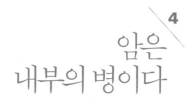

암은
내부의 병이다

암은 몸 전체의 균형이 깨지면서 진행되는 병이다. 암은 일단 커지면 공격하기 어렵기 때문에 자라기 전에 몸 전체를 관리해야 한다. 따라서 치료의 시작은 몸 안에서 시작되어야 한다.

단식요법으로 암 치료에 성공한 알리시아. 그녀는 마당을 텃밭으로 가꿔 신선한 식재료를 자급자족하고 있었다. 알리시아에게 그 작은 텃밭은 자신과 가족들의 건강을 지켜주는 선물과도 같다. 왜 굳이 힘들여 농사를 짓느냐는 내 질문에 그녀는 이렇게 답했다.

"마트에서 구입한 토마토를 먹느니… 그냥 종이 위에다 토마토를 그리고, 그걸 먹는 편이 나을 정도니까요."

알리시아는 마트에 진열된 농산품들은 믿고 먹을 수가 없다고 말했다. 토양에 어떤 화학비료를 쏟아붓고, 또 열매에 얼마나 독한 농약을 뿌렸을지 알 수가 없기 때문이다. 어쩌면 그녀의 몸 또한 온갖 화학첨가물이 범벅된 음식들과 각종 발암물질이 누적되어 암세포가 발아된 것일지도 모른다. 그렇게 오랜 시간 오염된 자신의 몸을 단식으로 해독하기 위해 그녀는 많은 노력을 기울여야 했다. 알리시아는 더 이상 자신의 몸을 암세포가 잘 자랄 수 있도록 방치하지 않겠다고 다짐했다. 깨끗한 땅에서 씨앗이 건강하게 발아하듯 우리 몸도 자연의 이치와 다르지 않을 것이다. 나는 알리시아의 이야기를 곱씹으며 암, 아니 더 나아가 질병을 바라보는 우리의 시선이 그동안 너무 먼 곳을 향했던 것은 아닐까 생각했다.

의학의 발전으로 두창, 결핵, 페스트 같은 감염성 질환의 위세는 줄어들고, 평균수명은 한 세기 반 만에 두 배가량 길어졌다. 통계학상 인류는 더 건강해진 것 같지만 현실에서 우리 몸은 침묵하며 천천히 병들고 있다. 유병장수 시대. 이제 인간에게 주어진 가장 큰 숙제는 늘어난 수명을 어떻게 제대로 누릴 수 있는가라는 질문에 답을 찾는 것인지도 모른다. 과연 그 답을 찾기 위한 실마리는 어디에 있을까? 먼저 암이라는 질병의 근원을 이해하기 위해 보이지 않는 우리 몸, 그 내부 세계의 질서를 들여다본다.

하루에도 수십 번씩
암에 걸리는 현대인들

암이 왜 발병하는지를 설명해주는 설득력 있는 가설이 있다. 1889년 영국의 외과의사 스테판 파젯Stephen Paget이 제기한 '토양과 종자 가설soil and seed hypothesis'이다. 자연에서 어떤 종자가 땅에 떨어져 열매를 맺거나 꽃을 피우기 위해서는 그 종자에게 가장 적합한 환경, 즉 토양의 조건이 가장 중요하다. 토양과 주위 환경이 맞지 않으면 씨앗은 싹조차 피우지 못한다. 이러한 자연의 이치는 인체에서도 유효하다. 종자가 암세포이고 토양이 우리 몸 내부라면, 암세포 역시 특정 장기에 정착하여 뿌리를 내리고 자라기 위한 기름진 토양이 필요하다. 우리 몸이 암세포에게 필요한 조건을 충족하지 못하면 종자가 메말라버리듯 암세포도 성공적으로 자랄 수 없는 것이다.

이 가설은 암의 성장과 전이를 설명하는데 아주 적절한 이론으로 사용된다. 종자와 토양 간의 궁합이 맞아야 결실을 맺듯 암세포와 우리 몸도 상호조건이 맞아야 한다는 이야기다. 그렇다면 암이 자라기 적합한 토양이란 어떤 상태일까? 우리 몸의 생체질서를 만드는 기본, 면역세포에 그 답이 있다.

면역은 인간을 질병으로부터 보호하는 강력한 안보 시스템이다. 실제로 보통 사람들도 매일 5,000여 개씩의 암세포가 출몰한다고 한다. 암세포의 발병은 최첨단 시스템의 자동화 공장에서 불량품이 발생하는 것과도 같다. 아무리 철저히 관리하고 감독해도 보이지 않는 곳에서 발생한 작은 오류로 뜻하지 않게 발생한 불량품 말이다. 공장에서는 이러한 불량품들이 확인되면 폐기처분해 시장에 유통되지 않도록 만든다. 인체도 마찬가지다. 우리 몸의 질서를 유지시키는 면역세포가 불량세포를 발견하면 즉시 사살하고 여러 세포들이 동원되어 깨끗이 청소한다. 질병의 원인이 제거되는 것이다. 이런 과정이 정상적이면 암세포는 덩어리가 될 수 없다. 정상적인 면역체계 아래서는 생성되는 수보다 사멸되는 수가 많아,

큰 질병으로 성장하지 않는 것이다.

이처럼 우리 몸은 면역기능만으로도 암세포라는 종자의 발아를 막을 수 있다. 지금도 수많은 사람들의 몸속에서 자신도 모르게 암세포가 태어났다가 죽기를 반복하고 있다. 굳이 병원 치료를 받을 필요도 없이, 인체 스스로 자발적인 치료를 이어나가고 있는 것이다. 하지만 이토록 막강한 면역기능도 나이가 들수록 감소한다. 면역세포의 활성이 노화로 떨어지기 때문이다. 나이가 많을수록 암에 잘 걸리는 이유다. 힘이 약해진 면역세포는 불량세포를 사살하기는커녕 발견하는 것조차 힘겹다. 게다가 외부에서 침입해 발견하기 쉬운 바이러스나 박테리아와 달리 암세포는 기본적으로 '이물질'이 아니다. 암은 신체의 정상세포가 가지고 있는 유전자의 이상으로 생긴 돌연변이 '변종세포'다. 마치 투명망토를 쓴 것처럼 정상세포 밑에 숨어 자신의 정체를 감추고 성장한다. 병약해진 면역세포는 암을 침입자가 아닌 우리 몸의 일부라고 생각해버린다. 이제 암세포가 뿌리를 내리고 영양을 섭취해 커나갈 수 있는 몸의 환경이 만들어지면 불량세포는 더 이상 자신의 정체를 감추지 않는다. 암세포는 주위의 정상조직이나 장기에 끊임없이 작용하여 증식한다.

혹, 면역력이 좋아서 작은 암세포 덩어리가 자연 제거됐다 하더라도, 면역 상태가 약해지면 다시 암 덩어리가 커지게 된다. 나아가 암이 치유가 됐더라도 몸 안에 암이 생겼던 원인이 그대로 남아 있다면 역시나 또 암세포는 뿌리를 내린다. 참으로 끈질기고 지독한 불멸의 세포다. 몸 전체의 환경이 바뀌지 않는다면 암의 위험은 상시 대기 중일 수밖에 없다. 120여 년 전 발표된 파젯의 '토양과 종자 가설'이 현대 의학에서도 유효한 이유다.

이 때문에 현대 의학에서 암 치료는 암세포의 박멸이 아닌 몸을 이용한 조절로 치료의 방향이 변하고 있다. 정상세포가 죽더라도 일단 암세포를 파괴하는 데 초점을 맞췄던 공격적인 치료 방향에 한계가 있음을 알았기 때문이다. 단식요법 또한 그러한 암 치료의 한계를 보완하기 위해 등장했다. 항암 방사선 치료를 통한 암의 '물리적 축소'보다 암의 성장을 억제하는 '근원적 조절'에 무게를 두고 있다. 간단히 말하자면 우리의 몸, 즉 토양을 바꾸자는 것이다.

이처럼 암 치료의 새로운 방향 전환이 시도되고 있는 요즘, 때마침 질병을 향한 기존 메커니즘에 반기를 든 저명한 의학박사와의 만남이 성사되었다. 애플의 CEO, 스티브 잡스의 주치의로 유명하지만《질병의 종말 *The End of Illness*》이라는 저서로 전 세계의 주목을 받은 암 전문학자 데이비드 아구스이다.

우리의 몸,
토양을 바꾸자

암은 우리 몸의 작은 원인에서 시작된다. 무심코 해왔던 사소한 생활 습관들이 모여 나타난 결과물이다. 처음에는 느리고 작아서 눈치 채기가 어렵다. 1개의 암세포가 1,000만 개까지 증가해도 대부분의 경우 자각 증상이 나타나지 않는다. 게다가 이 단계에서는 최신 진단기술로도 암을

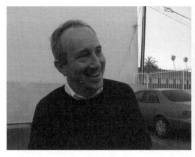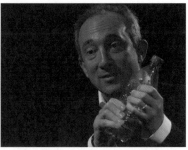

애플의 CEO, 스티브 잡스의 주치의로 유명하며, 《질병의 종말》이라는 저서로 전 세계의 주목을 받은 암 전문 학자 데이비드 아구스

발견하기가 어렵다. 일반적으로 암세포의 몸집이 약 1억 개 이상이 되어야 발견된다고 한다. 하지만 암세포가 그 정도로 몸집을 불렸을 때는 이미 전이를 시작했을 가능성도 있다. 암의 조기 진단과 예방이 어려운 이유다. 시간이 흐를수록 진화하고 수많은 돌연변이들을 만들어내는 암. 데이비드 아구스 박사는 예측 불가능한 암과의 싸움에서 이기려면 질병에 대한 생각 자체를 바꿔야 한다고 말한다.

"암에 대한 기존 정의는 우리를 잘못된 방향으로 이끌었어요. 우리는 그동안 병의 원인이나 문제를 발생시킨 단일 유전자나 단백질만을 찾아 헤맸고, 그것을 치료하고자 했죠. 하지만 그런 노력은 실패하고 말았습니다. 1950년부터 현재까지 암 사망률은 겨우 8% 정도 줄어들었을 뿐이에요. 그처럼 암 치료의 현주소는 지난 50~60년 전에 비해 크게 나아진 게 없습니다. 그래서 이제는 우리 몸의 시스템을 다시 살펴봐야 합니다."

암 치료를 향한 아구스 박사의 생각을 바꾼 것은 유방암 진단을 받은 한 여성 환자에 대한 실험이었다. 그 환자는 매우 공격적인 형태의 초기 유방암을 앓고 있었다고 한다. 아구스 박사는 항암치료가 끝난 후, 그녀에게 가짜 약placebo과 뼈를 형성하는 약을 함께 투여했다. 대개 유방암은 뼈로 전이되기 때문이었다. 놀랍게도 뼈를 만드는 약은 암의 재발을 막는 훌륭한 방패막이 되었다. 암을 공격하는 대신 몸의 상태를 건강하게 바꿔 암세포가 자랄 수 없는 토양을 만들어준 것이다.

아구스 박사는 우리의 몸이 하나의 시스템과 같다고 말한다. 때문에 질병의 상태를 건강한 상태로 바꾸기 위해서는 몸의 모든 활동을 살펴야 한다고 강조한다.

"결국 암도 몸의 변화인 것입니다. 몸이 암의 발생을 허용했다는 뜻이죠. 암에서 가장 큰 위험인자risk factor는 이미 발생한 이전의 암previous cancer입니다. 어떤 이유에선지 관대하게도 몸이 암의 발생을 허용했다는 것이죠. 난 그런 것을 바꾸어 암의 재발을 막고 싶었어요. 우리 몸을 바꾸고 싶은 것이죠. 그래서 그동안 우리가 해왔던 독한 화학물질로 암을 치료하는 대신, 암이 싫어하는 형태의 몸으로 바꾸고자 하는 것입니다. 앞서 소개한 유방암 여성 환자의 경우, 뼈의 상태를 바꿔주자 암세포가 재발하지 않았어요. 암세포가 싫어하는 환경을 만들어줬기 때문이죠."

아구스 박사는 우리 몸의 각 부분이 서로 영향을 주고받으며 연결되어 있다고 믿는다. 암은 몸 전체의 균형이 깨지면서 진행되는 병이다. 그는 암의 수많은 가지들을 모두 쳐낼 수 없다면, 결국 암이 자라기 어려운 토양을 만드는 수밖에 없다고 말한다. 암은 일단 커지면 공격하기 어렵기 때문에 자라기 전에, 몸 전체를 관리해야 한다는 것이다. 따라서 치료의 시작은 몸 안에서 시작되어야 한다고 주장한다.

"내게 있어 암은 동사형입니다. 명사형이 아니에요. 진행이 완료된 암이 있는 게 아니라 암이 진행 중에 있다는 사실이 중요합니다. 따라서 동사형으로 암이 진행 중에 있다고 하는 것과 심장병이 진행 중에 있다고 표현하는 데는 차이가 있습니다. 의학 분야에서 세균설이라는 것이 있는데요. 전염성 질환의 경우 원인이 되는 박테리아를 발견하면 곧바로 치료도 가능해요. 항생제로 환자를 치료하면 되죠. 그러나 암 같은 질병은 그와 판이하게 다릅니다. 암은 인체와 질병 간의 상호작용이기 때문이에요. 박테리아는 외부에서 온 것인 반면, 암은 인간의 몸 안에서 발생한 것이라는 점을 기억해야 해요."

우리는 날마다 노화를 향해 달려간다. 몸은 하루가 다르게 암이 자라기 좋은 환경으로 바뀌고 있다. 이제 암은 누구에게나 현재진행형인 질병이다. 그래서 아구스 박사는 우리가 매일 오늘의 날씨를 확인하듯, 우리 몸도 수시로 체크해야 한다고 말한다.

"지난 60년간 의사들은 암을 이해하기 위한 연구에 매달려왔지만 난 앞으로도 그처럼 복잡한 암을 온전히 이해하는 건 불가능할 거라고 봅니다. 그러나 그렇다고 그 치료가 불가능하다는 뜻은 결코 아니에요. 난 내가 만나는 모든 환자들과 그들의 몸에 대해 좀 더 알고 싶어요. 기상캐스터가 되고 싶다는 것입니다. 구름이나 기온, 풍속을 보고 향후 날씨를 판단하는 기상캐스터들처럼 당신과 내 몸 안에 그 같은 매트릭스matrix, 숫자 행렬, 모체를 만들어내고 싶습니다."

기상캐스터가 되고 싶다는 그의 말은 수사가 아니었다. 실제로 아구스 박사는 자신의 몸 상태를 수시로 모니터할 수 있는 특별한 팔찌를 착용하고 있었다. 도대체 무엇에 쓰는 물건일까? 그가 답했다.

"이것은 나의 일일운동량을 모니터해주는 기술의 한 예라 할 수 있어요. 보다시피 숫자가 표시되는데 이것을 'fuel연료'이라 부릅니다. 이 팔찌는 블루투스를 통해 내 휴대폰과 연동이 가능한데 이는 마치 경쟁상대인 커뮤니티를 가진 것과 같아요. 이것을 들여다보면 매일 최대한 더 움직이고 싶어집니다. 그것이 결국 건강에 직결된 것이기 때문입니다."

우리의 몸, 그 토양을 바꾸는 것이 쉬운 일은 아닐 것이다. 하지만 작은 요인들의 움직임이 기후라는 거대한 그림을 예측하게 하듯 우리 몸도 사소한 습관들을 정비하고 관리한다면 건강한 토양으로 변화시킬 수 있다. 무방비 상태로 암 앞에서 속수무책 당하지 않기 위해 능동적으로 병든 토양을 치유해야 한다. 다행히도 암 치료를 향한 이러한 변화는 우리나라에서도 시작되고 있다.

뼈를 살리고
유방암을 이기다

50대 중반의 여성, 이주원 씨(가명)를 만난 곳은 서울대학교 병원이었다.
그녀는 25년 만에 다시 유방암센터를 찾았다. 그녀가 처음 유방암 진단
을 받은 건 1986년. 서른 살의 나이에 임신 7개월이었다. 그녀는 아이까
지 포기하고 유방절제 수술과 화학치료를 받았다고 한다. 그렇게 잠잠해
졌던 암이 25년 만에 다시 재발한 것이다. 주원 씨의 담당의사인 한원식
교수가 그녀의 상태를 설명해주었다.

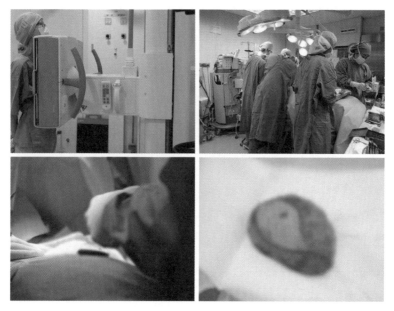

유방암 진단 후 25년 만에 재발한 이주원 씨. 골다공증 치료로 암세포가 뼈로 전이되는 것을 차단시키는 치료
를 받고 있다.

"이 분은 수술한 지 굉장히 오래되신 분인데 뼈에 전이가 일어난 분입니다. 지금 화면에서 보시면 뼈 전이를 뚜렷하게 볼 수 있는데요. 갈비뼈와 척추에 진하게 나타나는 부위가 전이가 있는 부위고요. 양쪽 골반에도 전이가 있는 것을 볼 수 있습니다."

암이 전이되는 과정에서 결정적 요인으로 작용하는 것이 있다. 바로 몸의 면역력이다. 주원 씨처럼 오랜 기간 암이 재발하지 않아 완치 판정을 받고도 전이 암이 발생했다는 것은 면역력이 약해졌다는 뜻이다. 즉 그녀의 몸이, 숨어 있던 암세포가 다시 성장하기 좋은 환경으로 바뀌었다는 말이다. 이주원 씨는 암세포가 뼈로 전이되며 통증도 극심해졌다.

"허리가 너무 아파서 제대로 걸을 수조차 없었어요. 짧은 거리도 가다 쉬다를 반복해야 할 정도였죠."

뼈로 전이된 유방암세포를 잡기 위해 그녀에게 필요한 것은 면역력 치료였다. 무엇보다 약해진 뼈를 강화시키는 것이 급선무였다. 그래서 선택한 것이 골다공증 치료제, 조메타였다. 독한 항암제도 죽이지 못하는 암세포를 골다공증 치료제로 어떻게 잡을 수 있을까? 한원식 교수는 뼈에 전이된 암의 경우, 뼈와 암세포의 악순환을 차단하는 것이 중요하다고 말한다.

"암이라는 것도 몸이 건강해야 싸울 수 있어요. 그래서 면역기전이 강화돼야지만 암세포에 대한 저항력이 커질 수 있는 것이죠. 암이 뼈에 전이가 되어 저항력이 약해지는 이유는 암세포가 뼈로 미세하게 전이가 됐을 때 뼈를 파괴시키기 때문이에요. 게다가 파괴된 뼈에서 나온 물질이 또 암세포를 성장시키거든요. 그래서 무엇보다 뼈를 튼튼하게 만들어야 그런 악순환을 막고 암세포가 뼈로 전이되는 걸 미리 예방하는 데 도움이 될 수 있는 것이죠."

유방암은 여성호르몬 억제치료로 인해서 골다공증의 부작용이 심각하다. 주원 씨가 조금만 움직여도 극심한 허리 통증을 겪어야 했던 이유도 뼈가 약해졌기 때문이다. 그런데 이렇게 약해진 뼈로 유방암세포는 쉽게 전이되는 특성이 있다. 이런 환자들이 골다공증 치료제를 투약하면 뼈가 강해지는 동시에 암세포의 전이도 막을 수 있다. 몸의 내부가 암이 좋아하던 환경에서 싫어하는 환경으로 변화됐기 때문이다.

오늘도 골다공증 치료 주사를 맞은 주원 씨. 주사 한 대로 그녀의 몸에 퍼진 암세포가 단박에 사라질 수는 없을 것이다. 하지만 몸에서 느껴지는 작은 변화에도 그녀는 감사하다. 그 작은 변화가 거대한 암을 이길 수 있는 희망의 증거임을 믿기 때문이다.

"저는 골다공증 치료제가 제 몸에 도움이 됐다고 생각해요. 뼈를 단단하게 유지시켜주는 역할을 한다니까 도움이 되겠죠. 실제로 주사를 맞고 나서, 그 달부터 허리 통증이 확실히 줄었어요. 정말 다행이죠."

암이 자랄 수 없는
토양을 만들자

암은 더 이상 벌레를 잡기 위해 초가산간을 다 태워야 하는 그런 질병이 아니다. 주원 씨처럼 골다공증 치료제로 유방암을 잡는 환자들의 수도 늘어나고 있다.

나는 이토록 혁신적인 치료법을 연구한 의사를 직접 만나보기로 했다. 오스트리아 비엔나 대학의 마이클 그낸트 박사. 그는 8년 동안 1,800명의 유방암 환자들을 대상으로 골다공증 치료제와 같은 보조치료제를 투여하는 임상시험을 했다. 시험 대상자들은 이 보조치료제 덕분에 유방암의 재발 가능성이 36%나 줄었다. 환자들의 생존 연장에도 효과가 있었다고 한다. 그낸트 박사의 이 임상시험이 성공했기 때문에 주원 씨도 지금껏 지속 가능한 치료를 받을 수 있었던 것이다. 그는 이러한 연구의 기본이 되었던 이론을 먼저 거론했다. 바로 앞서 소개했던 '토양과 종자 가설'이다.

"스테판 파젯이 토양과 종자 가설을 발표한 이후, 120년 이상이 지났지만 그 근간은 여전히 암 치료 연구의 핵심입니다. 종양세포를 공격하는 것뿐 아니라 그 주변 토양, 이른바 미세 환경에 영향을 주는 일 역시 중요하다는 것이죠. 이 같은 사실은 유방암 초기에 특히 중요해요. 환자가 비교적 건강한 상태에서 최초의 항암치료를 받을 무렵 존재하는 휴면상태의dormant 종양세포들이 추후 재발의 위험성을 여전히 갖고 있기 때문입니다. 따라서 종양 성장에 좋은 토양의 비옥도를 저하시켜야 해요. 그렇게 함으로써 이 같은 휴면상태의 종양세포들이 깨어나 전이를 시작하기 어려운 환경을 만들자는 겁니다. 다시 말해 암이 자랄 수 없는 토양을 만드는 것, 이것이 우리가 현재 시도 중인 연구의 핵심 메커니즘입니다."

그낸트 박사의 연구는 뼈 전이를 예방한 것 이외에도 흥미로운 성과를 보였다. 골다공증치료제와 같은 보조치료로 간, 폐, 피부 등 다른 부위의 종양 전이를 예방하는 데도 효과적임을 발견한 것이다. 이 같은 치료는 심지어 국부적인 재발local recurrent에도 효과적이었다. 그낸트 박사는 이러한 연구 성과가 암을 직접 겨냥하는 대신 미세 환경을 겨냥한 치료법의 첫 단추를 채운 것과도 같다고 답했다. 아직은 이 같은 전이 억제 치료법을 모든 종류의 암에 대입해 추론할 수는 없다. 하지만 분명한 건 우리 몸 안에서 태어난 암세포에게도 '맞지 않는' 몸 상태가 있다는 사실이다. 끝없이 성장하려는 암을 억제할 수 있는 몸. 그러한 몸을 만들기 위해 눈에 보이는 암 자체보다는 그 암을 키워내는 토양에 해당하는 내적환경을 관리해야 한다. 암이라는 종자가 싹을 틔우기까지는 우리 몸 내부, 그 어딘가에 원인 제공의 단초가 있기 때문이다.

의성醫聖으로 추앙받는 히포크라테스는 "진정한 의사는 내 몸 안에 있다"고 말했다. 그는 의술의 기본 원칙이 '자연'에 있다고 생각했다. 암 치료도 다르지 않을 것이다. 내 몸 안에서 태어난 돌연변이 암세포도 결국은 내 몸 안에서 치유가 이루어져야 한다는 이치. 이보다 더 자연적인 치료가 또 있을까?

2부

암은 왜
아직도 불치병인가?

"암 치료는 의료에서 가장 위험한 분야다. 솔직히 말해서 많은 경우 생존 가능성이 없으며, 치

유는 과거에나 지금이나 미봉책에 불과하기 때문이다. 통계를 보면 화가 나고, 전문 의료의

진전을 보면 실망스럽고, 과학이 계속 옹호하는 퇴행적 사고에는 울화가 치민다. 그런 퇴행적

사고가 특효약의 추구를 번번이 좌절시킨다는 건 의심의 여지가 없다." —데이비드 아구스

1
미국이 암과의 전쟁에서
진 이유는?

적을 올바로 알지도 못한 상태에서 전쟁을 치렀기 때문이다. 소모적 치료법에 급급하다 보니 근본적인 예방법에는 소홀했다. 환자들은 끝없이 화학요법을 받으며 암세포와 함께 정상적인 세포까지 죽이는 치료법을 당연하게 생각하게 됐으며, 근본적인 원인 치유에 대한 관심은 멀어져갔다.

2004년 애플의 최고경영자 스티브 잡스는 췌장암 진단과 함께 시한부 선고를 받았다.

"저는 1년 전쯤 암 진단을 받았습니다. 아침 7시 반에 검사를 받았는데 췌장에 악성 종양이 보였습니다. 그때까진 췌장이 뭔지도 몰랐죠. 의사들은 거의 치료할 수 없는 종류의 암이라고 했습니다. 또 길어야 3개월에서 6개월밖에 살 수 없다고 했습니다. 주치의는 집으로 돌아가 신변정리를 하라고 했습니다. 의사들의 언어로 죽음을 준비하라는 뜻이었죠."

여러 암 전문가가 그의 치료를 위해 매달렸지만 췌장암은 간까지 전이되었고, 결국 2011년 스티브 잡스는 56세의 나이에 세상과 이별을 고했다.

"잡스처럼 상당히 진행된 암은 절대로 이길 수 없습니다. 따라서 결국 관건은 예방이죠. 암을 예방할 수 있는 엄격한 생활방식을 지향해야 합니다. 현재의 암 치료 성과가 그다지 좋지 못하기 때문이죠. 물론 우리는 약물치료를 통해 잡스의 수명을 6년 정도 연장할 수 있었습니다. 하지만 불행히도 잡스는 완치되지 않았습니다. 역시 최선의 치료법은 암에 걸리지 않는 것이죠."

스티브 잡스의 주치의 중 한 명이었던 데이비드 아구스 박사는 《질병의 종말》이라는 저서에서 "나는 진행된 암은 치료할 수 없는 종양학자다"라고 솔직히 고백하기도 했다. 20년 이상 암을 연구해온 의학 전문가에게도 암은 극복할 수 없는 괴물인 것일까? 아구스 박사는 지금의 암 치료 방법은 틀렸다고 단언한다. 지난 50년간 심장병, 뇌졸중, 폐렴 등으로 인한 사망률은 70% 가까이 줄었지만 뛰어난 의술의 발전에도 불구하고, 암에 의한 사망률은 8%밖에 줄어들지 않았기 때문이다.

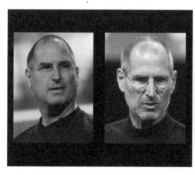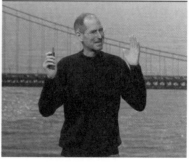

애플의 CEO 스티브 잡스. 췌장암 진단으로 2011년 56세의 나이로 세상과 이별을 고했다.

"우리는 지난 50년간 암과의 전쟁에서 패배했습니다."

아구스 박사의 말처럼 우리는 암 정복에 실패한 것일까? 그 원인은 무엇일까? 매년 암 연구에 수십 억 달러를 쏟아붓는 나라, 전 세계가 펼치고 있는 암과의 전쟁에서 연구 분야의 실질적인 사령탑 역할을 수행하고 있는 미국. 이 거대한 나라는 무자비한 암과의 전쟁에서 지금 몇 시를 향하고 있을까?

미국의 암환자들이 잇는 희망의 발걸음, 'Relay for Life'

나는 데이비드 아구스 박사와 꽤 오랜 시간 대화를 나눴다. 그의 저서 《질병의 종말》을 읽은 독자로서 묻고 싶은 것이 많았고, 박사 또한 암에 관해 못다 한 이야기들을 술술 풀어냈다. 그와의 대화는 이 책의 다음 장에서도 계속 이어질 것이다. 그만큼 그의 암 이야기는 여러 주제를 넘나들며 전 방위적으로 전개되었다.

아구스 박사가 재직 중인 남캘리포니아 대학을 나와, 우리는 캘리포니아 중부의 작은 도시 털락으로 향했다. 이 조용한 시골 마을에서 때마침 뜻 깊은 행사가 열린다고 한다. 마을에 도착하자 'Relay For Life of Turlock CA'라는 대회 현수막이 곳곳에서 나부끼고 '희망과 치유'라고 새겨진 커다란 입간판들이 눈에 띄었다.

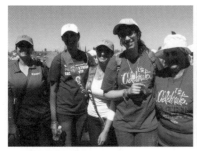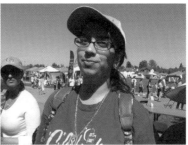

Relay For Life 행사에 참석한 사람들. 미국암협회가 주관하는 이 행사는 암과 사투를 벌이는 환자들을 응원하고 또 암 치료제 개발을 위한 기금도 함께 마련하는 자리다.

'Relay for Life.' 미국암협회가 주관하는 이 행사는 암과 사투를 벌이는 환자들을 응원하고 또 암 치료제 개발을 위한 기금도 함께 마련하는 자리다. 간단히 말해 암환자를 돕기 위한 펀드 라이징 이벤트다. 참가자들은 팀을 이뤄 24시간 동안 정해진 트랙을 걸어야 한다. 마치 계주를 하듯 같은 팀의 사람들은 서로 바통터치를 해가며 24시간 걷기를 완주한다. 트랙을 걸으며 암으로 세상을 떠난 사람들을 애도하고 투병 중인 환자들을 위해 기부까지 하는 특별한 행사다. 미국 전역을 넘어 세계 곳곳에서 펼쳐지고 있는 이 행사는 1985년 미국의 한 암 전문의의 발걸음에서 시작됐다. 그는 자신이 돌보던 암환자들을 위한 세상의 관심을 끌어내기 위해 스스로 24시간 '원 맨 릴레이'에 나섰다. 그의 계획은 성공적이었다. 홀로 24시간 동안 쉼 없이 트랙을 걸어 장장 38마일61km을 완주했고, 그 덕분에 2만 7천 달러가 모금됐다. 한 사람의 작은 발걸음은 곧 전 세계로 이어져 지금껏 수십 억 달러의 암 기금을 모을 수 있었다고 한다.

전체 인구가 5만 명뿐인 작은 도시 털락. 그럼에도 이날 행사에는 만 명이 넘는 암환자와 그들의 가족이 참석했다. 암으로 세상을 떠난 이들을 위한 묵념과 함께 행사가 시작됐다. 사회자의 인사가 이어지고 건장한 체격의 백인 남성이 단상에 올랐다. 미국암협회에서 암을 잘 극복한 '희망의 증거'로 선정된 암환자, 조 빅이다. 조는 흑색종이라 불리는 피부암을 이겨낸 생존자다. 마이크 앞에 선 조가 담담하게 이야기를 시작했다.

"저는 17살에 군에 입대했습니다. 19살 때는 미국 군대에서 가장 나이가 어린 하사관이 되었죠. 21살에는 외교관 신분으로 전 세계를 돌아다녔습니다. 저는 정말 멋진 사람들과 함께 전 세계를 여행할 수 있었죠. 여러분 중에서 암은 사람을 가리지 않는다는 사실을 아는 이가 얼마나 되는지 모르겠습니다. 세상이 내 손 안에 있다고 만끽하던 순간, 저는 암환자가 되었습니다. 암은 죽음과 마찬가지로 당신이 어떤 사람인지 전혀 상관하지 않아요. 지역사회가 어떻게 평가하는 사람인지도 상관없습니다. 우리 장인은 51살의 나이에 췌장암으로 사망했습니다. 목수로서 일주일에 6일간 쉼 없이 일하며 성실히 사신 분이었죠. 스티브 잡스도 마찬가지였습니다. 암은 사람을 가리지 않습니다. 어젯밤에도 미국의 1,500명 가족들이 병원을 나섰고, 이후 그들의 삶은 영원히 달라졌을 겁니다. 사랑하는 누군가를 병원에 남겨두고 왔기 때문이죠. 마지막 순간까지 엄마는 아이를 안고 있었고, 남편은 아내를 잃은 슬픔으로 절규했을 겁니다. 하지만 바로 당신이 오늘, 서로 다른 각자의 삶을 잠시 미뤄두고 24시간 동안을 할애했기에 내일은 350명이 퇴원해 집으로 돌아갈 수 있을 겁니다. 그들을 위해 이제부터 릴레이를 시작합시다!"

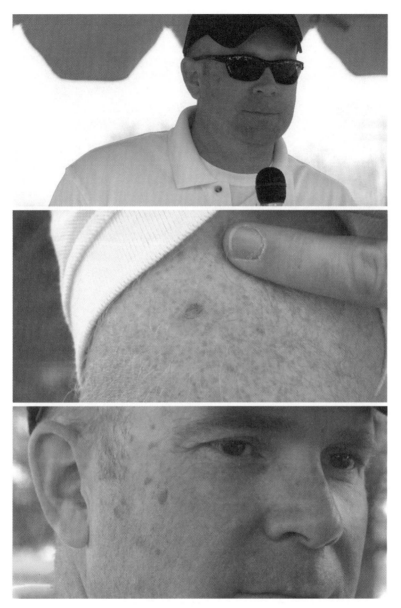

미국암협회에서 암을 잘 극복한 '희망의 증거'로 선정된 암환자, 조 빅. 흑색종이라 불리는 피부암을 이겨낸 생존자이다. 조 빅은 "암은 사람을 가리지 않습니다."라고 경고한다.

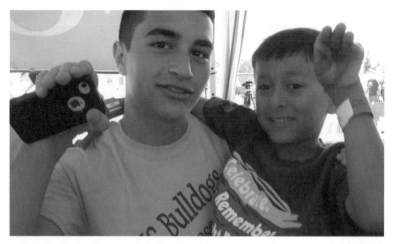

데이나의 어린 아들 마테오는 망막암으로 한쪽 눈을 잃었다. 암은 이처럼 어린 아이에게도 무자비하다. 마테오 때문에 가족은 큰 고통을 받았지만 한편으론 기나긴 사투 끝에 되찾은 건강에 감사함을 느낀다고 한다.

박수갈채가 이어지고, 수많은 사람들이 트랙을 걷기 시작했다. 나도 그 트랙 위에서 사람들과 걸음을 맞췄다. 그리고 그 길 위에서 사람들의 생김새만큼 서로 다른 암 이야기들이 조용히 펼쳐졌다.

남편과 어린 자녀의 손을 잡고 트랙을 걷고 있는 데이나. 그녀는 자신을 엄마이자 간병인이라고 소개했다. 그녀의 어린 아들 마테오는 망막암으로 한쪽 눈을 잃었다.

"우리 아들은 2살 반 때 망막암 진단을 받았어요. 오른쪽 눈을 잃긴 했지만 4년간 투병해온 덕에 지금은 상태가 훨씬 나아졌어요. 암을 이겨낸 아이가 정말 자랑스럽고, 가족 모두 행복합니다."

한쪽 안구를 적출하고 의안을 낀 여섯 살 꼬마, 마테오. 암은 이처럼 어린 아이에게도 무자비하다. 마테오 때문에 가족은 큰 고통을 받았지만 한편으론 기나긴 사투 끝에 되찾은 건강에 감사함을 느낀다고 한다. 스파이더맨이 젤 좋다는 명랑한 꼬마. 부모는 마테오를 바라보며 이렇게 말했다.

"우리 아들은 기적의 증거예요."

트랙 위를 신나게 뛰는 마테오를 따라가다 커다란 인형탈을 쓴 여성과 마주쳤다. 20대의 젊은 여성, 킨들은 매년 '생명을 위한 릴레이Relay for Life' 행사에 자원봉사자로 참여하고 있다고 한다.

"우리 아빠가 작년에 암으로 돌아가셨기 때문에 이렇게 매년 도움을 주기 위해 행사에 참가하고 있어요. 아빠는 여러 종류의 암을 앓았는데 폐암, 간암, 대장암 등이 겹쳤어요. 겨우 46세셨는데 결국 돌아가셨죠. 그 때문에 매년 아빠를 추억하는 의미로 이 행사에 참여하고 있어요. 정말 뿌듯합니다."

올해 처음 행사에 참가했다는 체리티는 가족과 함께 트랙을 걷고 있었다. 그녀 역시 킨들처럼 지난 해 암으로 사랑하는 이를 잃었다.

"오빠가 28살에 암으로 세상을 떠났어요. 그래서 이렇게 가족들과 죽은 오빠를 추억하기 위해 왔습니다."

사람들과 대화를 나누며 트랙을 걷다 보니 이 행사의 슬로건이 그제야 공감이 됐다. 축하하고celebrate, 기억하고remember, 맞서 싸우기fight back 위해 걷는다는 Relay for Life. 트랙 걷기는 바로 암환자들을 상징한다. 그들이 매일 병마와 싸우며 겪는 고통을 반복되는 트랙으로 표현한 것이다. 때로는 피곤을 느끼고 때로는 컨디션이 좋아도 몸을 움직여 원하는 일을 할 수 없는 암환자들. 트랙을 돌다 보면 정상인들도 피로를 느끼게 되는데, 이를 통해 암환자들의 육체적 고단함을 함께 느껴보자는 취지다. 미국에서 암은 더 이상 개인만의 질병이 아니다. 지역사회와 정신적, 경제적으로 함께 헤쳐 나가야 하는 연대의 질병이 되고 있다.

해가 저물자 트랙을 따라 장식된 봉투 안의 촛불들이 하나둘 빛을 밝히기 시작했다. 암과의 전쟁에서 승리한 사람들, 혹은 암을 이겨내지 못하고 가족의 곁을 떠난 사람들을 상징하는 촛불 등이다. 이날 저녁에는 촛불 등이 무려 천 개 가까이 모여 마치 성탄절이 다시 찾아온 것만 같았다.

'케니, 싸움을 멈추지 마!'
'켄 할아버지, 사랑하고 보고 싶어요.'
'할머니가 우릴 지켜주신다는 걸 잘 알아요. 도로시 할머니, 사랑해요.'
'조슈아, 우리의 천사! 보고 싶어.'

촛불을 감싼 봉투에는 누군가의 건강을 기원하는 메시지부터 애도하고 그리워하는 메시지들이 등불처럼 함께 빛났다. 차가운 병실을 벗어나 이토록 따뜻한 무대에서 고통과 희망을 함께 나누는 사람들. 마음에 묻어둔

사연은 다르지만 이들이 꿈꾸는 미래는 다르지 않다. 더 이상 암으로 인해 슬퍼하지 않아도 되는 세상. 그런 세상이 언젠가는 올 것이라 믿으며, 사람들은 깊은 어둠 속에서도 멈추지 않고 걷는다. 연대의 발걸음은 그렇게 위대하고도 감동적이다. 하지만 슬쩍 뒤를 돌아보면 어쩔 수 없이 마음 한편이 무거워진다. 지나온 길과 가야 할 길이 똑같아 보이기 때문이다. 걷는 것은 의지의 실천이지만 그 걸음이 제자리 걷기와 다를 바 없다면 암과의 사투는 끝이 없는 릴레이가 될 것이다.

　미국이 암과의 전쟁을 선포한 지 50년이 지난 지금. 마치 쉬지 않고 바위를 굴려야 하는 시지포스의 시련처럼 암 덩어리는 여전히 우리를 향해 굴러 떨어지고 있다. 도대체 그 이유가 무엇일까? 시지포스처럼 숙명과도 같은 신의 형벌이기라도 한 것일까? 현대에 이르기까지 암 치료는 어떤 길을 밟아왔는지 잠시 되돌아가본다.

암 치료,
그 미완의 역사

　우울한 이야기지만 현재까지의 암 치료란 불행의 역사라 말할 수 있을 정도이다. 암은 아주 오래 전부터 인류를 괴롭혀왔지만 그 긴 세월에도 불구하고 완전한 치료법을 찾지 못했기 때문이다. 암의 가장 오래된 흔적은 공룡 뼈의 화석이라고 한다. 미국 와이오밍 주에서 발견된 150만 년이 넘은 공룡 화석의 뼈와 혈관 등에서 골종과 혈관종 등의 흔적이 남아 있었다.

역사시대로 들어오면, 고대 이집트의 미라에서 암이 존재한 증거가 발견되었고, 고대의 문서에도 그 기록이 있다. 앞서 포르투갈의 리스본 국립고고학박물관에서 확인했던 이집트 미라 M1은 무려 2200여 년 전의 전립선암환자였다. 더 거슬러 올라가, 러시아에서는 2700년 전 왕의 유골에서 전립선암이 발견되었다. 페루 잉카시대의 화석에서는 뇌를 모조리 먹어치우고 두개골까지 뚫어버린 암의 흔적이 나오기도 했다. 이 화석은 마치 두개골에서 화산이 폭발한 것과 같은 모양이라고 한다.

인류가 처음 암을 기록한 것은 고대 이집트와 메소포타미아 시대다. 물론 당시에는 암이란 말이 사용되지는 않았지만, 파피루스의 기록을 살펴보면 그들이 이미 다양한 암 질환을 구분했다는 것을 알 수 있다. 이 문서에는 '불에 달군 쇠꼬챙이' 같은 도구를 이용한 부식요법과 환부를 태우거나 도려내는 외과적인 절단법 등, 유방의 종양이나 궤양을 치료한 8건의 사례가 기록되어 있다고 한다. 기원전 400여 년경에 활동했던 그리스의 의사, 히포크라테스는 궤양이 생기지 않는 종양과 궤양이 생기는 악성종양을 구분해냈다. 당시에도 악성종양은 어쩔 수 없는 골칫덩이였는지, 그는 '잘 보이지 않는 곳에 있는 종양은 건들지 않는 편이 낫다'는 기록을 남기기도 했다. 암은 미지의 세계와도 같아서 이집트인들은 암을 신의 형벌이나 실수 등으로 돌리며 인간이 범접할 수 없는 영역으로 치부하기도 했다.

불과 300년 전만 해도 사람들은 암의 원인을 박테리아나 기생충 등 외부의 침입으로 돌렸다고 한다. 그러다 현미경 등 의료기구가 발전하면서

비로소 암이 몸 내부의 세포에서 시작된다는 것을 알게 되었다.

　그야말로 인류의 진화와 그 흐름을 함께 해온 암. 인류가 존재한 이래 암은 꾸준한 연구대상이었다. 20세기에 들어 온갖 화학요법이 등장하고 수술요법이 동원됐다. 하지만 약물은 암세포를 더 강력히 무장하게 만들었다. 병소를 도려내는 절단법은 수명 연장에만 도움을 줄 뿐 근원적인 치료가 아니었다. 게다가 전이된 암의 경우 일부를 떼어내는 순간, 삽시간에 증식하여 온몸에 걷잡을 수 없는 암의 전이가 일어나기도 한다. 수술요법이 외려 몸속에 벌집을 건드린 것과 같은 상황을 야기할 수도 있다는 이야기다.

　도대체 암세포는 어떻게 이토록 오랜 세월 의술의 공격을 방어할 수 있었을까? 암의 최대 무기, 그것은 바로 진화다. 암세포는 생명의 가장 기본적인 구조를 이용해 계속 진화하고 강해졌다. 끈질긴 암만큼이나 암 정복을 향한 인류의 노력도 계속되고 있다. 현재까지 방사선과 면역치료, 유전자 치료 외에도 무수한 대체요법이 생겨났다. 그럼에도 여전히 암은 미지의 세계나 다름이 없다. 정확한 원인은 밝혀진 바가 없이, 그저 확신에 가까운 추측으로 그 원인과 기전을 설명할 뿐이다. 그래서 암의 공포는 통증과 죽음이라는 증상보다 불확실성에서 더 극대화된다. 불완전한 대체요법과 불분명한 속설이 난무해온 암 치료의 역사. 하지만 그 미완의 역사에 종지부를 찍기 위한 특단의 전투가 선포되기도 했다. 1971년 미국의 닉슨 대통령이 시작한 '암과의 전쟁.' 좀처럼 전진하지 못하던 전 세계 암 치료의 역사에 이 전투는 어떤 발자취를 남겼을까?

미국의 실패한 전쟁,
메디컬 베트남

1971년, 크리스마스이브를 하루 앞두고 미국은 '암과의 전쟁'을 개시했다. 당시 리처드 M 닉슨 대통령은 국민들에게 이렇게 선언했다.

"원자를 분리하고 인류를 달에 보낸 것 같은 우리의 집중된 노력이 이제 이 무서운 질병을 정복하는 쪽으로 방향을 전환할 시간이 됐습니다."

곧바로 '암에 대한 특별법National Cancer Act'이 제정되고 암 정복 프로젝트가 시작됐다. 막대한 재정으로 국립암연구소가 설립되는 등 암 연구에 대한 정부의 적극적 지원이 뒤따랐다. 당시 닉슨 대통령은 국민들에게 미국 독립 200주년이 되는 1976년까지 암을 퇴치하겠다고 확언했다. 이 시기, 한동안 미국의 생명과학 연구자 대다수가 암에 대한 연구를 할 정도

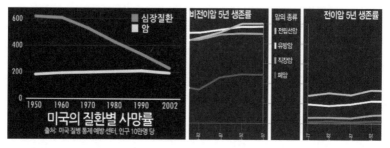

닉슨 대통령이 암과의 전쟁을 선포한 지 20년 만에 의사들과 과학자들은 암과의 전쟁에서 인류가 암을 정복하지 못했다는 결론을 내려야만 했다. 약속된 시간이 지난 후에도 암이 정복되기는커녕 암 발병률이나 사망률은 오히려 증가했기 때문이다.

로 대단한 반향을 일으켰다고 한다. 조만간 암이 정복될 것이라는 장밋빛 비전이 제시되기도 했다.

그러나 닉슨 대통령이 암과의 전쟁을 선포한 지 20년 만에 의사들과 과학자들은 암과의 전쟁에서 인류가 암을 정복하지 못했다는 결론을 내려야만 했다. 약속된 시간이 지난 후에도 암이 정복되기는커녕 암 발병률이나 사망률은 오히려 증가했기 때문이다. 다만 조기검진의 중요성이 부각되며 일찍 발견한 암의 치료 성적은 좋아졌다. 하지만 말기암의 경우 여전히 치료가 매우 어렵다. 암세포만 죽이면 암이 완치된다는 믿음은 암 발병률이나 사망률의 증가로 돌아왔다. 우리나라의 지역도시보다 작은 시골마을, 털락시가 그 대표적인 증거다. 인구 5만 명의 마을에서 무려 1만 명의 사람들이 Relay for Life에 참가했던 가슴 아픈 도시. 이제 미국에서 그토록 많은 암환자를 만나는 것은 더 이상 놀라운 일이 아니다.

이러한 상황에서 미국 시사주간지 《뉴스위크》는 2008년 9월호에 '우리는 암과의 전쟁에서 졌다We Fought Cancer… And Cancer Won'라고 밝히기도 했다. 이를 두고 어떤 이는 미국이 많은 병력과 군비를 투입하고도 결국 두 손을 들고만 베트남전에 빗대어 '암과의 전쟁'을 '메디컬 베트남Medical Vietnam'이라 비유했다고 한다.

암과의 전쟁이 시작된 지도 40여 년이 흘렀다. 첨단의학기술과 막대한 자본, 인력이 쏟아부어진 그 전쟁에서 미국은 왜 실패했을까?

데이비드 아구스 박사는 《질병의 종말》에서 이렇게 밝혔다.

"암 치료는 의료에서 가장 위험한 분야다. 솔직히 말해서 많은 경우 생존 가능성이 없으며, 치유는 과거에나 지금이나 미봉책에 불과하기 때문이다. 통계를 보면 화가 나고, 전문 의료의 진전을 보면 실망스럽고, 과학이 계속 옹호하는 퇴행적 사고에는 울화가 치민다. 그런 퇴행적 사고가 특효약의 추구를 번번이 좌절시킨다는 건 의심의 여지가 없다."

　의학의 퇴행적 사고. 어쩌면 그것은 우리가 암 퇴치를 위해 항암화학요법이나 방사선요법 같은 고전적인 암 치료법에 지나치게 의존했다는 뜻일 수도 있다. 다시 말해 소모적 치료법에 급급하다 보니 근본적인 예방법에는 소홀했다는 이야기다. 결국 암에 대한 극복이 아직도 요원한 이유는 적을 올바로 알지도 못한 상태에서 전쟁을 치렀기 때문일 것이다. 실제로 암과의 전쟁 선포 이후, 미국 대중과 의학계 대부분이 암을 완전히 제거하고 퇴치해야 할 대상으로 여겼고, 답보 상태는 용납되지 않는다고 생각하게 됐다. 그 결과 환자들은 끝없이 화학요법을 받으며 암세포와 함께 정상적인 세포까지 죽이는 치료법을 당연하게 생각하게 됐다는 것이다.
　역사를 돌이켜보면 늘 실패한 전쟁은 많은 교훈을 남긴다. '암과의 전쟁'도 마찬가지다. 미국 정부는 이제 암 정복의 대안으로 예방을 신중히 고려하게 되었다. 즉 이미 암에 걸린 환자들에 대한 치료뿐 아니라 정상인들이 암에 걸리지 않도록 예방을 통해 전체 암 발생률을 낮추겠다는 발상의 전환을 하게 된 것이다. 암과의 전쟁을 총 지휘해온 사령탑, 미국 국립암연구소의 '천연자원물질보관소'는 그 실패한 전투의 출발선에 있었다.

암 정복의 베이스캠프,
미국 천연자원물질보관소

흔히 NCI 또는 암센터라고 불리는 미국 국립암연구소National Cancer Institute. 이곳은 1937년 미국 의회가 '국가암연구소법'을 통과시키면서 별도 독립연구기관으로 설립됐다. 이후 1971년 닉슨 대통령이 '암과의 전쟁'을 선언하고 국가 예산을 대폭 투입하면서 암 관련 연구 사업의 수행과 관리를 총괄하고 있다. 미국의 생명과학 및 의학 분야에서 NCI가 차지하는 중요도와 위상은 거의 절대적이라고 한다. NCI는 수많은 연구 분과로 나눠지는데, 나는 그 중 전 세계 천연물 연구의 기지로 통하는 천연자원물질보관소를 주목했다.

이곳은 항암 효과가 있는 천연물을 합성하기 위해 온갖 식물과 해양생물들을 보관하고 연구하는 곳이다. 특히 식물자원의 경우 이미 20,000종 이상의 식물을 대상으로 항암작용에 대한 스크리닝을 마쳤다. 최근 항암물질 개발을 목표로 천연물 연구의 중요성이 재차 부각되며, 현재는 국가적인 천연물과학연구 프로그램을 구성하고 있으며, 전 세계적인 유전자 데이터베이스인 '젠뱅크유전자 은행, GenBank'를 운영하고 있다.

과연 그 명성답게 내가 들어간 저장소만 해도 약 25만 개의 추출물들이 보관되어 있었다. 전 세계에 흩어져 있던 천연자원물의 표본들이 바코드를 달고 어마어마한 크기의 냉동고 안에 모인 것이다. 마치 동양의학처럼 질병 치료의 단서를 자연에서 찾고 있는 이 생경한 풍경이 서양의학의 중심인 미국 한복판에서 펼쳐져 있다는 사실이 놀라웠다. 하지만 천연자원

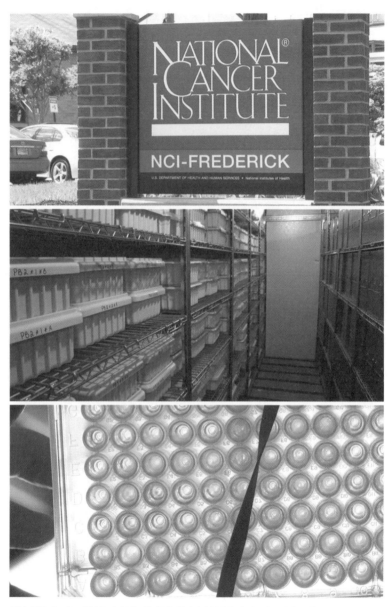

천연자연물질보관소. 항암 효과가 있는 천연물을 합성하기 위해 온갖 식물과 해양생물들을 보관하고 연구하는 곳이다. 3만 5천 개의 추출물 중 잠재적인 약은 1개 정도에 불과한 상황이다.

을 향한 전 세계 국가들의 관심은 이미 뜨겁게 달아올랐다. 2010년에는 전 세계에서 모든 질병을 위해 승인된 약들 중 약50%가 자연에서 비롯되었을 정도다. 어쩌면 아직 발굴되지 않은 미지의 천연물에서 강력한 암 치료제가 추출될 수도 있을지 모른다.

나는 거대한 저장소를 둘러보며 이곳의 천연자원 분과장인 데이비드 뉴먼 박사와 자세한 이야기를 나눌 수 있었다. 뉴먼 박사는 먼저 미국이 암과의 전쟁에서 진 이유에 대해 입을 열었다.

"암의 원인을 모르기 때문입니다. 우리는 암과의 전쟁 이후, 지난 40년 간 암이 한 개의 질병이 아니라 백 개, 수천 개의 질병이 될 수 있다는 것을 발견했을 뿐이죠. 단적인 예로 10명의 유방암환자가 있다면 그 환자들은 각기 다른 10가지 종류의 유방암을 갖고 있는 것입니다. 그러한 의미에서 보면 현재로선 암의 치유법cure은 없고, 만성질환으로 전환시킬 가능성 정도가 있을 뿐이에요."

뉴먼 박사의 비관적인 답변처럼 실상, 그동안 세계에서 모인 후보물질 중에 암 치료제는 단 한 개도 없었다. 천연물을 이용해 합성 화합물을 시도하기도 했지만 별 다른 효과도 없었다고 한다. 그는 암세포가 꼭 화학과 생물학처럼 배우면 배울수록 더 이해할 수 없는 존재 같다고 말했다. 하지만 아무런 성과가 없었다면 이 연구소가 이토록 건재할 수는 없었을 것이다. 천연물 연구 프로젝트는 아직도 현재 진행 중이며 어떤 천연자원은 특정 암 치료에 놀라울 만한 성과를 내기도 했다. 바로 주목나무로부터 생합성되는 천연물 항암제, 택솔Taxol이다. 뉴먼 박사가 실제 주목 껍질을 꺼내들며 말했다.

"이게 바로 태평양 주목의 껍질입니다. 이건 한국에서도 볼 수 있어요. 실제로 과거에 서울을 방문했을 때 어느 궁궐 정원에서 이 주목을 직접 보기도 했습니다. 이 껍질에서 추출한 것이 바로 택솔입니다. 1970년대 초에 발견되어 화합물로 확인되었는데, 그 화합물을 약으로 만드는 데 거의 30년이 걸렸어요. 오랜 임상시험 끝에 택솔이 난소암 치료에 효과가 있음을 증명했고, 지금은 다수의 암에 항암제로 활용되고 있죠."

택솔처럼, 전 세계에서 승인받은 항종양제anti-tumor drug의 약 70%가 천연자원을 기반으로 하고 있거나 그 자체로 천연자원이라 할 수 있다. 천연물의 유전자는 인간의 유전자처럼 살아 있기 때문에 화학 변화도 가능하고 암 치료에 유용할 가능성도 크다. 예를 들어 흔한 빵 효모baker's yeast에는 약 2,500개의 유전자가 있다고 한다. 천연자원을 연구하는 전문가들은 그 2,500개의 유전자가 화학적으로 어떻게 질병에 작용하는지 살펴보는 것이다.

"당신 뒤의 저장소에는 약 25만 개의 추출물이 있어요. 그 중 약 14만 개가 식물이고, 약 3만 5천 개가 해양생물이며, 나머지는 미생물입니다. 높은 수치로 들리지 않을 수도 있지만, 그 중 약 5~10%가 우리의 스크린에서 활동을 갖고 있습니다have activity in our screens. 하지만 그것이 곧 약이라는 뜻은 아니에요. 그 속에 살펴볼 가치가 있는 것이 존재한다는 의미입니다. 우리가 발견하는 것 중에서 실제로 약이 되는 숫자는 매우 낮아요. 테스트되는 3만 5천 개의 추출물 중 잠재적인 약은 1개 정도에 불과합니다. 하지만 언젠가는 그렇게 발견된 1개의 약이 암과의 전쟁에서 평화로운 치료법을 제공할 것이라 믿습니다."

미국은 지난 40년, 암과의 전쟁에서 패배했다고 인정했다. 그러나 패배가 포기를 일컫는 것은 아니다. 이곳에서 암은 여전히 정복해야 할 대상이다. 아직 정상에 오르지 못했을 뿐 등정은 계속되고 있었다.

"우리에게 암은 앞으로 등정해야 할 에베레스트라고도 할 수 있어요. 비유하자면 우리가 있는 베이스캠프는 아직까지 한참 아래에 있고, 앞으로 수천 미터는 더 올라가야 하는 거죠."

'암癌은 앎이다'라는 말이 있다. 건강할 때는 미처 깨닫지 못했던 것들을 아픈 몸을 통해 비로소 배운다는 의미다. 환자에게 '암'은 삶의 소중함을 깨우쳐주는 '앎'이다. 그리고 암과의 전투, 그 최전선에서 싸우고 있는 연구자들에게 암은 알수록 더 알아야만 하는 '앎' 그 자체일지도 모른다. 그동안 믿고 있던 암에 대한 편견을 지우고 다시 자연의 근원에서 소리 없이 암과의 전쟁을 시작한 나라. 미국은 그렇게 지난 전투의 패배를 새로운 발견과 연구로 대체하고 있다. 그렇다면 이제 그동안 우리가 알았던 암의 모습들 중 무엇이 틀렸는지 살펴봐야 한다.

2
암은
덩어리가 아니다

유방암은 하나의 질병이 아니라 수십 개 혹은 수백 개의 질병이다. 같은 이름의 암일지라도 사람마다 지닌 암세포의 모습은 천차만별이다. 10명의 여성은 10가지 다른 유방암을 갖고 있다는 이야기다.

1997년 25세의 한 남성이 미국 최고의 암센터들을 찾아다니고 있었다. 그는 뇌와 폐, 그리고 간에 생식세포종germ cell tumor을 갖고 있었다. 수많은 병원들이 그에게 절망적인 선고를 내렸다. 어떠한 화학요법도 소용이 없을 것이라며 고개를 저었다. 그저 집으로 돌아가 남은 시간을 가족과 함께 보내라고 조언하기도 했다. 그러나 그가 향한 곳은 집이 아니었다. 젊은 청년의 생존을 향한 의지는 쉽게 꺾이지 않았다. 그는 인디애나폴리스로 떠났고, 그곳에서 '백금platinum 치료법'과 만난다. 암세포는 마치 전기와 같아서 백금전극白金電極, platinum electrode을 젤gel에 꽂으면 전기에는 반응하지 않아도 백금이 암세포 일부를 죽인다고 주장하는 의사들이 있었던 것이다.

그로부터 1년 반 후, 죽음의 목전에 섰던 이 청년은 암을 극복하고 세계 최고의 권위를 자랑하는 사이클 대회인 '투르 드 프랑스'에서 1999년부터 2005년까지 사상 처음으로 7년 연속 우승을 차지하며 인간 승리의 주인공이 되었다. 그 청년의 이름은 랜스 암스트롱이다.

데이비드 아구스 박사는 암스트롱을 살린 그 백금치료가 어떻게 성공할 수 있었는지 아직도 모르겠다며 고개를 저었다.

"정확히 알 수는 없지만 아마도 백금치료와 같은 시도가 결국 몸의 상태system를 바꿔 놓아 암이 도망쳐버린 것일 수도 있죠. 난 그런 일들이 더 많이 일어나길 희망합니다. 다양한 경험들을 통해 교훈을 얻고 개선시키고 싶어요."

어떤 이는 암스트롱의 사례를 '뜻밖의 행운'이라고 받아들일지도 모른다. 하지만 행운이 빈번하다면 그것은 더 이상 행운이 아니다. 실제로 암스트롱처럼 시한부 선고를 받고도 완치된 사람들의 이야기는 예상 외로 많다. 어쩌면 그 행운의 비밀은 암세포 안에 있을지도 모른다.

비슷한 시기에 발병한 같은 암환자들 중에서도 어떤 이에게는 완치의 기적을, 또 어떤 이에게는 불치의 재앙을 주는 암. 암세포의 얼굴은 도대체 몇 개나 되는 것일까?

암세포는
해변의 모래와 같다

"내가 유방암 환자면 좋겠어요."

최근 영국에서 논란이 되고 있는 공익 캠페인의 카피다. 췌장암의 심각성을 알리기 위해 제작된 이 캠페인 속에서 등장인물들은 "차라리 다른 암이었으면 좋겠다."라고 토로한다. 실제로 췌장암 환자의 5년 생존율은 3%에 불과하다. 반면 유방암은 97%에 달해 '유방암은 완치 가능한 암'이라는 인식이 확산됐다. 그러니 이왕 암에 걸려야 한다면 차라리 유방암이 낫겠다는 췌장암 환자들의 목소리가 마냥 황당하게 들리지는 않는다.

하지만 이러한 유방암의 높은 생존율도 1기인 초기 암일 때뿐이다. 전이성 유방암은 생존율이 30% 정도로 매우 낮다. 또한 유방암의 재발률은 20~30% 정도인데다가 암세포의 성장속도가 느린 경우가 많아 10년이 지난 후에도 재발 또는 전이되기도 한다. 게다가 재발을 경험한 환자의 50% 이상이 또다시 재발하는 악순환을 겪을 만큼 치료가 어렵다. 조기검진이 활성화되고 항암제와 수술법이 발달하면서 초기 암환자의 5년 생존율이 높아진 것은 분명한 사실이다. 하지만 재발하거나 전이된 '진행성 유방암'의 경우 여전히 완치에 이르지 못하고 생존 기간을 연장하는 수준의 치료만 가능한 것이 현실이다.

"유방암은 하나의 질병이 아니라 수십 개 혹은 수백 개의 질병입니다."

천연자원물질보관소의 데이비드 뉴먼 박사는 같은 이름의 암일지라도 사람마다 지닌 암세포의 모습은 천차만별이라고 말했다. 뉴먼 박사에 따르면, 앞서 언급했듯 10명의 여성은 10가지 다른 유방암을 갖고 있다는 이야기다.

"예를 들어, 한국에 유방암 여성 환자 10명이 있다고 칩시다. 그들 사이에 혈연관계는 없지만 모두 한국인입니다. 그런 의미에서 유전적으로 동종이라고homogeneous background in genetics 할 수 있죠. 그런데 각 여성의 유방에서 암세포를 채취해서 살펴보면 각자 차이가 있을 가능성이 매우 높아요. 유전체와 어떠한 단백질이 발현되느냐에 약간의 차이가 있을 수 있다는 겁니다. 즉, 어떠한 단백질이 나오고 어떤 게 나오지 않느냐they come out, what proteins do not는 차이죠."

해부도를 보면 사람의 몸속은 결국 다 똑같아 보인다. 하지만 실제 몸속을 들여다보면 미세한 차이들이 발현되고 모여 각기 다른 성질을 띠게 된다. 이러한 차이를 이용해 같은 유방암 환자지만 각 여성의 특성에 맞는 약을 개별적으로 맞출 수 있다면 암 치료의 성공률도 높아질 것이다. 하지만 이런 치료는 현재로선 불가능한 일이라고 한다. 여전히 암 치료의 최선은 그저 생존 가능성이 가장 높은 한두 가지의 약과 치료법에 맡기는 것이다. 암의 개별성을 이용하는 것은 여전히 현대 의학이 풀어야 하는 어려운 숙제다. 암의 유형을 확인하는 것만으로도 난항에 부딪히고 있는 인류. 우리가 알고 있던 치료법은 모래로 만든 성처럼 계속 허물어져가고, 암의 둥지는 더욱 견고해지고 있는 것만 같다. 무엇이 잘못된 것일까?

항암바이러스 연구로 명성이 높은 양산부산대학교병원 황태호 박사는 암을 한꺼번에 하나의 방법으로 치료한다는 것은 사실상 불가능하다고 단언했다.

우리는 파도 소리와 갈매기 우는 소리가 어우러진 평화로운 해변을 함께 걸었다. 잔잔하다가도 갑자기 치솟아 오르는 파도를 흘깃거리며 황 박사의 말에 귀를 기울였다.

"실제로 위암, 간암이라고 해도 그 내부의 분자 수준에서 들어가 보면 더 많은 종류의 암이 존재합니다. 암이란 것은 여기 있는 많은 모래알처럼 정말로 언뜻 보면 같아 보이지만 하나하나가 다 달라서 하나라고 할 수 없는 그런 특징을 갖고 있기 때문이죠."

백사장을 걷던 황 박사의 걸음이 멈췄다. 그는 손바닥에 모래 한 줌을

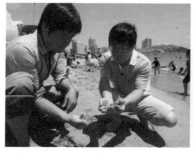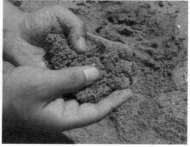

백사장의 모래. 멀리서 보면 다 같은 수십 조의 모래지만 가까이서 보면 모양도 색깔도 모두 다르다. 마치 우리가 아직도 모르고 있는 수많은 종류의 암처럼.

담고는 작은 알갱이들을 하나하나 손가락으로 짚어나갔다.

"지금 우리가 있는 해변만 해도 수십 조의 모래가 있을 겁니다. 모래라는 게 그렇잖아요. 멀리서 봤을 때는 다 똑같아 보이지만 실제로 이렇게 가까이에서 들여다보면 모양도 다르고 색깔도 다르고 다 다르단 말입니다. 암도 모래와 마찬가지예요. 서로 다른 하나하나의 모든 암을 죽인다는 것은 아직까지 인류가 갖고 있는 기술로는 사실상 불가능해요."

같은 암에 걸렸음에도 치료가 잘 된 환자와 그렇지 못한 환자가 공존하는 이유를 조금은 알 것도 같다. 지금껏 우리가 알고 있던 암이 그저 모래사장이었을 뿐이기 때문이다. 하지만 모래사장을 통째로 없앤다한들 어디론가 흩어지고 날아간 작은 모래 알갱이들이 해변 어딘가에 둥지를 틀 것이다. 결국 암과의 전쟁은 모래더미와의 싸움이 아니라 모래 알갱이와의 각개전투가 되어야 한다. 하지만 생각만으로도 아득한 일이다. 끝이 보이지 않는 넓은 백사장 한 가운데서 나는 어쩐지 길을 잃은 기분이었다. 다시 파도로 눈을 돌렸다. 바람의 힘까지 더해진 높은 파도가 순식간에 백사장으로 올라와 모래를 쓸어갔다. 파도가 지나간 자리의 모래더미는 눈에 띌 만큼 얕아졌지만 결코 사라지지 않았다.

"암은 다른 질환과는 달리 우리 몸속의 면역학적 통제에서 벗어나기 위해 진화를 합니다. 우리 몸의 공격을 받기 때문에 자기들은 계속 생존하기 위해서 진화하는 거죠. 이렇게 유전자 변형이 끊임없이 이뤄지다보니까 정말 다양한 방향과 다양한 종류의 암세포가 생기게 되는 겁니다."

결국 지금껏 우리가 암과의 싸움에서 패배했던 이유는 적을 제대로 알지 못했기 때문이다. 암을 모래에 비유한 황태호 박사. 그런데 지구 건너편의 누군가는 암이 나무와 같다고 말한다. 모래와 나무. 어쩐지 두 비유 사이에 공통점이 있을 것 같다. 나는 암의 실체를 더 알아보기 위해 그 누군가를 찾아가 보기로 했다. 런던 암 연구소, 이곳에서 우리는 또 어떤 암의 모습을 발견할 수 있을까?

암은 무성한 나무일수록
치료가 어렵다

우거진 나무들로 둘러싸인 런던의 링컨 필드Lincolns Field 공원. 오랜 세월, 런던 시민의 사랑을 받은 공원답게 인위적인 풍경보다 자연 그대로의 숲을 만끽할 수 있는 곳이다. 이 공원 바로 옆에 위치한 런던 암 연구소 Cancer Research UK는 요즘 나무를 연구하느라 바쁘다고 한다. 국제적인 암센터에서 뜬금없이 나무를 공부하는 이유, 바로 암의 시스템이 나무의 구조와 닮았기 때문이란다. 19세기에 다윈이 주장한 생명의 나무tree of life 학설이 21세기에 부활해 암을 바라보는 새로운 접근법을 제시하고 있다.

1837년 다윈은 진화적 성장의 가지치기branched evolutionary growth를 통한 생태계의 종 분화種分化, ecological speciation를 최초로 상정했다. 유기체들organisms이 시간을 거치며 가지를 쳐서 유성생식sexual reproduction을 통해 혼합intermixing이 가능한 개별적인 종을 형성한다는 것이다. 이와 같은 진화의 나무도표는 종양생물학에서도 공통적인 적용이 가능하다고 한다. 즉 종양이 나뭇가지 형태의 진화 과정을 거치게 된다는 것이다. 모래 알갱이처럼 셀 수 없이 많은 얼굴을 갖고 있는 암세포. 진화의 나무 도표는 암이 어떻게 그토록 많은 얼굴을 갖게 되었는지 설명해주는 본질적인 이론이다.

멀리서 보면 비슷해 보이지만 가까이 다가가면 제각각 다르게 뻗어 올라 있는 나무들을 지나, 런던 암 연구소에 다다랐다. 이곳의 종양 전문의, 찰스 스완튼 박사가 반갑게 우리를 맞아주었다.

연구실에 들어서자 수많은 컴퓨터들이 방대한 데이터들을 분석하고 있었다. 이곳에선 의학전문의뿐 아니라 수학자와 컴퓨터공학자, 생명공학자 등 이공계 분야의 다양한 전문가들이 모여 종양세포를 연구하고 있다. "21세기는 물리학, 수학, 생물학 등 모든 과학 분야가 결합되어 전혀 새로운 이해가 가능해지는 '과학적 수렴의 시대'가 될 것이다"라고 예견한 데이비드 아구스 박사의 이야기가 현실화되고 있는 곳 같다. 쉼 없이 전자음을 쏟아내는 컴퓨터들에 둘러싸여 스완튼 박사와 대화를 시작했다. 나는 먼저 종양의 성장을 나무에 비유한 개념이 왜 필요한지 물었다.

"매일 암 치료를 위한 임상 현장에서 우리가 접하는 가장 핵심 문제는 다양한 치료제에 대한 내성입니다. 종양이 전이 상태에서 매우 빠르게 암 치료제에 대한 내성을 띤다는 것이죠. 이곳에서 우리는 이 같은 종양의 다양성이 환자의 치료 결과나 치료제 내성에 미치는 잠재적 영향을 규명하고자 연구하고 있습니다. 그를 위해 우리는 종양을 나무에 비유해 생각하고 있어요. 나무 몸통의 변이truncal mutations가 종양의 발생 초기에 있었던 변화일, events를 나타내는 것이죠. 우리는 종양이 가지 형태로 퍼진다는 사실branch off을 발견했어요. 나무에 비유해 가지들의 변화branch events는 이질적 변화 혹은 다양성과 연관이 있습니다. 세포들이 가지를 뻗어나가면서 서로 다른 종양의 지점, 즉 서로 다른 생태적 지위ecological niche에서 각각 독자적으로 성장한다는 것입니다. 그 같은 기제를 통해 다양성을 양산해내는 것이죠. 전이 지점metastatic site도 마찬가지입니다. 따라서 개개의 종양 안에서는 물론 발원 지점primary site과 전이 지점에서도 다양성을 찾을 수 있어요. 종양의 진화성장, evolution로 인한 이 같은 다양성이 치료약에 대해 종양이 내성을 갖는 이유를 설명해줄 수 있습니다."

정리하자면, 나무들의 몸통은 초기 클론의 조상이라 할 수 있다. 맨 처음부터 암을 성장시키는 종양 클론 말이다. 그리고 변이는 몸통, 즉 종양의 모든 부위에 존재하고 있다. 변이들은 그 암세포의 일대기 동안 함께 성장하게 된다. 그러다 시간이 지나면서 종양은 가지치기를 시작하게 된다. 이후 종양은 독립적으로 성장해 나간다. 하나의 나무 안에서 이질적인 종양들이 제각각 가지를 뻗고 잎을 틔운다. 결국 이 다양성들이 본래의 암을 천의 얼굴을 가진 변신의 귀재로 만드는 것이다. 스완튼 박사는 종양의 다양성에 초점을 맞춘 이런 접근법이 종양의 내성을 억제하는 데 성과를 보일 수 있을 것이라 기대했다.

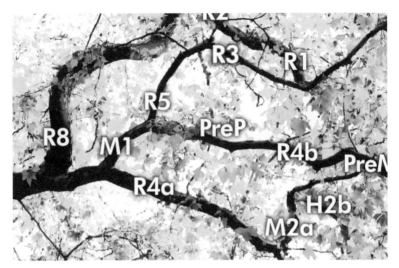

종양의 변이와 비슷한 맥락을 보여주는 나무와 가지들

"우리의 발견은 종양이 직선형 혹은 단계별로 성장한다는 기존의 개념을 바꾸었죠. 이제 종양의 다양성을 공격해야만 움직이는 목표물moving target로써 암의 성장을 저지할 수 있을 것입니다."

좀 더 구체적인 이해를 위해 스완튼 박사와 나는 연구소를 나와 링컨 필드로 향했다. 곧 그의 이론을 설명할 만한 적합한 모델이 등장했다. 유독 키가 컸던 아름다운 나무 앞에서 우리는 발걸음을 멈췄다.

"비유를 좀 더 확대해보면, 종양을 서로 다른 모양의 나무로 상정해볼 수 있어요. 여기 이 나무를 먼저 볼까요. 보다시피 나무의 몸통과 가지들이 보기 좋은 비율을 이루고 있죠. 매우 키가 큰 몸통을 갖고 있지만 몸통 위쪽은 제한적인 수의 가지들이 뻗어 있어요. 몸통이 가지들보다 나무 전체에서 주요한 비중을 차지하고 있는 것이죠. 결국 이 나무를 종양의 맥락에 대입해보면, 비교적 덜 다양한less diverse, 이질성이 적은less heterogeneity 종양이라 할 수 있는 겁니다. 몸통의 부피에 비해 가지 수가 훨씬 적기 때문이죠."

스완튼 박사의 설명에 따르면, 가지가 몸통의 크기에 비해 적게 뻗은 이 나무는 이질성이 적다. 즉 보편적인 변이만 있었을 뿐 훨씬 동질적이다. 따라서 이 나무의 종양은 치료의 성공 가능성이 훨씬 높다고 할 수 있다. 이와는 정반대인 나무도 있다. 아니나 다를까 스완튼 박사의 두 번째 설명 모델로 꼽힌 나무는 앞서 살펴본 나무에 비해 훨씬 우거진 모습이었다.

"자, 이제 이쪽의 나무를 볼까요? 몸통은 매우 짧은 반면, 가지들은 매우 길어요. 그리고 가지들이 다시 수많은 잔가지들로 뻗어나가 있네요. 잔가지들 끝에는 잎들도 달려 있어요. 또한 이 나무의 가지들은 땅에 훨씬 인접해 뻗어 있습니다. 이것은 즉, 암의 초기 클론 진화 단계에서 발생한 변이 혹은 다양성을 의미합니다. 몸통 크기에 가지들의 부피를 비교 측정한 다양성 차원에서 보면, 이 나무의 종양의 경우는 치료 가능성은 희박합니다."

가지가 땅에 인접해 있다는 것은 줄기들이 나무의 성장 초기에 뻗어

나왔음을 의미한다. 결국 이런 모양의 나무는 종양의 변이가 일찍 시작된 것이며 다양성 또한 훨씬 크다. 이 때문에 치료 과정에서 내성이나 저항이 더 많이 나타나게 된다. 결과적으로 나무의 형태에서 발견할 수 있듯 이질성의 범위가 환자의 치료 결과와 밀접한 상관성을 갖고 있다는 뜻이다. 암세포를 모래 알갱이에 비유한 황태호 박사와 나무에 빗댄 스완튼 박사의 이야기는 결국 암은 하나의 덩어리가 아님을 강조하는 것이다. "기존의 장기별 암의 명칭도 바뀌어야 한다."고 주장한 데이비드 아구스 박사의 말도 같은 맥락이다.

이제 장기별 암의 구분을 뛰어넘어 더 미세한 접근이 필요하다. 단일세포에서 변이된 하나의 암세포가 어떻게 이토록 다양성을 띨 수 있게 되었는지에 대한 심층적인 연구도 필요할 것이다. 다행히도 런던 암 연구소는 이를 규명하기 위해 향후 5~10년 동안 종양 성장의 다양성이 발생하는 원인을 찾는 데에 연구를 집중할 계획이라고 한다.

"몸통에서 종양의 가지로 파급되는 그 같은 변화를 조정하는 건mediate 무엇인지, 종양에 그 같은 다양성을 촉진시키고 치료제나 전이 지점의 성장과 같은 주변 압박에 적응하게 하는 유전자적 계기genetic events는 무엇인지를 알아내야 합니다. 그 같은 다양성의 과정과 종양 성장의 몸통과 가지들 간 차이의 원인을 이해해야만 비로소 암환자를 위해 종양의 전이와 성장을 효과적으로 저지할 수 있을 것입니다."

암과의 전쟁에서 패배한 인류는 그 패배의 교훈으로 암을 다시 들여다

보기 시작했다. 암 치료의 접근을 달리하는 것에서부터 암의 시스템을 분석하고 적을 제대로 알기 위한 연구에 박차를 가하고 있다. 이제야 그 속살을 내 비치기 시작한 암. 거대한 덩어리를 이룬 이 작은 암세포들과 싸우기 위해 인간의 눈도 더 정밀해지고 있다. 종양학과 유전학의 만남이 시작된 것이다. 유전자라는 초정밀 단위에서 벌어지고 있는 암과의 싸움. '암 게놈 프로젝트'는 어디까지 와 있을까?

암의 구글맵을 만들 수 있을까?

3

우리가 기대하고 상상했던 암의 구글맵이 어쩌면 그리 먼 미래의 일만은 아닐지도 모른다. 현대 의학은 이제 겨우 암의 방대한 세계를 이해하기 시작했기 때문이다.

첨단의학기술의 발달로 인간이 마음대로 유전자를 조작할 수 있는 세상이 있다. 곧 태어날 자신의 아이가 어떤 유전자를 갖고 있는지 알 수 있는 세상. 부모는 자연스럽게 아이의 유전자 중 좋은 유전자키, 체력, 시력, 외모 등는 남겨두고 나쁜 유전자알코올중독, 비만, 암 등는 모두 제거해버린다. 이런 세상에서 인간은 두 가지로 구분된다. 유전자 조작으로 '창조된 자'와 자연적으로 '출생한 자' 좋은 유전자만 갖고 태어난 이들은 '적격자'라 불리고 선별되지 않은 유전자를 자연스럽게 타고난 이들은 '부적격자'라 불린다. 전자와 후자 중 어느 부류의 인간이 사회에서 득세할 수 있는지는 굳이 설명할 필요가 없어 보인다. 교육, 취업, 결혼 등 모든 삶의 과정에서 필요한 건 자신의 우월한 유전자를 증명할 수 있는 혈액뿐이다. 이렇듯 유전자로 한 인간의 모든 것을 평가하는 사회에서 후천적인 노력은 모두 허사가 된다. SF영화 '가타카GATACA' 속 세상이다.

그런데 마냥 먼 미래의 일처럼 보였던 1996년의 영화 속 이야기가 현실로 성큼 다가왔다. 유전공학 기술이 발전하면서 2003년 인간게놈프로젝트Human genome project가 완성되었고, 한 인간을 구성하는 전체 유전자 정보를 알 수 있게 되었다. 2009년에는 후생유전자epigenome 지도가 완성되며 그해 《타임》지의 10대 과학기술로 손꼽히기도 했다. 인간의 유전 구조를 보다 깊이 이해할 수 있게 된 시대가 온 것이다. 이러한 유전자 분석 기술은 기나긴 암 치료의 역사에도 새로운 전기를 마련했다. 암환자가 갖는 유전자 이상이나 특징에 따라 그에 적합한 치료를 찾아내는 '개인별 맞춤치료'의 서막이 열린 것이다. '암유전자 시퀀싱sequencing'이라는 이 최신 기술은 지금까지 전 세계에서 단 20명을 상대로만 이루어졌다. 구글 창업자인 세르게이 브린Sergey Brin을 포함해 스티브 잡스도 그들 중 한 명이었다. 의사들은 잡스의 췌장암세포의 유전 정보를 해독하고 분석해 그에게 가장 효과적인 표적 항암제를 찾아내려 시도했다. 하지만 이 같은 첨단 기술을 활용하고도 그는 암을 치료하지 못했다. 그럼에도 잡스는 유전자 분석을 통한 암 치료법이 앞으로 크게 발전할 것이라고 굳게 믿으며 아래와 같은 말을 남겼다.

"나는 이러한 방식으로 암을 치료하는 최초의 사람이 되거나 혹은 이러한 방법을 썼음에도 죽은 거의 마지막 사람 중 한 명이 될 것이다."

그는 왜 암을 치료하지 못했던 것일까? 나아가 내 몸에 암 유발 유전자가 얼마나 있는지 어떻게 알 수 있는 것일까? 잡스의 믿음처럼 유전자 지도를 100% 그릴 수 있다면 온라인 세상의 구글맵처럼 내 몸속, 암의 구글맵도 만들 수 있지 않을까?

암 유전자 지도, 어디까지 왔나?

사람의 몸은 세포로 이루어져 있고, 그 세포 속에는 핵이 있다. 핵 속에는 DNA라고 하는 유전물질이 있다. DNA는 네 가지 염기A, G, C, T로 만들어져 있는데, A와 T 또는 C와 T가 붙어서 한 개의 쌍을 이룬다. 인간의 몸은 이러한 염기가 순서에 맞춰 30억 쌍의 배열염기서열을 만들어 우리 몸의 형질을 결정한다. 염기서열에는 유전 정보가 포함되어 있다. 때문에 건강한 사람의 염기서열과 질병이 있는 사람의 염기서열을 비교해보면 돌연변이 염기를 발견할 수 있다. 예컨대 A가 있어야 할 곳에 C가 있으면 유전자에 이상이 있는 셈이다. 이처럼 개인 유전 정보를 해독하고 분석하기 위해 필요한 것이 게놈 지도이다. 염기서열을 해독한, 인체의 설계도와 같은 것이다. 보다 정교한 설계도를 완성하기 위한 노력은 지금도 계속되고 있다. 나는 그 현주소를 직접 살펴보기 위해 세계에서 가장 큰 유전체 연구센터인, 영국의 생어연구소Wellcome Trust Sanger를 찾아갔다.

인간게놈프로젝트를 주도했던 생어연구소에서는 거대한 슈퍼컴퓨터들이 쉴 새 없이 돌아가며 유전자 분석 작업을 하고 있었다. 특히 엄청난 크기의 로봇들이 스포이트마냥 정교한 작업을 하는 모습이 인상적이었다. 어느새 다가온 매튜 가넷 박사가 로봇의 정체를 소개해주었다.

"우리의 연구들은 대부분 첨단기술을 활용해 규모가 매우 큽니다. 이 기계는 Robotic Liquid Handling Platform 액체처리로봇이란 것인데요, 암세포에 다수의 치료제를 투여해볼 수 있는 장비입니다. 암세포를 이 접시 위에 올려놓으면 로봇이 서로 다른 세포에 치료제를 투여하는 작업이죠. 그리고 3일 후에, 치료제에 대한 암세포의 민감성반응을 측정하게 됩니다. 특정한 치료제를 써서 몇 개의 암세포가 죽었는지를 측정하는 것이죠."

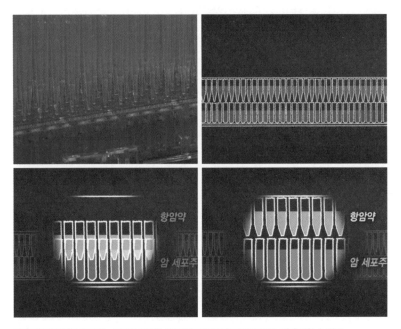

암세포의 민감성을 측정하는 로봇은 특정한 치료제로 몇 개의 암세포가 죽었는지 측정할 수 있다.

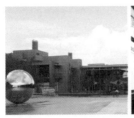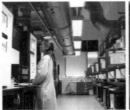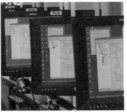

세계에서 가장 큰 유전체 연구센터, 영국의 생어연구소

　생어연구소에서는 2008년부터 50개 암에 대한 게놈 지도를 완성하기 위해 세계 10개국의 연구진이 참여하고 있다. 최근에는 폐암과 흑색종의 게놈지도가 완성됐다고 한다. 연구팀은 이 데이터를 바탕으로 암환자의 종양에 맞는 맞춤 항암제를 만들길 기대하고 있다. 개개인의 암세포에 다양한 치료제를 투여해 암에 대한 세포의 반응은 물론, 유전자 변화까지 미리 관찰해보는 것이다. 암은 덩어리가 아니어서, 암세포마다 서로 다른 치료약에 다른 반응을 보이기 때문이다. 특히 폐암의 경우 암 치료제에 대한 반응들은 천차만별이라고 한다. 이곳은 암세포의 분자적 특성을 파악해 그러한 내성이 발생하는 이유를 규명하는 데 많은 노력을 기울이고 있다. 또한 특정 치료제에 몇 개의 암세포가 사멸하는지도 미리 알아볼 수 있다. 나아가 이런 자료를 근거로 암환자에게 꼭 맞는 항암제를 예측해 찾아내는 것이 목표다.

　"우리는 암의 DNA 변화가 항암제에 대한 암의 반응에 영향을 끼친다는 것을 발견했어요. 따라서 효과적인 암 치료를 위해서 암세포 안에서 일어나는 변화들이 무엇인지 정확히 이해하고 그 변화의 특성을 특정한 항암제 선택 시 고려할 수 있어야 합니다. 그 둘을 결합시킨다면 가장 효과적인 암 치료제의 개발이 가능해질 겁니다."

매튜 가넷 박사는 현재의 암 치료법이 세포 내의 특정분자들만을 공격하는 차세대 치료제의 개발로 변화되고 있다고 자신했다. 가장 좋은 예가 바로 치명적인 피부암의 일종인 악성흑색종malignant melanoma이다. 흑색종 환자들 중 절반은 그들 DNA유전자에 매우 특정한 변이를 갖고 있다. 이곳 연구소에서는 현재 이들 환자들의 종양세포 안에 이 같은 변이가 존재하는지 여부를 확인하는 실험이 이뤄지고 있다. 만약 변이가 존재하는 경우라면 그에 따른 특정한 치료과정이 주어지고, 만약 변이가 없다면 또다른 치료를 시행하는 것이다. 결국 각각의 암환자에 맞는 개인화된 치료personalized therapy를 시행한다는 것이다. 스티브 잡스가 마지막으로 선택한 치료법도 이처럼 자신의 유전자 지도를 이용해 표적치료법을 찾는 것이었다. 가넷 박사의 설명이 이어졌다.

"우리 연구의 기저는 인간 게놈의 시퀀싱입니다. 이제 우리는 비로소 암세포의 DNA에서 발생하는 변화를 이해하게 된 것이죠. 그 같은 변화를 정상적인 DNA와 비교해 암의 원인을 이해하고 그 변화를 치료법 개발의 표지marker로 삼을 수 있게 된 것입니다. 또한 그것을 새로운 암 치료법의 개발에도 활용할 수 있게 됐어요. 즉, 인간 게놈 시퀀싱의 완성에 따른 암세포 게놈의 이해 확대가 그 토대를 제공한 것이죠."

하지만 시퀀싱sequencing을 해서 염기서열을 모두 알아냈다 하더라도 이 정보를 어떻게 분석하고 환자의 임상 상태와 얼마나 적절하게 연결할 수 있을지는 아직도 풀어야 할 과제다. 이곳 생어연구소에서 최근 흑색종과 같은 몇 개의 매칭에 성공하긴 했지만 실제로 엄청난 수의 암 유전자와 엄청난 수의 치료제를 매칭시키는 것은 거의 불가능하다고 한다. 하지만 가넷 박사는 유전자 분석을 이용한 암 치료가 앞으로 더 발전할 것이라 믿는다.

"암 치료는 우리의 목표입니다. 알다시피 암은 매우 복잡한 질병이에요. 그러나 특히 소아암들의 경우 우리는 상당한 진전을 이뤘습니다. 현재 이들의 치료율은 90%에 이릅니다. 그러나 암은 여전히 복잡한 질병이기 때문에 암 치료를 위해서는 풀어야 할 과제가 산적해 있습니다. 그러나 분명한 사실은 현재 상당한 도약이 이뤄지고 있다는 것이죠."

인류는 인간 게놈을 밝히는 데는 성공했지만, 암 치료에 있어 그 성과는 생각보다 혁명적이지 않다. 암 게놈cancer genome의 시대를 맞이한 것은 분명하나 인간의 유전자는 그렇게 쉽게 읽히지 않는다. 우리는 누구나 유전자 돌연변이를 가지고 있고, 돌연변이가 어떻게 암과 연관이 되는지 아직은 그 인간관계를 알기 어렵기 때문이다. 자신의 유전자 지도를 완성한 스티브 잡스도 이 때문에 암과의 싸움에서 지고 말았다. 치료 가능한 약은 제한적인데 알 수 없는 돌연변이가 그의 몸속에서 계속 발생했기 때문이다. 결국 확실한 답을 줄 수 있는 유전자 변이는 아직 많지 않고, 알려진 것에 비해 모르는 것이 훨씬 많은 것이 암 게놈 시대의 현주소다. 잠재력과 한계를 동시에 갖고 있는 암의 유전자 치료. 나는 그 험난한 길 위를 조금 더 걸어보기로 했다.

돌연변이 경로들에 막힌
'암 게놈 지도'

2005년 미국 국립보건원National Institutes of Health, NIH은 암과 관련된 모든 유전적 돌연변이의 정체를 밝히고 그에 관한 지도를 만드는 계획을 발표했다. 이 작업의 명칭은 일명 '암 아틀라스 프로젝트'라 불리는 암 유전체 지도The Cancer Genome Atlas, TCGA. 간단히 설명하면, 모든 종류의 암에서 발생하는 유전자변이 목록을 작성하는 일이다. 이를 위해 과학자들은 암 종류마다 500명의 환자 샘플을 구해 염색체 변화를 해독해냈다. 전 세계 연구소들이 장비와 인력, 염색체 분석 및 해독 기술을 동원했다. 미국과 영국 외에 독일 · 프랑스 · 인도 · 중국 · 일본이 이 프로젝트에 참여했다. 연구진들은 암 유전자 지도 작성으로 인해 암의 진단과 치료, 그리고 예방을 위한 새로운 수단을 보다 신속하게 개발할 수 있을 것이라 기대했다. 프로젝트가 가동되고 2008년부터 《네이처Nature》, 《사이언스Science》 등 빅 저널에 암의 종류별 게놈 지도를 밝히는 연구 성과가 나오기 시작했다. 과연 어떤 성과들일까? 암 아틀라스 프로젝트는 지금도 순항 중인 것일까? 많은 궁금증을 안고서 나는 이 프로젝트를 주도해온 미국 암연구협회American Associaion of Cancer Research의 회장, 프랭크 맥코믹 박사를 찾아갔다. 야심찬 프로젝트의 수장인 만큼 희망적인 이야기를 기대했지만 맥코믹 박사와의 인터뷰는 '암은 매우 힘든 존재'라는 다소 비관적인 분위기에서 시작됐다.

"암 치료는 여러 이유에서 매우 힘든 일임에 분명합니다. 암의 형태가 다양하기 때문이죠. 폐암의 경우, 5~10가지 아류형subtype이 존재합니다. 각각 그 형태가 다르고 치료에 대한 반응도 달라요. 유방암은 물론 대부분의 암들 역시 마찬가지입니다. 따라서 암을 좀 더 세부적인 맥락에서 이해할 필요가 있어요."

어쩐지 제자리걸음을 하는 것처럼 느껴지지만 1980년대 중반에서 1990년대까지만 해도 암의 특정 대상을 공격하는 방법은 생각지도 못한 일이었다. 하지만 이 같은 프로젝트가 진행되면서 연구자들은 분자 분석을 바탕으로 암의 모든 경로를 이해하기 시작했다. 모든 암세포에서 가장 많이 발견되는 암 유전자의 하나인 RAS를 발견할 수 있었던 것도 이러한 변화에서 시작된 것이다. 맥코믹 박사는 RAS를 발견하는 데 핵심 역할을 한 과학자이다. 다른 암 유전자들과 달리 RAS는 모든 암세포의 80퍼센트 이상에서 발견된다고 한다. 이 때문에 과학자들은 이 RAS만 차단하면 많은 암을 치료할 수 있을 것이라 기대하고 있다.

"암세포의 RAS 변이는 스위치가 항상 ON으로 맞춰져 멈춰 있는 것과

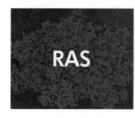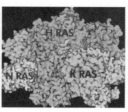

RAS 돌연변이 in human cancer			
Pancreas	췌장암	95%	KRAS
Colorectal	대장암	45%	KRAS
Seminoma	고환암	45%	KRAS, NRAS
Lung	폐 암	35%	KRAS
AML	백혈병	30%	NRAS
Melanoma		15%	NRAS

암 유전자 RAS. 이것만 차단하면 많은 암을 치료할 수 있다고 전문가들은 생각했다. 하지만 RAS 암 유전자 안에 또 다른 종류의 대체 RAS 유전자들이 있었다. 하나를 차단하면 또 다른 돌연변이가 나타나 암을 다시 키우는 상황이 반복됐다.

같아요. 세포가 성장하라는 신호를 받은 것으로 착각하는 것이죠. 물론 사실은 그와 다릅니다. 따라서 스위치를 끌 수가 없는 것이죠. 세포 내의 이 모든 경로에 걸쳐 스위치가 항상 켜져 있는 것입니다. 가장 쉬운 비유로 차의 가속페달이 눌려져 있어서 달리기를 멈추지 못하는 상태와 같습니다. 성장이 제어되지 못하는 것이죠. 정확한 신호가 없는 상태에서 계속 성장하는 것입니다."

그렇다면 이 위험한 질주를 막기 위해 ON 상태의 스위치를 차단할 수 있는 치료제를 만들면 되지 않을까? 실제로 이런 가정을 바탕으로 '소라페닙'이란 표적치료제가 개발되기도 했다. 하지만 암은 그리 호락호락하지 않았다. RAS를 차단하는 표적치료제가 듣지 않는 환자들의 수가 늘었다. RAS 암 유전자 안에 또 다른 종류의 대체 RAS 유전자들이 있었던 것이다. 하나를 차단하면 또 다른 돌연변이가 나타나 암을 다시 키우는 상황이 반복됐다. 이 때문에 현재 RAS 유전자 돌연변이는 다양한 부위의 암에서 발견되고 있고, 표적치료를 어렵게 하는 이유로 꼽힌다.

"현재 RAS 변이를 가진 암에는 치료약이 전무합니다. 모든 경로들이 매우 역동적으로 기능하기 때문이죠. 하나의 경로pathway를 봉쇄하면 또 다른 경로가 만들어져요. 췌장암의 경우 95%가 RAS에 변이를 갖고 있습니다. 그래서 어떠한 치료약도 소용이 없어요. 폐암 역시 RAS 변이가 있는 경우는 다른 아류형에 효과적인 약도 전혀 소용이 없습니다. 대장암도 마찬가지예요."

결국 아틀라스 프로젝트 역시 아직은 암을 치료할 수 있는 기적의 치료법은 찾지 못했다. 맥코믹 박사 또한 앞서 만난 전문가들처럼 암 치료를 위해선 맞춤형 접근법tailored approach이 최선이라고 답했다. 그는 암 자체가 20~50가지 다양한 질병으로 규정될 수 있기 때문에 단일한 접근법은 있을 수 없다고 분명히 선을 그었다. 그는 현재의 암 연구가 HIV 연구와 비슷한 상황이라고 설명한다. 20년 전 HIV 치료제가 개발되고 환자의 반응도 좋았지만 결국 내성세포 복제가 일어났고, 그에 대해 2차 치료제가 사용됐기 때문이다. 따라서 현재 에이즈 환자들에게는 다양한 치료제가 함께 사용cocktail of drug되고 있다. 그 같은 치료 방식은 암환자들에게도 적용되고 있다. 어떤 형태의 세포 복제가 일어날지 예측해 그를 예방할 수 있는 치료제를 사용하는 것이다. 이곳의 연구원들 역시 그 같은 내성복제세포resistant clone를 공격할 치료약 개발에 몰두하고 있다고 한다.

기적의 치료법은 아직 요원하지만 암 아틀라스 프로젝트는 비로소 우리가 적에 대해 파악할 수 있는 계기가 됐다. 암의 전체 유전자를 시퀀싱하고 그 복잡성이나 암의 종류별 차이를 이해하게 됐으니 말이다. 맥코믹 박사의 마지막 답변은 그래서 아직 희망적이다.

"우리는 암의 실질적인 원인을 이해하기 시작했고, 앞으로 그 치료법 개발이 얼마나 어려울 것인지를 납득하게 됐어요. 하지만 마냥 비관적이지는 않아요. 매년 특정 형태의 암에 효과가 큰 신약들이 개발되고 있어요. 우리는 지금 암 정복을 위한 하나의 전환점을 맞고 있는 겁니다."

암 유전자 분석의 복병, 베일에 싸인 '에피지놈'

암은 흔히 유전병으로 더 잘 알려져 있다. 실제로 암은 유전자의 이상 때문에 발병한다. 암은 통제되지 않는 악성세포의 성장과도 같다. 유전자가 망가지면서, 정상세포가 고삐 풀린 망아지처럼 미친 듯이 분열하다 결국 암세포로 발전하는 것이다. 하지만 암의 80%는 유전자가 정상인데도 발병하는 것으로 보고되고 있다. 유전자를 조절하는 또 다른 물질, 즉 '후성유전체'의 영향 때문이다. '에피지놈'이라 불리는 후성유전체는 DNA 염기서열 부위에 달라붙어 유전자의 작동에 영향을 끼친다. DNA 염기서열의 변화 없이도 유전자 발현에 변화를 일으키는 것이다. 쉽게 말해 태어날 때 부모로부터 받은 인체 설계도인 DNA와 유전자도 어떤 환경에서, 어떤 생활습관을 갖고 사느냐에 따라 발현의 양상이 달라진다는 것이다. 비유하자면, 후성유전체는 DNA의 염기에 달라붙어 유전자의 작

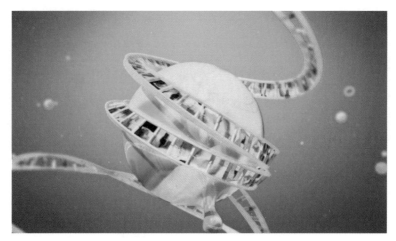
에피지놈(후성유전물질). DNA 염기서열 부위에 달라붙어 유전자의 작동에 영향을 끼친다.

동 스위치 역할을 한다. 설사 암으로 발전할 수 있는 유전자를 갖고 태어났다고 해도, 실제 암으로 발현이 되는 스위치를 누르는 것은, 후성유전체가 결정할 수 있다는 이야기다.

이미 후성유전체가 암, 치매, 당뇨, 정신분열 등 다양한 질병과 밀접한 관계가 있음이 보고되고 있다. 하지만 이러한 질병을 유발하는 후성유전학적 변화가 어떻게 일어나는지에 관한 정확한 조절기전과 환경적 요소들에 대한 연구는 여전히 미흡하다. 때문에 암과 후성유전체의 상호관계를 들여다보면 암 치료의 새로운 길이 열릴 수도 있을 것이다.

기대를 품고 도착한 곳은 미국 남캘리포니아 대학의 후성유전체 센터. 이곳의 소장인 피터 레어드 박사와 함께 에피지놈과 암 사이의 보이지 않는 힘겨루기를 살펴보고자 한다.

"아시다시피, 야채와 과일을 많이 먹고 동물성 지방과 단백질을 많이 섭취하지 않는 것은 모두 몸에 좋은 일입니다. 후성유전체학은 이 과정이 우리 몸을 어떻게 조절하는지 어떠한 유전자가 사용되고, 반면 어떠한 유전자가 사용되지 않도록 하는지 부분적으로 설명해줄 수 있어요. 하지만 환경이 어떻게 유전자 활동에 영향을 주는지에 대해서 우리는 아직 전체적으로 이해하지 못하고 있습니다."

에피지놈, 즉 후성유전체는 같은 재료로 전혀 다른 두 가지 요리를 만드는 것에 비유할 수 있다. 만약 음식 재료들이 타고난 유전자라면, 조리 방식은 바로 후성유전체의 역할에 해당한다. 동일한 유전자를 갖고 있는 일란성 쌍둥이도 같은 예다. 한 명은 암에 걸리지만 다른 한 명은 평생 암의 공격으로부터 자유로울 수 있다. 유전자가 같더라도 후성유전체가 다르면 전혀 다른 병에 걸릴 수도 있다는 이야기다. 이 때문에 피터 레어드 박사는 우리가 병에 걸리느냐, 건강을 유지하느냐의 차이는 유전학적 차이보다 각자가 어떻게 생활하느냐라는 환경의 차이가 더 큰 영향을 미친다고 말한다.

"예를 들면 사람들이 한 나라에서 다른 나라로 이주할 때 그들의 유전적 특징은 바뀌지 않지만 그들의 환경, 행동이 변하면서 후성유전체가 어떻게 바뀌는지 알 수 있습니다. 국가 간 환경의 차이가 분명하기 때문이죠. 미국으로 이주한 한국인들은 이주하자마자 걸리는 병이 바뀌기 시작합니다. 한국에서는 위암 발병률이 높지만 미국에서는 유방암이나 대장

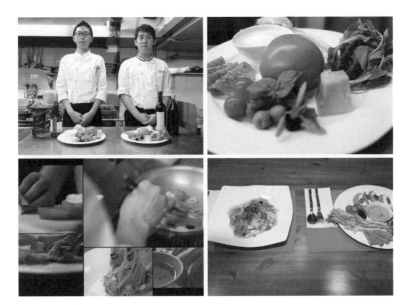

에피지놈, 즉 후성유전체는 같은 재료로 전혀 다른 두 가지 요리를 만드는 것에 비유할 수 있다. 만약 음식 재료들이 타고난 유전자라면, 조리 방식은 바로 후성유전체의 역할에 해당한다. 유전자가 같더라도 후성유전체가 다르면 전혀 다른 병에 걸릴 수도 있다는 이야기다.

암의 발병률이 더 높아요. 새로운 나라로 이주한 이후, 특정 질병의 경우 한두 세대 안에 고국에서 경험했던 발병률보다 10배가 증가할 수도 있습니다. 오늘날 사람들이 농촌에서 도시로 이동하면서 그들이 걸리는 병에도 변화가 생기는 것과 같은 상황이죠."

에피지놈의 연구는 질병의 원인을 단순히 개인의 환경 탓만으로 돌리는 것이 아니다. 물론 아직까지 유전적으로 동일한 개개인들이 후성유전체로 인한 환경의 차이점에서 우연이 얼마나 많은 역할을 하는지에 대해 우리는 완전히 이해하지 못하고 있다. 하지만 우리가 어떻게 하면 올바른 공격 수단과 방법을 고안할 수 있는지, 어떻게 하면 각각의 암과 환자를 전보다 훨씬 정확하게 공격할 수 있도록 치료를 개인화할 수 있는지에 대한 연구에 많은 힌트를 주고 있다. 종양뿐만 아니라 환자에게도 손상을 입히는 큰 폭탄을 그냥 던지는 대신, 이제는 줌인해서 특정하게 암의 약점에만 집중할 수 있는 유도 미사일이 생긴 것이다.

"우리의 몸에는 항상 나쁜 세포로 바뀌려는 세포가 있다는 점에서 암은 항상 우리와 함께 존재할 것입니다. 하지만 후성유전체의 베일이 벗겨질수록 이 새로운 기술은 우리가 암세포의 약점을 확인하고 암세포가 어떠한 변화에 의지하고 중독되어 있는지 알아낼 수 있게 도와줄 것입니다. 우리가 그러한 변화를 감지하거나 뒤집거나 그 특정한 경로를 공격하는 약을 개발할 수 있도록 말이에요."

결국 각 세포의 후성유전체를 줌인하고 살펴보는 기술이 발전할수록 암세포에서 후성유전체가 어떻게 변형되고 그것이 질병에 어떤 과정으로 기여하는지에 대해 더 잘 이해하게 될 것이다. 아직은 암 유전자 분석의 복병과도 같은 미지의 존재, 에피지놈. 베일에 싸인 이 유전체가 어떤 소프트웨어로 암 정복에 기여하게 될지 앞으로의 연구가 기대된다. 레어드 박사는 에피지놈이라는 유도 미사일이 암을 완전히 예방하는 무기가 되지는 못하더라도 암을 조기에 감지하고 효과적으로 치료해 우리의 수명을 단축시키지 않도록 도와줄 것이라 확신했다.

"나는 실제로 그렇게 되는 데 상당한 희망을 갖고 있어요. 유전체와 후성유전체의 세부적인 점이라든가, 현재 우리가 그러한 정보를 종합하는 방식에 대한 이해뿐만 아니라 더 발전된 나노 기술, 분자 영상molecular imaging 등 다른 이미징 방법methods of imaging이 끊임없이 발전하고 있으니까요. 덕분에 20년 후에는 우리 모두 체내에 있는 암의 존재를 지속적으로 감시할 수 있을지도 모르죠. 예를 들어 몸속에서 뭔가가 발생한다는 증거가 생기자마자 무선 신호를 받아 의사와 약속을 잡고 그러한 세포가 눈에 띄거나 느껴지기 전에 추적, 제거할 수 있게 하는 장치가 이식되어 있는 모습을 상상할 수 있을 겁니다."

우리가 기대하고 상상했던 암의 구글맵이 어쩌면 그리 먼 미래의 일만은 아닐지도 모른다. 현대 의학은 이제 겨우 암의 방대한 세계를 이해하기 시작했다. 하지만 레어드 박사는 그 시작을 꼭 막연한 출발로 인식할 필요는 없다고 덧붙인다. 그의 말에 따르면, 인류는 암과의 전쟁에서 '시작의 끝'과 '끝의 시작'을 맞고 있는 것과 같다.

암과의 싸움에서 승부를 가르는 저울. 그 한쪽에는 '가능성'이 올라가 있고, 다른 한쪽에는 '한계'가 올라가 있다. 그리고 현대 의학의 발전은 이제야 그 저울의 평형을 맞춘 것만 같다. 그런데 어쩌면 조금 더 빨리 가능성을 향해 저울이 기울지도 모르겠다. 완치의 벽은 넘지 못했지만 암의 조기 검진 기술이 발전하면서 암 치료의 청신호가 켜졌기 때문이다.

4

암의 조기 검진은
가능한가?

암을 완전히 차단할 수 없음을 깨달은 인류에게 암의 조기 검진은 새로운 희망이다. 그 희망의 끈은 온전히 첨단기술에 메여 있는 존재가 아니다. 질병의 예방과 지연이라는 마법의 약은 우리 자신의 몫이다.

지난 몇 년 새 적지 않은 연예인들이 암으로 세상을 떠났다. 특히 젊은 연예인들의 죽음이 충격을 주었는데, 위암으로 사망한 배우 장진영, 가수 임윤택과 유채영이 대표적이다. 어떻게 몇 달 전까지 왕성한 활동을 하던 젊은 사람이 갑자기 암 선고를 받고, 1년도 못 버티고 죽음을 맞이하게 되는 것일까? 암의 종류에 따라 차이는 있지만, 암은 정말 '예고 없이' 찾아온다. 여기서 예고는 바로 '통증'이다. 우리 몸의 방어 체계는 놀라울 정도로 민감하다. 바이러스가 침투하면 열이 발생하고, 알레르겐과 접촉하면 두드러기가 나거나 재채기를 한다. 더 큰 위험을 막기 위해 몸이 스스로 경고를 하는 것이다.

반면 암세포는 온몸의 신경세포를 건드리지 않고 잠복하고 있다가 순식간에 정체를 드러낸다. 암으로 인해 통증을 느낄 단계가 되면 대부분 의사들은 이미 늦었다고 한다. 다른 질병과 달리 암이 더욱 절망적이고

'허무'한 이유다. 장진영의 주치의였던 서울대 양한광 박사는 그녀가 처음 진찰받으러 왔을 때를 생생히 기억한다. 가벼운 복통, 더부룩함, 별거 아니겠지라는 기대와는 달리 결과는 위암 4기였다.

"최근 장진영 씨 등 젊은 연예인들이 위암으로 급작스럽게 세상을 떠나면서 혹시 그들이 젊기 때문에 암이 더 빨리 퍼진 게 아니냐는 추측이 있는데, 사실 나이는 크게 중요하지 않습니다. 중요한 건 언제 발견했느냐죠. 젊은 연예인들이 충격적인 암 선고를 받고, 1년도 채 생존하지 못한 것은 너무 늦게 암을 발견했기 때문입니다. 젊은이들은 암 정기 검진을 잘 받지 않고, 통증이 와도 무시하는 경우가 많기 때문에 한번 발견하면 말기인 경우가 많습니다. 위암의 경우 직접 느끼는 증상과 상관없이 규칙적인 내시경 검사를 통해 발견하는 수밖에 없습니다."

많은 암환자들과 가족들이 미리 암 검진을 '성실히' 받지 않은 것을 후회하지만 사실상 암을 예측하고, 조기 진단하는 게 쉽지 않은 일이다. 무엇보다 사전 신호, 즉 '통증'이 거의 없고, 말기암이 되기 전까지 영상으로 쉽게 촬영되거나, 손으로 잘 만져지지도 않는다. 물론 건강 검진이 최근 활성화되고 암 진단기법도 선진화되고는 있지만, 여전히 암의 종류와 정도를 파악하기까지 갈 길이 멀다. 정확한 진단을 내리지 못하면 적절한 치료는 기대할 수 없다. 이런 현실에서 암 유전자 연구는 새로운 돌파구라고 할 수 있다.

"이게 내 현실이란 걸 알았고, 나는 사전 대책을 세우고 위험을 최대한 줄이기로 결심했어요. 양쪽 유방을 절제하는 수술을 받기로 했습니다."

영화배우 안젤리나 졸리의 결정은 유전자 정보가 더 이상 참고용 데이터가 아닌 암 진단을 위한 결정적 요소임을 알리는 계기가 됐다. 암의 발병 여부와 확률을 유전자 단계에서 예측할 수 있다는 사실은 현재 암 치료 시스템의 변화를 예고한다. 아직까지 말기암을 완치할 수 있는 기적의 치료제는 거의 없다. 인류가 암과의 전쟁에서 이길 수 있는 새로운 전략은 바로 조기 진단이다. 그렇다면 암 유전자 진단이라는 강력한 무기는 과연 암 치료의 미래가 될 수 있을까? 조금이라도 더 빨리 적을 발견하기 위한 검사, 암의 조기 검진은 유전자 검사만이 능사일까? 이제 현대 의학이 암이라는 막강한 적을 추적하기 위해 어떤 노력을 기울이고 있는지 살펴본다.

암을 꿰뚫어 보는
최첨단 '이미징 기술'

암세포는 세력을 키울 때까지 철저하게 자신의 존재를 숨긴다. 긴 잠복 기간 동안 자각 증상도 없고 육안으로는 정상 조직과 구분하기도 어렵다. 보이지 않는 적은 인간의 눈뿐만 아니라 날카로운 메스도 피한다. 현재의 기술로는 종양 제거 수술 중에 암세포를 시각적으로 볼 수 없는 탓에 인체에서 암을 완벽하게 제거하기 힘들다. 이 때문에 현대 의학은 인체 내부를 들여다볼 수 있는 '이미징 기술' 발전에 많은 노력을 기울이고 있다. 엑스레이나 자기공명 영상장치는 이런 목적을 위해 개발된 대표적인 이미징 기술들이다. 암을 가장 정밀하게 진단할 수 있는 기술로는 CT컴퓨터 단층촬영와 PET양전자 단층촬영 검사가 꼽힌다. 암을 찾아내는 획기적인 검사 방법이지만, 이들 모두 방사선을 이용한다는 단점이 있다. 암을 찾아내기 위해 어쩔 수 없이 우리 몸 안에 위험한 방사선을 쏘아대는 것이다. 다행히도 최근, 더 빨리 암을 꿰뚫어 보고 방사선 부작용을 줄일 수 있는 새로운 이미징 기술이 속속 등장하고 있다. 일명 '무無방사선' '비非파괴' 의료 이미징 기술이라 불리는 최첨단 암 검진 테크닉. 과연 현대 의학의 눈은 암세포를 어떻게, 어디까지 들여다보고 있을까?

우리의 시선이 닿은 곳은 미국 '스탠포드 암 이미징센터Stanford Cancer Imaging Center'였다. 의학과 최첨단 영상기술이 만나 암세포가 두른 투명망토를 걷어내고 더 자세히 보기 위한 연구소다. 나는 먼저 이곳의 책임자인 감비르 박사를 만났다.

"암 영상기법은 매우 중요합니다. 우리가 더 조기에 암을 탐지할 수 있기 때문이죠. 우리는 암과의 전쟁에서 승리할 수 있는 유일한 방법이 최대한 빨리 암을 감지할 수 있는 것이라고 믿어요. 지금까지 암과의 싸움은 치료를 너무 늦게 적용하는 데 문제가 있었죠. 우리가 조기에 치료를 적용할 수 있다면 완치율도 높아질 겁니다. 영상기법이미징은 암을 조기에 탐지하고 치료를 모니터링하는 데 핵심적인 역할을 제공하는 기술이죠."

실제로 이곳의 이미징 기술은 기존의 기술보다 더 정밀하다. 보통 여성이 가슴에 유방암 덩어리가 있다고 느낄 때, 그 크기가 1센티미터의 정육면체 정도라면 이미 30억 개의 암세포가 존재하는 상태다. 그런데 이곳에서는 30억 개의 암세포를 파헤쳐 들어가 수십 만 개의 단위로 세포를 들여다볼 수 있는 기술을 구현 중이다. 최근에는 체내에 들어가 더 적은 숫자의 암세포를 탐지할 수 있는 새로운 '나노 입자 기반nanoparticle-based' 전략을 구축하고 있다고 한다. 초기 암세포를 찾도록 설계된 나노입자를 체내에 주입해 오로지 암에만 존재하는 다른 분자를 표적 추적하는 방식이다. 게다가 이 나노 영상기법은 단순히 암을 탐지하는 것을 넘어 치료도 가능하다고 한다. 감비르 박사의 설명이 이어졌다.

"맞아요. 우리는 암을 찾도록 분자 스파이를 집어넣기 때문에 암 치료를 시도할 수도 있습니다. 암을 찾을 수 있다면 왜 파괴하지 못하겠어요? 이러한 기술이 바로 치료therapy와 진단diagnostics을 합친, 이른바 세라노스틱스Theranostics라는 분야죠."

세라노스틱스에서는 암을 찾을 뿐만 아니라 가열해서 열을 통해 세포를 파괴하는 나노입자를 만들기 위한 시도를 하고 있다. 따라서 나노 기술은 진단학뿐만 아니라 치료학에도 대변혁을 일으키고 있다.

"나노 입자를 이용한 영상기법은 암을 초기에 탐지함으로써 암의 종말에 기여할 수 있을 것이라 생각합니다. 일단 초기에 암을 탐지하고 나면 화학요법처럼 암을 치료할 약도 필요하지 않을지 모릅니다. 국소 부위 수술 local surgery을 하거나 조직을 가열, 파괴하기 위해 국소 부위에 사운드를 적용할 수 있을지도 모르죠. 따라서 영상기법은 암을 아주 초기에 탐지해서 모든 암과의 전쟁을 바꿔놓을 수 있는 중요한 무기가 될 것입니다."

이곳에서 연구 중인 나노기술과 소리를 활용하는 광음향 영상기법 photoacoustics 등의 첨단 이미징 기술들은 방사선의 위험이 없다. 따라서 정기적으로 반복해서 적용할 수 있다는 장점이 있다. 끊임없이 진화하는 변신의 귀재, 암세포의 변화 모습을 더 자주, 자세히 들여다볼 수 있어 치료에 도움이 될 수 있는 것이다. 감비르 박사는 인류가 거대한 부피의 종양 세포 수십 억 개 중 불과 수천 개의 세포를 영상화하지 못할 이유는 없다고 단언했다. 이러한 기술이 더욱 발전한다면 언젠가는 인간의 줄기세포까지 영상화하는 것도 가능할지 모른다. 아니나 다를까, 이곳의 '달드럽-링크 연구소'에서는 현재 종양과 줄기세포의 이미징 연구에 한창이라고 한다.

우리가 연구소에 도착했을 때는 달드럽-링크 박사와 연구원들의 발표 회의가 한창이었다. 이곳에서는 동물 모델의 줄기세포를 영상화할 수 있다고 한다. 목표는 인간의 줄기세포, 특히 암의 줄기세포를 정확히 이미징하는 것, 암의 씨앗이 될 만한 줄기세포를 찍어내 원천적으로 제거할 수 있다면 암 치료의 미래는 완전히 바뀔 것이다. 회의를 끝낸 링크 박사가 흔쾌히 취재에 응했다. 그는 현재 암 진단의 가장 큰 난제는 너무 많은 검사를 거치는 것이라며 이야기를 시작했다.

"보통 암 진단을 내리기 전까지 환자는 X-레이, 초음파, 횡단면 이미징 연구, PET, CT, MR, 방사성 트레이서 기반 연구radiotracer-based study 등을 거쳐야 합니다. 이는 환자에게 아주 심한 스트레스를 줄 뿐만 아니라 시간도 오래 걸리죠. 최종적인 진단이 내려지기까지 1주일이 걸릴 수도 있어요. 따라서 우리의 궁극적인 목표는 하나의 이미징 검사로 종양 전체와 그것이 퍼질 수 있는 모든 영역에 대해 포괄적 진단을 제공하는 것입니다. 따라서 몸에 멍울덩어리이 있는 환자가 우리 영상의학과에 오면 한두 시간 후에 포괄적 진단을 받을 수 있게 하는 것입니다."

진단뿐이 아니다. 이곳 역시 진단과 치료를 결합한 세라노스틱스 Theranostics 분야를 개척하기 위해 암의 종류를 넘어 얼마나 상태가 안 좋은지 규정하는 데 도움이 되는 새로운 이미징 프로브imaging probes를 개발하고 있다.

"우리는 이미징 테크닉을 통해 특정 종양에 염증 세포가 있는지, 있다면 얼마나 많이 있는지 규정한 다음, 종양에 염증 세포가 있다면 그 종양이 화학요법뿐만 아니라 소염제로도 치료가 가능한지 규정하려 하고 있어요. 우리는 특정 환자에게서 치료제가 종양세포에 축적되는지, 축적되지 않는지 볼 수 있습니다. 약이 종양에 도달하지 못한다면 효율적이지 못하겠죠. 따라서 우리는 약이 종양에 축적되는지, 얼마나 많은 양이 축적되는지 알아낼 수 있도록 실제로 약을 보는 것이 아주 중요하다고 믿습니다."

단지 '더 잘 보는 것'만으로도 암 진단을 앞당기고 치료의 위험성은 낮추되 효율성은 높일 수 있다. 쉽게 말해 우리가 어떤 낯선 곳에서 저녁식사를 하게 되었고, 그 음식들 중 하나에 독이 섞여 있다고 가정해보자. 그런데 누군가 우리 눈을 가려서 음식을 볼 수가 없다. 당연히 우리는 그 음식들을 먹고 싶지 않을 것이다. 어떤 음식인지 볼 수 없을 뿐 아니라 어떤 게 독인지조차 알 수 없기 때문이다. 현재의 화학요법이 그렇다. 환자에게 치료란 무언가가 적용될 뿐, 그러한 치료가 어디로 가는지 볼 수 없다. 그래서 이곳의 연구원들은 암을 조기에 진단하고 치료할 수 있는 가장 중요한 접근 방식은 '볼 수 있는 것'이라고 믿는다. 박테리아를 죽일 수 있었던 것도 그 시작은 보는 것이었다. 현미경의 등장이 의학 발전의 획을 그었던 것처럼 어쩌면 암 이미징 기술 또한 그러한 역사의 서막이 될지도 모른다.

실시간으로 암을 추적하는 '단백질학'

데이비드 아구스 박사는 현재의 암 진단을 '찌그러진 플라스틱 병'에 비유한다. 분명히 뭔가 정상적인 모양이 아닌 것은 알겠는데 도대체 어디가 구체적으로 잘못되어 있는지 알 수 없다는 것이다. 정상과 비정상, 즉 '악성'과 '양성'만을 구분할 뿐 그 암이 어떻게 시작됐고 어떻게 진행해 나갈지에 대해서는 분명한 해답을 주지 못하는 현대 의학의 한계를 지적한 것이다. 그는 암의 이미징이 '스틸사진'이 아니라 '동영상'이 되어야 한다고 믿는다. 한 장의 사진만으로 암의 정체를 완전히 파악하기는 불가능하기 때문이다. 암의 일거수일투족을 실시간으로 감시할 수 있는 CCTV가 있어야 혹여 이상한 행동을 보이는 '용의자', 세포 혹은 유전자를 즉시 파악해 대처가 가능하다고 강조한다.

암세포의 외형을 분석하는 기존의 영상화 기법만큼 주목받는 차세대 연구가 있다. 실시간으로 암의 종류와 정도를 알아내는 단백질학Proteomics이 그 주인공이다. 데이비드 아구스 박사와 대니 힐리스라는 IT 기술자─원래 디즈니 사에서 애니메이션을 만들던 인물이다─가 손을 잡고 개발 중인 이 연구는 암이 어떻게 발생하는지 이해하기 위해 몸속에 발현된 단백질들을 분석해 암을 예측하고 예방하는 학문이다.

단백질이 3대 영양소로서 몸의 필수 성분이라는 사실을 알고는 있지만 어떻게 암 진단에 중요하다는 것일까? 단백질은 일종의 유전자 '언어'로 이해할 수 있다. 유전자는 부모에서 자식으로 전달되며, 생명의 모든 코드를 담고 있지만 실제로 발현되지 않으면 무용지물이다. 유전자가 세포가 되고, 그 세포가 모여 뼈와 살이 되는 일련의 과정에서 구체적인 설계도를 짜고, 건축을 담당하는 역할의 주체가 바로 단백질이다. 또한 유전자와 유전자, 유전자와 외부 환경의 훌륭한 매개체로서 몸 안의 세포들이 무엇을 해야 하는지 지시하고, 세포 간의 활동을 조율한다.

아구스 박사는 바로 이 단백질과 유전자가 나누는 얘기를 '도청'하려는 것이다. 특정 유전자가 단백질에게 잘못된 세포를 만들라고 지시를 혹시 내리는지, 단백질이 합성되고, 서로 반응하는 과정에서 오류는 없는지 엿

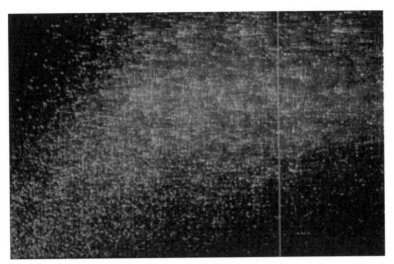

데이비드 아구스 박사와 대니 힐리스가 시각화한 우리 몸의 단백질 지도. 우리가 무엇을 먹고, 어떤 기분을 느끼고, 얼마나 운동을 하고, 어떤 질병에 걸렸는지에 대한 모든 정보를 이 단백질의 활동으로 한눈에 파악할 수 있다고 주장한다. 무수한 점들로 보이는 단백질의 이미지가 마치 광활한 우주를 연상시켜 느낌이 묘하다.

볼 수 있다면 그 '오류의 결과물'인 질병을 보다 빨리, 제대로 파악할 수 있다는 것이다. 앞서 보았듯이 암은 유전자의 질병이다. 그렇다면 유전자의 '메신저'이자 '통역가'라고 할 수 있는 단백질의 활동만 제대로 파악할 수 있다면 암을 추적하는 것은 식은 죽 먹기 아닐까? 아구스 박사는 단백질학이 암 진단의 한계를 극복하고 보다 근본적인 처방과 맞춤형 치료를 가능케 할 것이라고 내다보았다.

"현재 대다수의 암 검진은 물병이 찌그러져 있다라는 정보만 알 수 있어요. 예컨대 대장암세포를 현미경으로 보면 병리학자들은 곧바로 대장암세포임을 알아내죠. 그들에게 유전학genetics이나 단백질유전자정보학

proteomics 따위는 결코 중요하지 않죠. 오직 암세포가 정상세포와 달리 특정한 형태를 띤다는 것에만 주목하고 있으니까요. 그러나 암의 치료법은 유전자나 단백질이상protein abnormality과 밀접하게 이어져 있어요. 따라서 그처럼 특정 형태로 보이는 이유가 반드시 있을 것이고 우린 그것에 집중해 조치를 취해야 한다는 이야기입니다."

예컨대, 100명의 암환자에게 약물을 투여했는데 그 중 50명은 그에 반응하고 50명은 반응을 보이지 않았다고 하자. 이 경우 그들 모두의 단백질 사진을 찍어 반응과 무반응의 차이를 살펴보는 것이다. 그러면 101번째 환자에게 일어날 일도 예측이 가능해진다. 아구스 박사는 이와 같이 단백질을 분석해 암을 예측할 수 있는 새로운 검진기술 개발이 시급하다고 주장했다. 그는 왜 이토록 단백질에 천착하고 있는 것일까?

보통 유전체를 일컬어 우리 몸의 청사진과 같다고 표현한다. 하지만 아구스 박사는 유전체만으로는 요소들이 어떻게 연결되고 무엇을 유발하며 진행되는지 알 수 없다고 말한다. 비유하자면 유전체가 음식점에 갔을 때 재료를 말하는 것이라면, 단백질은 어떤 음식이 나올 수 있는지 말해주는 것이기 때문이다. 같은 레시피를 가지고도 어떻게 조리하느냐에 따라 건강한 음식과 그렇지 못한 음식이 나오듯, 같은 유전자를 가지고도 다양한 단백질이 만들어질 수 있는 것이다. 우리의 몸은 작은 하나까지 모두 단백질로 이루어져 있다. 결국 몸 안에서 일어나는 일들을 단백질 수준에서 이해하는 것이 암이 어떻게 발생하는지에 대한 새로운 이해를 가능케 해준다는 말이다.

아구스 박사는 주어진 식재료, 즉 타고난 유전자와 달리 조리 과정이 천차만별인 단백질의 기능은 바뀔 수 있다고 말한다. 눈치 빠른 독자들은 벌써 이 얘기를 듣고 후성유전체를 떠올릴 것이다. '후천적인' 환경에 따라 유전자의 발현이 결정된다는 후성유전학의 주장은 결국 단백질학 Proteomics에 기초한 것이다. 유전자의 발현을 조절하는 히스톤도 단백질이고, 메틸레이션 작용도 결국 단백질 합성에 영향을 주는 과정이다. 타고난 유전자와 후천적인 환경의 영향까지 우리의 모든 생리적 활동이 단백질 하나로 설명될 수 있다고 해도 과언은 아닐 것이다. 아구스 박사는 단백질학이 암을 포함한 모든 질병의 '유전자 결정론'에 큰 전환을 가져올 것으로 기대한다.

"자신의 환경, 즉 식습관을 바꿈으로써 가능합니다. 자신이 먹는 약이나 활동을 바꿈으로써 질병의 소인predisposition이 있는 상태에서 질병의 예방이나 지연 상태로 변화시킬 수 있다는 것이죠."

100세 시대, 무병장수를 바라는 건 자연의 섭리를 거스르는 것일지도 모른다. 인간은 누구나 질병을 일으키는 유전자를 타고나고, 정상적인 유전자도 노화와 함께 문제를 일으켜 결국 병으로 이어지게 된다. 하지만 그는 말한다. 100세 시대 마법의 약은 질병의 지연이라고 말이다. 암을 비롯해 언제 어떻게 기습할지 모를 질병을 막기 위해 최대한 지연시키는 것, 그 마법의 약을 손에 쥘 수 있는 방법은 질병의 위험인자를 미리 찾고 차단하는 예방이 최선이라는 것이다. 〈닥터 오즈쇼〉라는 방송 프로그램을 진행하며 미국의 스타 의사로 주목받는 오즈 박사 역시 이렇게 말했다. "내가 암에 대한 두려움으로부터 배운 것은 게으른 환자가 되면 안 된다는 것이다. 스케줄 표를 만들어 끊임없이 건강을 체크해야 한다."

아구스 박사의 생각도 이와 다르지 않다.

"늘 자신의 몸을 살펴보고 그것을 이해할 필요가 있습니다. 몸이 자신의 상태에 대한 단서를 제공하기 때문이죠. 예컨대 다리털이 갑자기 빠졌다면 다리의 혈액순환에 문제가 생긴 것일 수 있습니다. 배가 불룩 나왔다면 그에 대한 조치가 필요하죠. 호르몬 수치에 어떤 변화가 있다는 징후일 수 있으니까요. 항상 자신에 대해 파악할 필요가 있습니다. 의사는 당신을 1년에 한 번 볼 수 있지만 당신 자신은 스스로 매일 보기 때문입니다. 따라서 당신 스스로가 자신의 몸에 대해 책임을 져야 한다는 것이죠."

아구스 박사의 말처럼 건강한 삶은 거울 속에 있는지도 모른다. '어쩔 수 없는 유전이야'라는 체념 대신 내 몸의 레시피를 바르게 만들어 건강한 몸을 유지해야 한다. 암을 완전히 차단할 수 없음을 깨달은 인류에게 암의 조기 검진은 암의 종말을 맞이할 수 있는 새로운 전략이다. 단백질학은 우리가 무엇을 먹고, 어떤 운동을 하고, 얼마나 스트레스를 받느냐에 따라 시시각각 암의 가능성이 바뀌고 있음을 '생중계'해줄 것이다. 암이 생기기 전부터 '암에 걸리기 쉬운 몸'인지 아닌지를 알려주는 것이다. 그 신호는 몸의 이상일 수 있고, 구체적인 수치일 수도 있다. 어쨌든 놀라울 정도로 정확해질 암의 진단법, 하지만 암의 예방과 지연이라는 마법의 약은 결국 우리 자신의 몫이다. 암은 우리가 먹고, 마시고, 행동하는 일상적인 행동들이 야기한 또 하나의 레시피이기 때문이다.

아구스 박사는 단백질학을 통해 아주 적은 비용으로 피 한 방울만을 갖고 몸의 '상태'뿐만 아니라 몸의 '변화'까지 철저히 규명해내는 시대, 즉 질병의 예측, 예방, 치료, 관리까지 모든 답을 얻을 수 있는 시대가 멀지 않았다고 확신한다. 하지만 우주보다 방대한 단백질 세계로의 탐험은 쉽지 않은 일이다. 그 개수와 종류는 차치하더라도 우리 몸속의 단백질은 끊임없이 외부 물질과 주변 세포, 다른 단백질과 반응하며 새로운 '기능'들을 무수히 조합해낸다. 그 복잡다단한 조합의 스케일은 아구스 박사는 물론 지구상의 어떤 과학자도 정확히 알지 못한다.

십여 년 전 인간 게놈 전체 분석에 성공한 과학계는 모든 질병의 정복을 기대했지만 후성유전체의 존재가 알려지면서 특정 유전자가 '곧이곧대로' 질병으로 이어지지 않는 사실을 깨닫고 혼란에 빠졌다. 특히 암 유전자는 끊임없이 변이를 일으키는 대표적인 예로 모든 유전자 경로를 감안해 일일이 분석해야 한다. 실제로 2006년 시작된 '암 게놈 지도 프로젝트Cancer Genome Atlas'는 후성유전체, 유전자 발현, 변이 분석 등을 총체적으로 감안한 방대한 계획으로 '인간 게놈 프로젝트'보다 더 어려울 수 있다는 게 과학자들의 중론이다. 그리고 이제는 더 방대하고 복잡한 단백질학까지 그야말로 과학계는 다시 닫지 못할 '판도라의 상자'를 열었다.

여전히 멀기만 한 암의 종말을 향한 여정, 아직 길은 멀지만 방향은 제대로 잡은 듯하다.

암의 실체는 뚜렷하지 않지만 본색을 드러내고 있다. 암을 일으키는 수백만, 수천만 아니 그 이상의 무한한 경우의 수까지도 계산sequencing 해내고, 분석하는 기술이 비약적으로 발전하고 있다. 문제는 역시 시간과 비용이다. 수많은 암환자들이 획기적인 조기 검진 기술의 상용화와 유전자 맞춤형 치료를 기대하고 있지만 단기간 내에 이뤄질 가능성은 희박하다. 모르는 게 약일까? 아니면 아는 게 힘일까? 유전자 진단과 맞춤 치료에 대한 쏟아지는 정보량에 비해 실제 혜택은 턱없이 부족한 상황에서 환자들의 절망감은 더욱 커지고 있다.

답은 있는 듯하지만 좀처럼 잡히지 않아 너무나 멀게 느껴지는 현실, 이런 막막함 속에서 의외의 돌파구가 발견됐다. 바로 다음 장에서 소개할 바이러스다.

3부

암 치료의 돌파구,
바이러스

바이러스는 암세포가 만든 돌연변이를 이용해 암세포 속에서 살아간다. 과학자들은 이 신기한 바이러스를 '항암바이러스'라고 부른다. 일단 바이러스가 암세포에 들어가면 암 덩어리는 감기에 걸린 것처럼 몸살을 앓는다. 바이러스의 공격이 가속화되면 그동안 암세포의 위세에 억눌려 있던 면역기능이 되살아난다. 면역기능은 암을 바이러스 덩어리로 인식하면서 항체를 만들기 시작한다. 결국 암세포는 바이러스와 면역세포의 협공작전 속에서 죽는다. 암세포에 넣어준 바이러스가 일종의 암 예방주사가 된 셈이다.

1
이이제이 以夷制夷,
적으로 적을 제압한다

바이러스의 특성을 오랜 시간 연구해온 학자들은 이제 이 적군의 특성을 조작해 인류를 죽이는 또 다른
적, 암을 제압치료하기 위한 작전에 박차를 가하고 있다.

인류와 바이러스와의 싸움에서 인간은 매번 당하는 쪽이었다. 오랜 세월 인류에게 두려운 존재로 각인된 전염성 미립자. 짧은 시간에 빠르게 증식하는 바이러스의 감염 능력은 공포 그 자체였다. 1918년 전 세계에서 2,000여 만 명의 사망자를 낸 스페인독감과 2003년 8,000여 명의 목숨을 앗아간 사스sars, 2009년 전 세계로 퍼져나간 신종플루와 최근에도 끊이질 않고 출몰하는 조류독감, 아직도 진행 중인 에볼라 바이러스 등, 의학이 발전한 20세기 이후에도 바이러스는 수많은 생명을 빼앗아가는 원흉이었다. 인플루엔자와 같은 바이러스 대 인간의 밀고 밀리는 싸움은 지금도 현재 진행형이다.

인간은 '백신'이라는 방패로 이 끈질긴 불청객의 침입을 무력화하고 있고 바이러스는 사스의 경우처럼 과거와는 전혀 다른 형태로 변신해 인체를 공격하고 있다. 스스로 생명활동을 할 수 없는 바이러스에게 인간의

몸은 개척하고 기생해야 할 숙주와 같다. 라틴어로 '독virus'이란 뜻의 인류의 천적, 바이러스. 그런데 독도 잘 쓰면 약이 될 수 있다. 바이러스도 잘만 이용하면 사람을 살릴 수 있다는 뜻이다.

최근 바이러스로 암을 치료하는 연구가 활발하게 진행되면서 바이러스는 불청객이란 과거의 악명을 조금씩 벗고 있다. 바이러스의 감염 능력을 치료에 이용하는 바이러스 치료viral therapy의 성과가 두드러지며 이른바 '바이로테라피virotherapy'가 암을 통제하는 새로운 무기로 떠오른 것이다. 적을 이용해 적을 물리친다는 이이제이以夷制夷처럼 바이러스도 잘만 이용하면 사람이 아니라 암을 잡을 수 있는 뜻밖의 아군이 될 수 있다. 암 치료의 강력한 돌파구로 주목받고 있는 바이러스. 이 침입자들은 어떻게 인체의 파수꾼이 되었을까?

감기에 걸린 후
암세포가 사라지다

암은 일본에서도 사망원인 1위를 기록하고 있다. 화학치료와 방사선치료, 최근에는 표적치료까지 더해져 암과의 사투를 벌이고 있지만 여전히 조기암에 비해 진행암의 치료는 만족할 만한 수준에 도달하지 못한 상태라고 한다. 나는 세계 최대의 양성자 치료기를 갖춘 일본 츠쿠바대학교를 찾았다. 첨단 장비와 기술이 암 치료에 어떤 효과를 낳고 있는지 직접 확인하기 위해서다. 그런데 그에 앞서 이 대학의 한 책임교수로부터 흥미로운 이야기를 전해 들었다. 암 전문의사인 마사토 아베이 교수. 그가 항암 바이러스에 관심을 갖게 된 지극히 사적인 경험 속에는 단지 개인의 우연한 호기심으로 치부할 수 없는 기적과도 같은 희망이 담겨 있었다.

"저는 바이러스 치료와 개인적인 인연이 깊습니다. 20년 전 제가 미국의 클리블랜드클리닉에서 유학 중이었을 때였죠. 당시 두 살이었던 외아들이 갑자기 급성림프성백혈병에 걸리고 말았어요. 평소 건강했던 탓에 전혀 눈치를 채지 못했습니다. 그리고 어느 날 아들에게 예방접종을 맞혔는데, 3일 후부터 열이 나기 시작하더니 열이 40도 가까이까지 올랐어요. 그날 밤에는 상태가 더욱 악화되어 호흡이 멈출 정도였어요. 서둘러 응급실로 데려갔어요. 그 당시 난 아이가 생존할 가망이 희박하다고 생각했죠. 그런데 다시 피검사를 해보니 10만 5,000개였던 백혈구가 500개로 줄어 있었습니다."

마사토 교수의 아들은 1주일 후, 다시 골수 검사를 받았다. 그런데 세포와 조직 어디에서도 백혈구 세포를 찾을 수가 없었다. 한 번도 화학요법을 받지 않은 아이의 몸속에서 암세포가 스스로 자취를 감춘 것이다.

"이른바 완치 상태가 된 거죠. 이런 일은 저도 생전 처음 본 일이어서 그 이유를 물었더니 아들의 주치의도 모르겠다고 하더군요. 당시만 해도 저는 바이러스요법이나 종양 바이러스에 대해 아는 게 없었어요. 따라서 아들의 완치가 바이러스의 직접적 영향 때문이라는 사실을 전혀 몰랐습

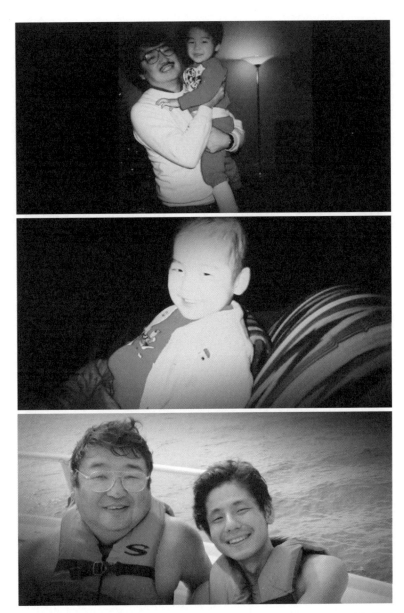

마사토 교수의 아들. 두 살에 급성림프성백혈병에 걸렸는데, 어느 날 40도가 넘는 고열의 감기 증상을 앓은 이후로 백혈병이 치유되었다. 현재 건강하게 성장해서 의사를 꿈꾸는 멋진 청년이 되었다.

니다. 다만 예방접종으로 인해 아이에게 어떤 일이 일어났을 것이란 막연한 추측 정도만 했었죠."

그의 아들은 추가 항암치료를 받았고, 지금은 의사를 꿈꾸는 건강한 20대 청년으로 자랐다. 그 후 마사토 교수는 아들에게 일어난 일이 우연이 아님을 설명해주는 한 논문을 만나게 된다. 논문에서는 홍역 바이러스에 감염된 후 악성 림프종이 완치된 사례를 비롯해 천연두 예방접종이 소아백혈병 환자의 백혈구 수치를 크게 감소시켰다는 사례가 보고되어 있었다.

"그것이 종양용해바이러스 치료의 효시였던 셈입니다. 저는 그때부터 바이러스에 암을 치료하는 힘이 있다고 생각했어요. 10년이 지나 비로소 그 당시 우리 아들에게 어떤 일이 있었던 건지 알게 된 겁니다. 항암바이러스 연구를 시작한 한국과의 인연도 그 논문 덕분에 시작되었어요. 그때 부산에서 이미 관련 임상시험이 진행 중임을 알게 되었기 때문이죠. 과거에는 희귀했던 치료 케이스였지만, 이제는 표적치료 시대가 열리면서 암에서만 선택적으로 증식하는 바이러스가 잇달아 개발되어 임상에 응용되고 있습니다."

마사토 교수의 말처럼 최근 바이러스의 감염 능력을 암 치료에 이용하려는 움직임이 활발하다. 감기에 자주 걸린 사람이 암에 걸릴 확률이 적다는 연구 결과도 있다. 인체가 바이러스와 싸우는 과정에서 면역체계가 강화되는 현상이 확인된 것이다. 체내의 면역체계가 활발하게 작용하면 암에 대한 저항력도 자연히 높아진다. 아이들이 감기를 통해 몸의 면역기능을 발달시키듯 바이러스 그 자체가 암을 이겨내는 힘을 기르는 연습 상대가 될 수 있다는 이야기다.

현재 암 치료로 개발 중인 바이러스의 종류만 해도 10여 가지나 된다. 헤르페스 바이러스, 아데노 바이러스, 백시니아 바이러스, 심지어 에이즈 바이러스까지 항암바이러스 치료제로 연구되고 있다. 이들 바이러스는 모두 정상세포보다는 암세포에서 자라는 걸 좋아한다. 그리고 바이러스의 이와 같은 선택적 성향을 개선시켜 암세포만 찔러 죽이는 강력한 항암바이러스가 집중적으로 연구되고 있다. 이쯤 되면 바이러스를 무작정 두려워할 필요는 없지 않을까? 뜻밖에도 인류의 아군이 되고 있는 바이러스. 이 평화로운 공존의 시작은 꽤 먼 과거로부터 이어졌다.

바이러스,
친구인가 적인가

오랜 세월 인류를 괴롭힌 질병이 있다. 수만 년 동안 5억 명 이상의 생명을 앗아가고, 태양왕 루이 14세를 초라한 주검으로 만들었던 치사율 40%의 전염병, 천연두다. 1967년까지만 전 세계적으로 1,000만 명 정도가 천연두에 감염되어 고통 받았다. 하지만 세계보건기구는 1980년 지구상에서 천연두가 완전히 사라졌다고 공식적으로 발표했다. 인류를 끔

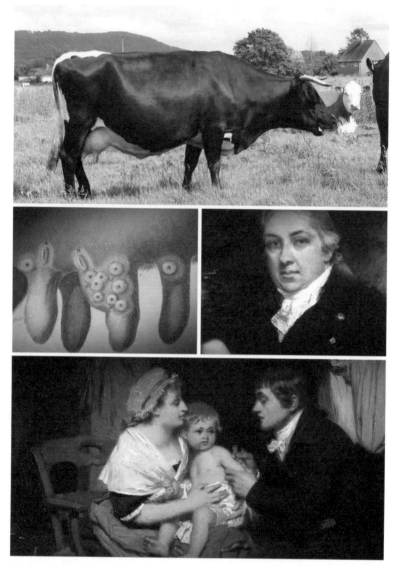

에드워드 제너에 의한 인류 최초의 바이러스 치료. 우두에 걸렸던 여성의 손에 감염된 우두농포에서 고름을 채취해 8살 소년의 팔에 접종. 정상인 소년에게 부러 우두를 감염시킨 것이다. 한 달 뒤 제너는 소년의 팔에 천연두 고름을 주사했다. 제너의 가설대로 소년은 무사했다. 우두 바이러스를 이용한 인류 최초의 백신이 탄생한 순간이었다.

찍하게도 괴롭한 질병을 박멸할 수 있었던 방법, 그 첫 출발은 18세기 말 영국의 의사였던 에드워드 제너로부터 시작된다. 지금도 영국은 제너의 업적을 기리기 위해 그가 의술을 연구하며 살았던 집을 박물관으로 보존하고 있다. 나는 그 역사적인 현장에서 제너의 발자취를 되짚어보기로 했다.

런던에서 2시간 남짓 떨어진 작은 시골마을 버클리. 이곳에 지금은 박물관이 된 제너의 집이 있다. 천연두의 참상이 여전히 남아 있는 낡은 가옥 안은 오랜 세월의 흔적이 가득했다. 천연두로 사망한 군인들이 종종 유령으로 나타난다는 이 집은 영국에서 귀신이 나오는 천연두 다락방으로 유명하다고 한다. 당시 영국 인구의 30%가 천연두에 감염됐고, 그 중 1/4이 사망했다. 18세기 유럽 인구의 절반을 죽음으로 몰아간 천연두. 의사였던 에드워드 제너는 어느 날 우연히 환자들에게서 공통점을 발견한다. 근처 목장에서 일하는 여성들은 천연두가 아주 약하게 지나갔던 것이다. 소의 젖을 짜는 일을 하며 우두에 걸린 소들과 자주 접촉했던 여성들은 우두에 전염되어도 가벼운 증상만 있다가 이내 사라지곤 했다. 우두란 소에게서 발생하는 바이러스성 질환으로 천연두와 비슷하지만, 독성은 천연두와 달리 물집이 잡히는 정도로 훨씬 약했다. 그런데 이 우두에 걸렸던 여성들만이 천연두의 공격에서 안전했던 것이다. 여기서 제너는 천연두에 종말을 고할 수 있는, 당시로선 충격적인 발상을 하게 된다. '바이러스로 바이러스를 잡아보자!'

1776년 제너는 우유 짜는 일을 하던 여성의 손에 감염된 우두농포에서 고름을 채취해 8살 소년의 팔에 접종했다. 정상인 소년에게 부러 우두를 감염시킨 것이다. 한 달 뒤 제너는 소년의 팔에 천연두 고름을 주사했다. 제너의 가설대로 소년은 무사했다. 우두의 바이러스를 이용한 인류 최초의 백신이 탄생한 순간이었다. 백신vaccine이란 소를 뜻하는 'vacca'에서 유래된 말로, 우두로 처음 백신을 만들었기 때문에 붙은 이름이다. 바이러스, 의학적으로는 '면역력을 갖추게 만드는 생물학적 제제'를 말한다.

이후 파스퇴르가 광견병 예방백신을 개발했고, 소아마비와 장티푸스도 백신 개발에 성공해 인류는 조금씩 질병으로부터 자유로워졌다. 현재 쓰이는 백신의 80% 이상이 이러한 바이러스 백신이다. 바이러스가 질병의 원인이 되는 물질인 것은 사실이지만, 헤아릴 수 없이 많은 생명을 구해준 유익한 생명체이기도 하다. 결국 어떻게 이용하느냐에 따라 적이 될 수도 있고, 유익한 친구가 될 수도 있다. 바이러스의 특성을 오랜 시간 연구해온 학자들은 이제 이 적군의 특성을 조작해 인류를 죽이는 또 다른 적, 암을 제압하기 위한 작전에 박차를 가하고 있다.

말기 암환자를 구한
똑똑한 바이러스

암세포만 감염시키는 '레오바이러스'

제너 박물관을 떠나 향한 곳은 영국의 아름다운 중세도시, 노스요크셔. 나는 이곳에서 특별한 남성을 만날 수 있었다. 말기 암환자로 시한부 선고까지 받았던 윌리엄 존스. 하지만 여유와 낭만이 넘치는 그의 모습 어

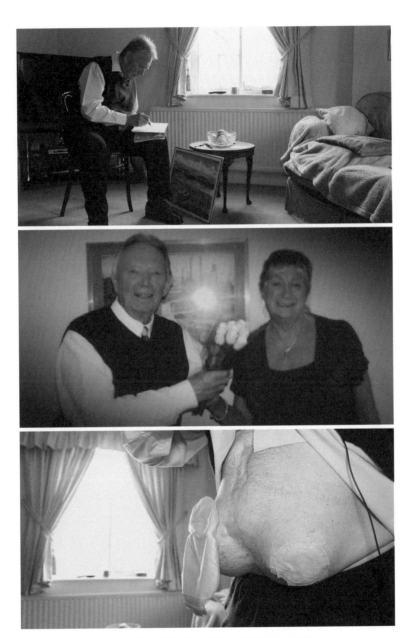

대장암 환자 윌리엄 존스. 항암바이러스 치료로 암을 이겨내고 제2의 인생을 살고 있다.

디에서도 병마의 그늘은 보이지 않았다. 윌리엄은 전처를 암으로 잃었다. 그리고 지금의 부인을 만나 행복한 노년을 꿈꾸기 시작할 무렵, 대장암 선고를 받았다. 종양으로 가득 찬 직장을 제거하며 항문도 함께 제거돼 인공항문을 달아야 했다. 대장에서 시작된 암은 간과 폐까지 전이됐고, 그때마다 윌리엄은 수술대에 올라야 했다.

"그동안 매우 고통스러운 치료를 받았어요. 두 번의 대수술을 거쳐 세 번째 수술까지 받아야 했죠. 그런 힘겨운 과정을 전부 거쳐 지금에 이른 겁니다. 하지만 당신도 보시다시피 난 이렇게 건강하게 살아 있어요. 그리고 그런 경험은 다시는 하고 싶지 않아요."

화학요법과 방사선 치료만으로는 빠르게 번지는 윌리엄의 암을 막기 어려웠다. 암세포의 공격에 속절없이 당하고 있던 윌리엄에게 의료진은 새로운 치료법을 제안했다. 바로 항암바이러스 치료다. 바이러스를 항암제처럼 활용하자는 것이었다. 18세기 인류에게 백신이라는 선물을 선사한 바이러스가 21세기에는 항암제라는 기적까지 선사하는 것일까? 나는 윌리엄의 치료 과정을 자세히 확인하기 위해 영국 왕립암연구소를 찾아갔다. 이곳의 표적치료 연구실의 책임자인 캐빈 헤링턴 박사는 바이러스와 암세포의 전투 모습을 직접 확인시켜주었다.

"보세요. 이게 바로 바이러스에 감염돼 죽어가는 암세포의 모습입니다. 흥미로운 건, 감염이 정상 조직이 아닌 암 조직에서만 나타난다는 점

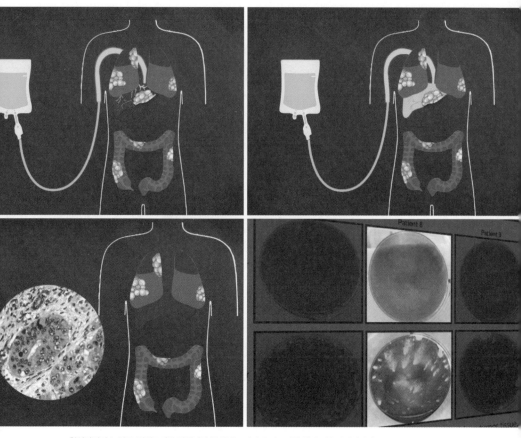

항암바이러스 치료. 암세포에만 감염되어 증식하는 바이러스는 결국 암세포를 파괴시킨다.

입니다.”

 암세포는 빠르게 자신을 복제하고 증식하려는 성질 때문에 우리에겐 매우 위협적이다. 하지만 특정 바이러스에겐 이것이 아주 매력적인 조건이 된다. 이 바이러스는 암세포가 만든 돌연변이를 이용해 암세포 속에서 살아간다. 과학자들은 이 신기한 바이러스를 '항암바이러스'라고 부른다. 일단 바이러스가 암세포에 들어가면 암 덩어리는 감기에 걸린 것처럼 몸 살을 앓는다. 바이러스의 공격이 가속화되면 그동안 암세포의 위세에 억눌려 있던 면역기능이 되살아난다. 면역기능은 암을 바이러스 덩어리로 인식하면서 항체를 만들기 시작한다. 결국 암세포는 바이러스와 면역세포의 협공작전 속에서 죽는다. 암세포에 넣어준 바이러스가 일종의 암 예방주사가 된 셈이다.

"통제를 벗어나 무한 증식하는 암세포는 바로 그 때문에 바이러스가 증식하기에 아주 적합한 환경이 됩니다. 어떤 의미에서 바이러스는 자신이 자랄 수 있는 아주 비옥한 토양을 발견한 셈입니다. 그 토양에서 자라면서 바이러스는 자신의 숙주인 암세포를 죽이고 더 많은 바이러스를 복제해 다른 암세포까지 감염시킵니다."

하지만 헤링턴 박사는 바이러스를 이용한 암 치료가 이론처럼 쉽지만은 않다고 덧붙였다. 바이러스는 숙주세포에 침투해 생명력을 얻기도 하지만 숙주세포에 도달하기 전에 우리 몸의 면역체계에 의해 제거되기도 하기 때문이다. 다시 말해 공격지인 암까지 도달하기가 쉽지 않다는 것이다. 그래서 등장한 것이 레오바이러스다. 윌리엄의 생명을 구한 이 레오바이러스는 백혈구에 은밀히 무임승차하는 법을 알고 있다. 면역체계 몰래 백혈구 속에 숨어 종양까지 도착한 후 암을 제거하는 것이다.

이 레오바이러스는 아이들에게 감기와 위장장애를 일으키는 것 외에는 사람에게 별 해가 되지 않는 바이러스로 알려져 있다. 표적치료제로도 잡지 못한 RAS유전자를 공략하는 데 새로운 희망을 주고 있다는, 그야말로 항암 치료계의 신무기다. 동물 실험에서도 RAS만 선택적으로 감염시키

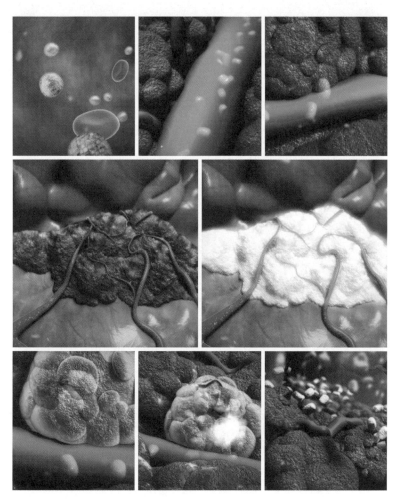

우리 몸의 면역체계 몰래 백혈구 속에 숨어 종양까지 도착한 후 암을 제거하는 레오바이러스

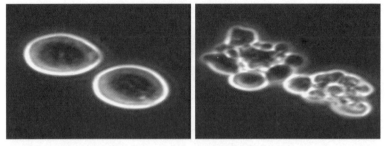

암세포의 무한 증식, 이것이 레오바이러스가 공략하는 암의 아킬레스건이다.

는 효과가 입증되었고, 바이러스가 활성화된 쥐에서 종양 크기가 전혀 자라지 않은 결과를 보였다. 그리고 이 종양 조직을 제거해 분석했더니 레오바이러스가 마치 공장을 차린 것마냥 엄청나게 복제된 것을 확인할 수 있었다. 다른 정상 조직에서는 레오바이러스가 발견되지 않았다.

레오바이러스가 이처럼 암세포만을 감염시키는 이유는 아직 정확히 알 수 없다. 다만 정상세포와 달리 무한 증식하는 암세포의 유별난 특성이 레오바이러스 감염에 취약한 것으로 여겨지고 있다. 세포 분열 과정에서 돌연변이가 생기면 정상세포는 저절로 사멸해버리지만 암세포는 죽지 않고 끝없이 증식한다. 바로 이 점이 레오바이러스가 공략하는 '암의 아킬레스건'인 것이다.

말기암 선고를 받은 지 벌써 5년. 레오바이러스를 이용한 표적치료로 암을 이겨낸 후 윌리엄은 프랑스까지 자전거 여행을 다녀왔다고 한다. 그리고 또 한 번의 긴 여행을 계획하고 있다. 그는 암 선고 이후의 삶을 '보너스'라고 표현했다.

"암이란 걸 잘못 인식하면 안 됩니다. 그 사실을 똑바로 인식하고 그를 이겨낼 현실적인 방법을 생각해야만 해요. 운명은 스스로 만들어갈 수 있어요. 지금 난 내 운명을 즐기고 있죠. 보너스를 받은 것 같아요. 그래서 나는 다음 단계의 치료도 적극적으로 받을 생각입니다."

그의 몸에는 여전히 대수술의 흉터와 항문을 대신하는 인공적인 배설 기구가 남아 있다. 하지만 이조차도 그에게는 희망의 증거다. 나는 집 안 가득 퍼지는 그의 기운찬 웃음소리가 이제 더 많은 환자들의 가정에 이어지기를 기원하며 함께 미소지었다.

천연두의 진화, '백시니아 바이러스'

바이러스로 암을 치료하며 죽음의 고비를 넘고, 건강을 되찾은 이는 우리나라에서도 만날 수 있었다. 부산에서 만난 박미주^{가명} 씨. 그녀는 암에 걸리기 전부터 암에 대한 공포가 남달랐다고 한다. 직장암이던 남편을 7년이나 간병하며, 그 고통스러운 마지막 길을 봤기 때문이다.

"조금 더 일찍 발견했으면 더 살았을지 모르는데… 직장암이라 직장을 모조리 제거해버렸단 말이죠. 남편도 나도 너무 고통스러웠어요."

남편이 떠나고 1년 6개월이 지난 후, 그녀 또한 암 선고를 받았다. 간암 말기. 보통의 말기 암환자들이 그러하듯 그녀 또한 인생의 마지막을 생각할 수밖에 없었다. 4번의 수술과 항암치료로 몸은 녹초가 됐고 복수까지

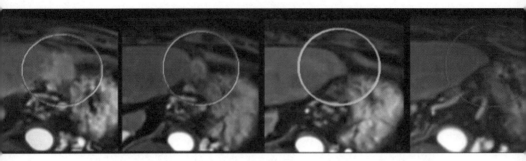

박미주 씨의 간 조직에 항암바이러스 투여 후 암세포의 소멸 과정. 치료 전-8주-20주-114주(약 3년 후)까지 경과. 처음 5cm 크기였던 그녀의 종양은 이제는 흔적만 남았을 뿐 대부분 사라지고 없었다.

차올랐다. 그녀는 스스로 수의와 영정 사진을 마련하며 죽음을 준비했다. 박미주 씨는 서랍에서 곱게 갠 수의를 꺼내 보여주며 말을 이었다.

"수의에요. 이건 치마저고리, 이건 두루마기. 내가 아플 때, 많이 아플 때 다 장만해놨어요. 영정 사진도 다 찍어뒀어요. 간다고. 저 세상으로 간다고. 그런데 여태 살아 있어요. 선생님이 잘 봐줘서… 그때 죽겠구나 싶어 마련했는데 지금 보니까 웃음이 나요."

생의 끝에서 양산부산대학교병원을 찾은 그녀는 허정 박사를 만나 항암바이러스 임상시험을 권유받았다. 안전을 확신할 수 없었지만 죽음의 맨얼굴까지 봤다가 지푸라기라도 잡는 심정으로 별다른 고민 없이 제안을 받아들였다. 그렇게 간 조직에 바이러스를 직접 투여한 이후 3년이 흘렀다. 처음 5cm 크기였던 그녀의 종양은 이제는 흔적만 남았을 뿐 대부분 사라지고 없었다. 그녀에게 항암바이러스 치료를 권유한 허정 박사가 말했다.

"이 분은 본래 암이 있었고, 치료 후에 재발하셨기 때문에 보통 2년 안에 암이 재발할 확률이 50~70% 정도라고 봤습니다. 그런데 현재 3년째 재발 없이 근치 상태를 유지하는 건 상당히 보기 드문 결과입니다."

박미주 씨의 종양 덩어리를 물리친 건 백시니아 바이러스다. 천연두 백신으로 100년 이상 사용해오던 바이러스다. '백시니아'라는 이름도 천연두 '백신'에서 나왔다. 인류를 위협했던 질병 중 하나였던 천연두를 종결시킨 바이러스가 다시 한 번 인류를 고통에서 구할 무기가 된 것이다. 백시니아 바이러스를 암 치료에 이용하는 이 획기적인 방법은 양산부산대학교병원 연구팀의 주도로 개발되고 있다. 주로 기존 항암 치료에 실패한 말기 간암환자들을 대상으로 임상을 진행해왔다고 한다. 초기 임상은 항암바이러스를 주사기에 담아 초음파 화면을 보며 종양에 직접 찔러 넣는 것이었다. 나는 영국에서 레오바이러스의 활약을 직접 봤던 것처럼 양산

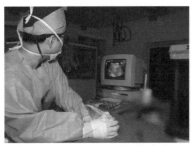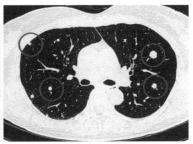

암세포에 항암바이러스를 직접 주입하는 모습   바이러스에 감염된 암세포

부산대학교병원의 연구실에서 백시니아 바이러스가 암세포를 감염시키는 모습을 생생하게 관찰할 수 있었다. 양산부산대학교병원의 영상의학과 교수인 김창원 박사의 설명이 이어졌다.

"바이러스를 주입하고 나면 종양 내에 부종이 생겨서 일시적으로 종양 자체가 커지는 현상을 보입니다. 그런데 시간이 몇 주 지나고 나면 종양 내에 괴사가 일어나면서 종양이 현저히 작아지는 소견을 확인할 수 있습니다."

백시니아 바이러스는 천연두 바이러스 유전자를 재조합해 정상세포가 아닌 암세포에서만 활동하도록 특별히 만든 것이다. 암세포만 선택적으로 찾아 들어가는 이 항암바이러스는 세포 속에서 상당량의 바이러스가 만들어지면 세포를 깨고 나온다. 암세포는 바이러스가 빠져나올 때 터져서 죽게 된다. 이 순환이 반복되면 주위의 암세포가 모두 죽게 된다. 체내에 남은 바이러스는 몸속 면역세포가 없앤다.

이 항암바이러스의 임상 결과는 《네이처 메디신*Nature Medicine*》에도 소개됐으며, BBC 등 전 세계가 주목할 정도로 암 치료의 새로운 패러다임을 개척하고 있다. 말기 간암환자 서른 명에게 항암바이러스를 투여한 결과, 절반의 환자에게선 종양의 성장이 억제됐고, 고용량 투여군은 14개월, 저용량 투여군도 평균 6개월을 생존했다. 이번 연구의 총책임자인 황태호 박사는 이렇게 암 치료에 적합한 바이러스를 찾고, 개발하기까지 10년 넘는 시간이 걸렸다고 한다. 지금까지의 임상시험 대상은 주로 간암환자와 대장암환자였지만 최근에는 신장암환자에게도 임상시험을 진행 중이다. 황태호 박사는 암세포가 바이러스에게는 최적의 생산 공장이라고 이야기한다.

"암세포 자체는 바이러스에게 하나의 생산 공장입니다. 바이러스 하나가 들어가면 거기서 수백 개, 수천 개가 증식을 해서 암세포가 탁 터뜨려지면 바이러스가 옆에 있는 암세포로 넘어가게 되죠. 그 옆에 있는 암에서 바이러스가 또 자라게 되는데 면역학적으로 바이러스가 다 제거될 때까지 계속해서 옆으로 옆으로 퍼지는 이 능력은 항암작용에 결정적으로 영향을 미친다고 생각합니다."

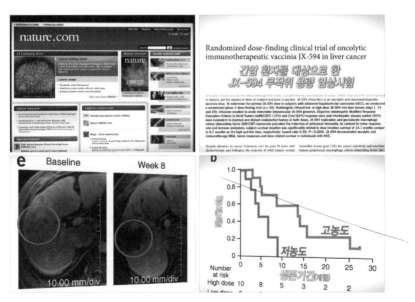

《네이처 메디신》에도 소개된 양산부산대학교병원의 항암바이러스 임상 결과

영국에서 살펴본 레오바이러스처럼 백시니아 바이러스도 정상세포가 아닌 암세포에서만 활동하도록 만들어진 표적치료제다. 호흡기 질환을 일으키는 바이러스와 천연두를 일으키는 바이러스가 공통된 특징으로 공공의 적, 암을 죽이기 위해 쓰이고 있다. 어떻게 이런 가설이 현실화될 수 있었을까? 바이러스와 암세포의 차이를 살펴보면 그 답을 찾을 수 있다.

바이러스와 암세포가
싸울 수 있는 판을 짜라

항암바이러스는 말 그대로 암세포를 공격하는 바이러스다. 항암바이러스가 어떤 경로로 암세포를 퇴치하는지 이해하려면 바이러스와 암세포의 특징을 알아둘 필요가 있다.

먼저 바이러스는 살아 있는 세포에서만 기생하는 생명체다. 바이러스는 단일나선 혹은 이중나선의 핵산이 중심부를 이루고 단백질 혹은 지방과 단백질로 구성된 껍질이 감싸고 있는 아주 단순한 구조다. 세포막이나 세포벽도 없고 대사 과정을 할 줄도 모른다. 따라서 생존에 필요한 모든 활동은 숙주세포에 기생해 해결한다. 핵산의 중심에는 DNA 혹은 RNA로 이루어진 유전물질이 있고, 외피에는 바이러스가 숙주세포에 들어갈 수 있도록 하는 분자들이 있다. 바이러스의 특징은 일단 그 크기에서 나온다. 일반적으로 가장 작은 세균의 크기가 400nm mm가 아니다. 1nm는 10억분의 1m다인데, 바이러스의 지름은 20~250nm 정도로 박테리아보다 작다. 이 작은 크기의 바이러스는 세포의 외부에서는 생명체 아닌 '휴면입자'로 존재하지만, 기생할 수 있는 세포를 찾아 들어가면 새로운 바이러스를 생산한다.

이때 숙주세포의 생명활동을 파괴하게 된다. 바이러스의 핵산 또는 단백질이 숙주에 들어가면 바이러스는 증식을 시작한다. 바이러스의 게놈은 바이러스의 구성 성분인 핵산과 단백질을 새로 만들고, 이 요소들이 결합되어 숙주세포로부터 나온다. 여기서부터 바이러스의 DNA는 마치 숙주세포가 원래부터 가지고 있던 DNA인 것마냥 행동하는 것이다. 경우에 따라 바이러스의 게놈이 숙주가 되는 세포의 염색체와 안정적으로 결합해 숙주세포의 염색체와 함께 복제되기도 한다. 그럴 경우 원래 들어간 바이러스는 사라지지만, 바이러스의 게놈은 숙주세포가 세포 분열을 할 때마다 고스란히 전달되기도 한다.

바이러스가 복제를 통해 증식하는 과정을 인간의 눈으로 보면 감염의 과정이 된다. 바이러스는 다른 숙주세포를 찾아 떠나는 과정에서 종종 한꺼번에 탈출한다. 숙주세포는 이 충격으로 터져 죽을 수도 있다. 숙주에 기생하며 숙주를 이용하기만 하다가 결국 파괴시켜버리는 이기적인 생명체인 것이다. 이처럼 바이러스의 가장 큰 무기는 사람과 같은 숙주세포 안으로 뚫고 들어가 증식하는 능력이다. 이 능력 때문에 바이러스는 지구상의 모든 생명체를 감염시키며 성공적으로 살아남았다. 생명체의 세포를 숙주 삼아 질병을 일으키고 때로는 생명까지 앗아가는 침입자, 바이러스. 현대 의학은 이토록 이기적인 적을 이용해 다른, 더 무서운 적, 암을 물리치기로 한 것이다.

암이라는 적군도 바이러스만큼이나 존재 자체가 특별하다. 앞서 얘기했듯 세포 사멸 시스템이 적용되지 않아 죽지 않고 증식만을 거듭하는 세포가 암세포다. 이 두 적군이 서로 싸우도록, 싸워서 바이러스가 암을 이기도록 판을 짜는 것이 항암바이러스 치료의 핵심이다. 바이러스가 지는 싸움은 아무런 의미가 없다. 손자병법에서도 말한다. 전쟁은 결국 이길 수 있는 상황을 만들어야만 이길 수 있다고. 싸움을 붙이고 바이러스가 이기도록 상황을 만드는 것 외에도 신경 써야 할 것들이 많다. 바이러스가 행여나 정상세포를 감염시키지 않도록 해야 하고, 우리 몸의 면역체계를 피해 암세포까지 무사히 도달할 수 있도록 조정해야 한다. 바이러스를 어느 타이밍에 어떤 방법으로 어느 정도 투입해야 하는지도 최고의 효과를 낼 수 있도록 결정해야 한다. 때로는 바이러스와 암세포의 경과에 따라 추가로 바이러스를 투입해야 할 수도 있다.

다행스러운 점은 이미 오래 전부터 이에 대한 연구가 국제적으로 이뤄져왔다는 사실이다. 더 놀라운 점은 우리나라 양산부산대학교병원을 중심으로 이러한 연구의 임상시험이 진행되고 있다는 것. 앞서 소개한 박미주 씨 역시 양산부산대학교병원에서 진행된 임상시험의 참가자였다. 이제 실험실을 찾아가 연구의 현주소, 즉 항암바이러스 치료의 효과와 암 치료의 패러다임을 바꿀 신약의 가능성에 대해 알아볼 차례다.

2

기존 치료의 한계,
바이러스가 답인가?

바이러스는 '암세포 침입 → 무한 증식 → 암세포 폭파 → 이웃 암세포 전이'의 과정을 반복하며 암세포
와의 전투를 이어가다가 증식할 암세포가 사라지면 자신도 사라져버린다.

일본 츠쿠바대학병원에는 보는 이들을 단숨에 제압해버리는 거대한 장
비가 설치되어 있다. 암 치료에 필요한 방사선을 만들어내는 세계 최초
의 양성자 가속기이다. 한 일본 의사의 초청으로 나는 황태호 박사와 함
께 이곳의 시설을 직접 둘러보는 기회를 가졌다. 무려 70억 엔의 어마어
마한 비용이 투입됐다는 최첨단 환경. 환자가 치료를 받는 원통형의 침상
옆으로 나 있는 문을 열고 들어서자 의외의 거대한 공간이 나타난다. 3층
높이의 뻥 뚫린 공간에 마치 미래에서 온 듯한 거대 로봇 모양의 금속 구
조물이 괴이한 소리를 내며 천천히 움직인다. 환자의 암 부위에 한 치의
오차도 없이 정확하게 레이저를 쏘기 위해 최첨단 모터가 내장된 일종의
기어박스다. 거대한 기어박스 뒤로 연결된 금속 파이프, 이것을 따라가자
더 큰 규모의 공간이 나타난다. 웬만한 체육관만한 크기 사각형 구조에
지름이 10m 이상 되는 원형의 파이프가 설치돼 있다. 바로 양성자 가속

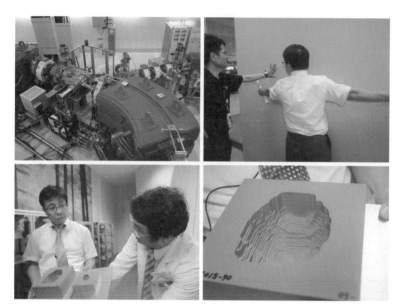

암 치료에 필요한 방사선을 만들어내는 세계 최초의 양성자 가속기. 양성자를 이용한 방사선 치료는 수술과 마찬가지로, 국한된 하나의 암 또는 두 개의 암을 치료하는 데 매우 효과적이다. 그러나 암은 점점 퍼지며 재발하게 되고 특히 재발한 경우에는 하나, 둘이 아닌 다량으로 발생해버린다. 양성자 치료로도 이것을 모두 치료하기란 사실 불가능하다.

기다.

천체 물리학에서 새로운 입자를 연구하기 위해 사용되는 이런 가속기가 왜 암 치료에 쓰이는 것일까? 기존의 방사선 암 치료는 주로 X선이나 감마선을 이용하는데 암세포뿐만 아니라 정상세포도 파괴하는 단점이 있다. 또한 체내 깊이 들어갈수록 에너지가 떨어져 막상 암세포에 효과적으로 작용하지 못하기도 한다.

반면 양성자 빔은 피부 조직이나 정상세포에서는 에너지가 약하다가 암 조직에 이르러 에너지가 폭발하는 특성이 있어 '암'의 표적치료를 가능하게 해준다. 쉽게 말해 X선과 감마선은 직구이고, 양성자 빔은 변화구라고 할 수 있다. 현재 양성자 치료는 수술이 어려운 위치의 암이나, 재발성 암환자들에게 치료의 기회를 주고 있다. 문제는 이런 양성자를 만들어내기 위해 거대한 가속기가 필요하다는 것이다. 공간도 엄청나게 필요하고, 비용도 천문학적이다. 무려 70억 엔의 어마어마한 비용이 투입됐다는 최첨단 환경. 방사선이 새는 것을 방지하기 위해 건물 벽의 두께만 무려 2미터가 넘는다고 한다.

과연 이런 첨단 시설이 암 치료에 얼마나 큰 효과가 있을까? 츠쿠바대학병원의 마사토 교수의 대답은 다소 회의적이다. 이 최첨단 장비가 암의 생존율을 일부 높이는 데 기여했지만, 암의 근본적인 치료는 될 수 없다는 것이다.

"양성자를 이용한 방사선 치료는 수술과 마찬가지로, 국한된 하나의 암 또는 두 개의 암을 치료하는 데 매우 효과적입니다. 그러나 암은 점점 퍼지며 재발하게 되고 특히 재발한 경우에는 하나, 둘이 아닌 다량으로 발생해버리죠. 양성자 치료로도 이것을 모두 치료하기란 사실 불가능합니다."

엄청난 양의 방사선을 쬐고도 죽지 않는 불멸의 세포, 암. 지금 이 순간에도 암은 누군가의 몸속에서 끊임없이 진화하며 돌연변이 유전자를 만들고 있을 것이다. 이 때문에 암환자에게 가장 큰 절망은 현대 의학으로 모든 치료를 마친 후에도 암이 재발하거나 전이될 수 있다는 사실이다.

재발 혹은 전이된 암을 안고 사는 암환자는 하루하루를 살얼음 위를 걷는 심정으로 살아간다. 최첨단 시설의 공격조차 뿌리 뽑을 수 없는 암세포. 대체 우리는 암에 어떻게 접근해야 할까? 우리 몸이 통제할 수 없을 정도로 무한 증식하는 암세포를 하나하나 찾아 공략하는 것은 쉽지 않은 일이다. 하지만 바이러스라면 가능하다. 암세포처럼 바이러스도 무한증식을 하기 때문에 곳곳에 숨어 있는 암을 찾아내고 공격할 수 있다. 암을 죽일 수 있는 혁신적인 치료법으로 부상한 바이러스. 이제 본격적으로 항암바이러스의 전투 능력을 점검해본다.

바이러스의 재발견, 암세포에 '핵폭탄' 대신 '유도탄'을 쏘다

앞에서 언급했듯 현재까지 가장 많이 쓰이는 암 치료법은 수술과 방사선, 항암제 치료다. 지금도 이들 치료법의 한계를 극복하기 위한 새로운 연구들이 진행되고 있지만 여전히 넘지 못하는 가장 큰 장벽이 있다. 바로 암세포의 치료 저항성. 즉, 치료 후 살아남은 암세포가 어디에 존재하는지, 또 이런 암세포가 어떻게 암의 재발을 유발하는지 해결하지 못하고 있는 게 현실이다.

그런데 일본 교토대학의 연구팀에서 방사선 치료 후에도 재발하는 암에서 놀라운 특징을 발견했다는 소식이 들려왔다. 망설일 이유가 없었다. 나는 곧장 교토대학으로 출발했다. 이번 연구를 이끈 하라다 히로시 교수가 직접 연구 성과를 발표하는 자리가 마련됐다. 일본뿐 아니라 한국에서도 많은 전문가들이 참석해 높은 관심을 보였다.

"보시다시피 암은 이렇게 층을 형성하고 있으며 차례로 혈관, 살아 있는 암세포, 저산소 암세포, 괴사 층이 모여 하나의 암을 구성하고 있습니다. 이 각각의 혈관에서 100미크론 정도 떨어진 곳에 저산소영역이 존재합니다. 그리고 저희들은 이 저산소영역에 존재하는 암세포가 방사선 치료에도 살아남아 암의 재발을 일으킨다는 사실을 최근에 밝혀냈습니다."

히로시 교수는 암세포의 혈관 주위에 해당하는 유산소영역 이외에 산소 없이 자라는 저산소영역이 존재함을 찾아냈다. 재발한 암의 상당 부분은 극한의 상황에서 살아남을 수 있는 저산소영역의 암세포들로 밝혀졌다. 우리의 몸 안에 산소가 닿지 않는 부위가 있다는 사실도 놀랍지만, 암세포라는 놈이 산소가 희박한 상태에서도 생존할 정도로 강력한 존재라

일본 교토대학 연구팀에서 발견한 암세포에 대한 새로운 사실. 저산소영역에 존재하는 암세포가 방사선 치료에도 살아남아 암의 재발을 일으킨다.

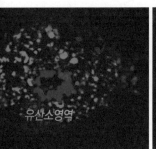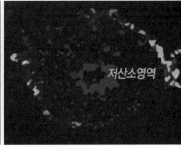

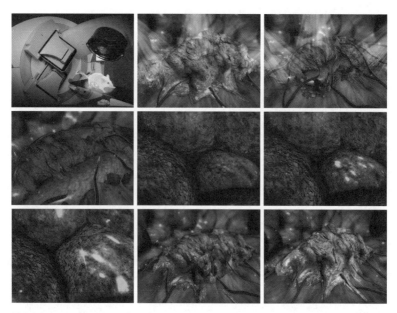

혈관에서 먼 저산소영역의 암세포는 방사선으로도 거의 죽지 않는다. 대신 HIF-1유전자가 작동해 이들에게 산소와 영양 공급을 해줄 수 있는 새로운 혈관을 만들어준다. 이렇게 재발한 암은 전보다 훨씬 강하다.

는 게 충격적이었다. 살아 있는 모든 세포는 산소를 필요로 한다. 우리 몸의 일부인 암세포도 예외가 아니다. 특히 강력한 혈관을 뻗어 정상세포의 피와 산소를 빨아 먹는 흡혈귀 같은 존재다. 그런데 이런 게걸스런 포식자가 먹지 않고도 생존할 수 있다는 게 아닌가.

이처럼 암세포가 저산소 상태에도 살 수 있는 건 다름 아닌 HIF-1 유전자 덕분이다. 쉽게 말하면 HIF-1은 암세포에게 일종의 산소마스크라고 할 수 있다. 보통 방사선으로 세포를 태워버리기 위해서는 산소의 역할이 중요하다. 비행기와 로켓 발사 시 연료를 태우기 위해 산소 공급이 필요한 것처럼 말이다. 때문에 산소 공급이 원활한 혈관 가까이의 암세포는 방사선 치료 시 대부분 사멸한다. 반면, 혈관에서 먼 저산소영역의 암세포는 방사선으로도 거의 죽지 않는다. 대신 HIF-1 유전자가 작동해 이들에게 산소와 영양 공급을 해줄 수 있는 새로운 혈관을 만들어준다. 이렇게 재발한 암은 전보다 훨씬 강하다.

"본래 정상세포는 HIF-1이 활성화되지 않는데 암세포는 방사선에도 살아남아 HIF-1 활성을 획득한 뒤 그것을 도화선으로 종양혈관으로 이동하여 암의 재발을 일으킨다는 사실을 규명했습니다. 그것이 암을 더 악성화시키고 방사선 치료와 항암제의 저항성을 유발한다고 알려져 있습니다."

다시 말해, 지금까지는 방사선 치료에서 우연히 살아남은 암세포가 암의 재발을 유도하는 것이라 믿었었다. 그런데 히로시 교수가 실험으로 암의 재발에는 '우연'이 아니라 특정한 '메커니즘'이 숨어 있음을 밝혀냈다. 즉, 방사선 치료에서도 살아남는 특정 암세포가 존재하며, 이 세포는 다시 자랄 경우 더욱 강력해진다는 점이다. 왜 재발된 암이 치료가 더 어려운지 궁금증이 풀리는 대목이다.

히로시 교수는 HIF-1의 규명으로 암이 재발하는 원인이 증명된 만큼 앞으로 이 결과를 토대로 새로운 치료법을 개발할 수 있을 것이라 기대하며 발표를 마쳤다. 이 연구 결과에서 주목해야 할 점은 바로 HIF-1 유전자가 왜 작동하는가라는 질문에 대한 답이다. 그리고 그 답은 멀지 않은 곳에 있었다. 이 유전자가 활성화되어 더 강력한 돌연변이 암세포를 만들게 되는 원인이 바로 방사선에 있었기 때문이다. 그러니까 주요한 암 치료법으로 꼽혔던 방사능 치료가 오히려 암을 확산시키고, 전이를 일으킬 수 있다는 충격적인 결과다. 기존 치료법과는 차원이 다른 새로운 무기가 절실한 이유다. 바이러스의 재발견은 그래서 더 의미가 크다.

항암바이러스를 연구하고 있는 양산부산대학교병원 황태호 교수의 연구팀은 10년 전부터 바이러스에 주목했다. 물론 그 이전에도 전 세계적으로 바이러스와 암세포의 관계를 밝히기 위한 다양한 연구들이 진행되고 있었다. 그럼에도 10년 전, 황태호 교수의 연구팀이 바이러스를 암환자의 암세포에 주사하겠다고 했을 때 정부 규제기관 관계자들은 물론이거니와 주변 의사들과 과학자들까지 미친 생각이라며 반대와 우려의 목소리를 높였다고 한다. 그만큼 바이러스에 대한 부정적인 선입견은 뿌리 깊었다. 그럼에도 황 교수는 바이러스와 암세포의 유사성에 더욱 주목했다.

"1971년에 닉슨 대통령이 암과의 전쟁을 선포했잖아요. 그 후 연구가 많이 진행됐어요. 분자 수준에서 수십 개에서 수백 개까지 암과 관련된 유전자가 밝혀졌어요. 이후 와인버그 박사가 기능적으로 이를 분류했어요. 5~6가지 카테고리로 나누어 암의 유전자적인 특징을 나눈 거죠. 성장을 잘한다, DNA 합성을 잘한다, 사멸내성을 가진다 우리 몸은 암세포처럼 변형이 되면 세포가 스스로 죽게 되는 사멸 기능을 가지게 되지만, 암세포의 경우 세포 자살을 스스로 억제하는 사멸내성을 가지게 된다.-작가 주, 체내 면역학적 공격에 대한 저항이 생긴다, 혈관을 무한생성한다. 대략 이런 내용이에요. 그런데 전이와 혈관 생성을 빼고는 바이러스와 아주 똑같습니다. 즉, 바이러스와 암의 진화 방향이 상당히 많은 부분에서 겹치는 거죠. 그 말은 암세포 증식에 필요한 유전자를 사용해서 바이러스가 증식할 수 있다는 겁니다. 암 역시 바이러스의 특징을 고스란히 써먹을 수 있죠. 정상세포가 바이러스로 인해 암에 걸리는 경우가 바로 그런 예입니다. 항암바이러스가 전자를 이용한 것이라면 바이러스가 암세포를 이용하는 자궁경부암은 후자를 이용해서 암세포가 바이러스를 이용하는 파필로마 바이러스 유전자를 활용하는 것입니다. 방사선이 암세포를 유발하지만 암 치료에 사용되고, 독한 화학물질이 암을 유발하지만 항암제로 사용되는 것처럼 바이러스도 그와 유사하다는 점에서 적과 친구가 공존하는 것이 자연의 이치가 아닌가 생각합니다."

항암바이러스 연구의 출발은, 정확한 치료의 개념은 아니었지만 암과 바이러스의 공통분모를 찾은 것에서 시작되었다. 바이러스와 암세포는 서로 중첩되는 특징들이 많기 때문에 서로 어떤 영향을 미칠 수 있다. 파필로마 바이러스처럼, 간염 바이러스 때문에 간암에 걸리는 경우는 암이 바이러스의 특성을 이용한 경우다. 말하자면 암과 바이러스의 싸움에서 바이러스가 졌다는 얘기다.

그렇다면 거꾸로, 바이러스로 하여금 암의 특성을 사용하게 한다면 어떨까? 곧, 죽지도 않고 면역을 억제할 수도 있는 암세포의 힘을 바이러스가 사용하게 하는 것이다.

그렇다면 암세포가 바이러스에 의해 죽을 수도 있지 않을까? 생존이라는 같은 목표를 두고 바이러스와 암세포가 경쟁을 한다면, 경쟁에서 진

쪽이 사멸할 수도 있다는 논리다. 황태호 교수는 10년 이상의 시간과 노력을 들여 그 경쟁의 우위를 바이러스가 차지할 수 있도록 이끌었다.

정상세포까지 죽이며 암환자의 몸을 초토화시키는 기존 치료가 핵폭탄이라면, 암세포라는 분명한 표적만 쫓아다니며 공격하는 바이러스는 유도탄과도 같다. 그리고 이제, 황태호 교수뿐 아니라 전 세계 의학계의 시선이 이 유도탄에 모아지고 있다. 과학자들은 앞으로 이 유도탄으로 곳곳에 숨어 이상증식을 하는 암세포를 찾아내 파괴할 수 있을 것이라고 기대하고 있다. 그 중 황 교수의 유도탄은 '정맥주사 치료'라는 최신옵션까지 갖춘 다중표적치료법으로 단연 큰 관심을 받고 있다. 암세포에서만 자라도록 유전자를 변형한 백시니아 바이러스. 연구팀은 이 멀티플레이어 바이러스에 새 이름을 붙여주었다. 바로 'JX-594'. 이 생소한 이름의 유도탄은 어떻게 기존 치료의 높은 장벽을 넘어선 것일까?

암세포 VS
JX-594

건강한 세포는 그대로 두고 암세포만 선택적으로 감염시키고 파괴하도록 만드는 바이러스. 레디오테라피^{방사선 치료}와 케모테라피^{항암화학요법}처럼 바이로테라피^{항암바이러스 치료요법}의 영역을 개척하고 있는 이 새로운 전략은 현재 암환자들을 대상으로 임상시험이 한창이다. 양산부산대학교 연구팀의 경우 그 시작은 아데노바이러스였다. 아데노바이러스는 전염성이 강한 독감을 일으키는 병원균이다. 대부분의 사람들은 한두 번쯤 노출된 적이 있을 만큼 흔한 바이러스이다. 따라서 독감에 걸렸던 사람들의 경우 그들의 면역체계가 아데노바이러스를 파괴하도록 이끄는 항체를 지니고 있다. 이 때문에 암을 치료하기 위하여 아데노바이러스를 주입할 경우 체내에서 이 바이러스를 외래물질로 인식하고 면역체계를 작동시켜 바이러스를 제거해버린다. 당연히 치료 효과도 함께 제거된다. 실패한 실험이었으나 황 교수는 그 실험 덕분에 지금의 결실을 얻을 수 있었다고 말한다.

"아무래도 처음이었기 때문에 아데노바이러스가 친숙하고 부작용도 기껏 해봐야 감기 정도일 테니까 선택했던 거죠. 그런데 사람의 몸이라는 게 면역기능이 워낙 좋아서 면역학적으로 자꾸 이 바이러스를 없애는 쪽으로 작동하더라고요. 상당한 부분에서 성과가 있었음에도 불구하고 약하단 것 때문에 더 이상 진행되지 못했습니다. 하지만 그 실험은 실패한 것이 아닙니다. 어찌 보면 지금의 상당한 성과를 가져올 수 있었던 첫 번째 단계였다고 저희들 모두 생각하고 있죠."

이 같은 시행착오를 거치며 황태호 교수의 연구팀은 수십 개의 바이러스 후보를 테스트했고, 암세포를 죽이는 능력이 가장 뛰어났던 백시니아 바이러스우두바이러스를 선택했다. 천연두는 인류에게 가장 큰 비극을 안겨준 공포의 질환이었지만 1789년 에드워드 제너에 의해 처음 예방접종이 시행된 이후, 세계보건기구WHO는 1980년 천연두의 종결을 선언하였다.

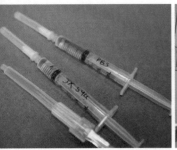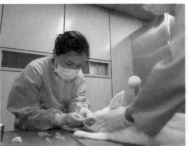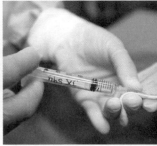

JX-594. 천연두를 인류로부터 구제한 우두바이러스처럼, 'JX-594'는 인류에게 가장 큰 공포의 질환인 암을 치료할 수 있는 새로운 항암치료제로 부각되고 있다.

오랜 세월 인류에게 가장 공포의 질환이었던 천연두의 박멸에 사용되었던 우두바이러스를 실험실에서 유전자 변형을 시켜 'JX-594'가 탄생되었다. 천연두를 인류로부터 구제한 우두바이러스처럼, 'JX-594'는 인류에게 가장 큰 공포의 질환인 암을 치료할 수 있는 새로운 항암 치료제 물질로 드라마틱한 변신을 예고할 수 있을까? 비밀은 바이러스와 암세포의 유사성에 있다. 둘의 공통점을 찾아 그것들이 서로 부딪히도록 유도하는 것이다.

1라운드,
거세당한 바이러스의 놀라운 기생 능력

먼저 바이러스와 암세포는 둘 다 끊임없이 증식한다. 그런데 그 속도에는 차이가 있다. 암세포는 정상세포보다 성장속도가 빠르지만 백시니아 바이러스는 숙주의 증식 속도에 맞춰 자란다. 바이러스가 정상세포에 있을 때는 암세포보다 느리지만, 일단 암세포에 올라탄다면 그만큼 더 빨리 자라고 더 많이 퍼질 수 있다. 마치 불사의 신처럼 죽지 않고 성장하는 암세포와 바이러스. 이 둘은 그 불사의 힘을 주는 에너지원 또한 유사하다.

암세포는 스스로 돌연변이를 일으켜 성장을 억제하는 인자를 없애고 성장을 유도하는 물질을 많이 생산해낸다. 특히 성장을 돕는 효소인 '티미딘 키나아제TK'라는 효소를 많이 만든다. 그런데 암세포뿐 아니라 백시니아 바이러스도 DNA를 합성할 때 이 효소를 쓴다.

황 교수의 연구팀은 이 점에 주목했다. 성장을 위해 꼭 필요한 TK 효소를 인위적으로 제거한 바이러스를 만들기로 한 것이다. 자랄 수 있는 힘을 거세당한 백시니아 바이러스가 암세포의 힘을 뺏어 쓰도록 유도했다. 정상세포에는 TK라는 효소가 없기 때문에 바이러스는 정상세포들은 피해가고 오로지 자신에게 필요한 능력을 지닌 암세포에만 침투한다. 이제 암세포의 무한증식을 돕던 TK 효소는 바이러스의 증식에 필요한 에너지가 되어 다시 암세포를 공격한다. 바이러스는 다시 다른 암세포로 옮겨가 같은 방식으로 암세포를 죽였다. 이 순환이 반복되면 바이러스 주위의 암세포가 모두 파괴된다. 암세포를 모두 죽이고 체내에 남은 바이러스는 우리 몸의 면역 시스템에 의해 제거되며 임무를 끝마친다.

정리하자면 바이러스는 '암세포 침입 → 무한 증식 → 암세포 폭파 → 이웃 암세포 전이'의 과정을 반복하며 암세포와의 전투를 이어가다가 증식할 암세포가 사라지면 자신도 사라져버리는 것이다. 연구팀은 이 놀라운 바이러스에 면역작용을 유도하는 물질인 GM-CSF를 만드는 유전자

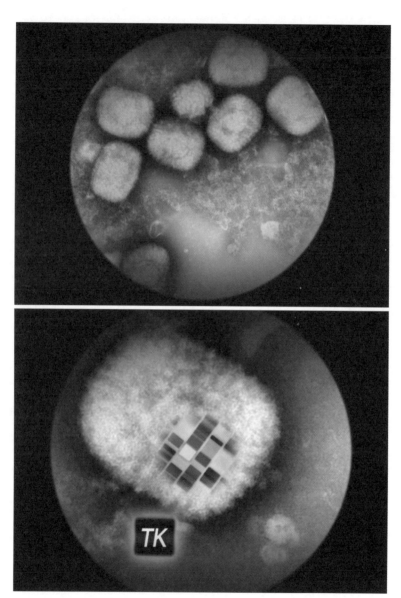

백시니아 바이러스에서 TK(티미닌 키나아제) 효소를 제거하면 '배고픈' 바이러스 JX-594가 만들어진다. 주린 배를 채우기 위해 JX-594는 암세포의 TK효소를 뺏어먹는다. 먹으면 먹을수록 식성이 좋아지는 JX-594는 더욱 증식해 암세포를 고사시킨다.

도 추가했다. 일단 감염이 되고 바이러스가 증식하면 생성된 GM-CSF는 암세포 파괴를 더욱 활성화하는 효능을 발휘한다. 이렇게 새로운 옵션을 장착한 JX-594는 면역세포와 협공해 암을 직접 죽이고 암에 영양분을 공급하는 혈관까지 파괴했다.

"암세포가 살아가려면 영양분이 필요하고, 영양분을 공급해줄 혈관도 필요합니다. 그런데 JX-594가 암에 분포하는 혈관도 공격한다는 것을 저희들은 최근에서야 알았습니다. 하나의 기전이 아닌 여러 가지 기전으로 암세포를 공격할 수 있는 능력이 있는 것이죠. 따라서 단일 물질로 암을 공격하는 것보다 훨씬 더 많은 다양한 기대 효과를 바랄 수 있게 되었습니다."

황 교수는 JX-594가 암세포에만 최적화된 천적이 될 수 있었던 원인이 하나 더 있다고 덧붙였다. 바로 암세포만의 절대적인 능력, 면역체계에 대한 내성이다.

2라운드,
불멸의 암세포, 바이러스의 안전가옥이 되다

JX-594는 면역체계가 작동하기 전에 암세포 속으로 숨어 들어가 증식한다. 바이러스가 정상세포에 침입하면 세포는 이를 알리는 경보를 발동하고, 우리 몸은 침입자를 물리치기 위해 정상세포를 죽인다. 이 역할을 하는 것이 인터페론이라는 물질이다. 따라서 바이러스는 정상세포에 침투하게 되면 인터페론 때문에 숙주가 죽어서 더 이상 자랄 수가 없다. 그런데 많은 종류의 암은 인터페론에 내성을 가지고 있다. 따라서 인터페론이 아무리 분비되어도 우리 몸은 암세포와 제대로 싸우지 못한다. 암세포가 쉽게 죽지 않는 이유다. 암세포의 이러한 능력은 바이러스에게 최적의 환경이 된다. 암세포에 들어간 바이러스는 안전하게 인터페론의 공격을 피할 수 있게 된다. 바이러스에게는 암세포가 빼앗긴 힘을 키우는 것은 물론 적의 공격까지 막아주는 안전가옥인 셈이다. 바이러스는 안심하고 분열을 계속해 나가고 결국 암세포를 파괴한다. 암세포는 자신을 암으로 만든 그 불멸성 때문에 바이러스의 공격을 받게 된 것이다.

"말하자면, 자기가 파놓은 함정에 자기가 빠진 꼴입니다. 암세포는 그 자체로 굉장히 강합니다. 호스트인 사람에게는 아주 강하게 진화를 했죠. 하지만 바로 그 진화된 물질을 이용하는 것이 바로 JX-594 바이러스입니다. 암세포는 자신의 강력함이 JX-594를 만나는 순간 아킬레스의 건이 되는 것입니다."

이처럼 바이러스는 특정 대상을 정확히 찾아가 치료 능력까지 펼치는 표적치료제다. 단순히 표적을 공격하고 억제시키는 것이 아니라 그 표적을 이용해서 자기 자신이 살아가는, 즉 표적과 싸우는 것이 아니라 표적을 이용하며 기존 치료제와는 전혀 다른 기전을 보여주고 있다. 황 교수는 항암바이러스의 이러한 특성이 단일 표적 기능을 넘어 다중 표적까지 가능하게 만들었다고 말한다.

"JX-594는 표적치료제입니다. 저희들이 일부는 아는 것도 있지만 더더욱 모르는 것이 훨씬 많은 그런 표적치료제인 셈이죠. 그런데 바이러스 같은 경우는 본질적으로 다중표적이 될 수밖에 없는 기능을 갖고 있습니다. 우리에게는 치료지만 바이러스에게는 스스로 생존하기 위한 몸부림인 것이죠. 그 과정에서 벌어지는 다양한 기전들이 동시에 여러 가지 표적을 제거할 수 있을 것입니다."

그저 안전하게 살기 위해 암세포를 선택한 바이러스. 작은 미생물의 본능적인 생명활동이 죽어가는 인류의 몸을 구하고 있다. 황 교수는 앞으로 바이러스가 암세포의 천적이 될 수도 있다고 설명했다.

"어떤 특정한 유전자에 문제가 있는 그런 암세포는 특정한 바이러스에 훨씬 더 취약합니다. 그래서 어떤 유전자에 문제가 있는 a라는 암세포는 b라는 바이러스에 훨씬 더 민감하고, 또 c는 d에 훨씬 더 민감한 것이죠. 암세포와 바이러스 사이의 이 같은 특성들은 밝혀내는 것이 앞으로 저희들이 해야 할 일이겠죠. 특정적인 유전자의 문제가 어떤 특징적인 바이러스에 대해 천적이 될 수 있도록 말입니다."

암세포와 바이러스의 특성을 이용한 이러한 메커니즘은 전통적인 유전자 치료와도 구별된다. 보통 유전자 치료는 특징적인 유전자 한두 개를 넣어 전달해서 치료 효과를 보는 것이다. 하지만 바이러스 치료는 그런 유전자뿐만이 아니라 바이러스 유전체 전체와 암의 유전체 전체가 싸우게 되는 복합적인 시스템이다. 다시 말해 특정한 질환을 치료하기보다 노화와 질병으로 억제된 우리 몸의 면역기능을 깨워서 활성화시키고, 나아가 본래 지니고 있던 기능을 최대화시켜주는 것이다. 가능한 몸 안에 상처를 주지 않고 자연치료 능력을 키워 암세포가 버틸 수 없는 환경을 조성해주는 것. 항암바이러스는 그러한 이상적인 환경을 개척해주는 도구인 셈이다.

방사선 치료나 화학요법, 외과적 수술 없이도 인체가 평화롭게 암을 물리칠 수 있도록 도와주는 항암바이러스. 이 때문에 임상시험을 받은 암환자들의 가장 두드러진 특징 또한 기존의 항암 치료에 비해 훨씬 '덜 아프다'라는 점이다. 통상적인 항암제의 부작용인 구토와 식욕감퇴, 탈모 등의 증상이 없다. 치료의 결과만큼이나 치료의 과정 또한 주목할 수밖에 없는 바이러스 치료. 나는 실제로 이 치료의 임상시험에 참여한 말기 암환자들을 직접 만나보기로 했다. 그들의 몸속에 퍼진 바이러스는 어떤 희망을 낳았을까?

바이러스로 죽음의 고통에서
벗어난 사람들

양산부산대학교병원 연구팀의 항암바이러스 치료의 초기 임상은 바이러스를 직접 종양에 찔러 넣는 방식이었다. 이 때문에 체내 깊숙이 숨어 있는 암세포는 바이러스의 공격을 피할 수 있었다. 당연히 효과 또한 부분적일 수밖에 없다. 하지만 최근에는 그동안 연구 결과를 바탕으로 환자가 편히 치료 받을 수 있는 정맥주사 방식으로 임상시험이 진행 중이다. 혈관을 타고 전이되는 암세포의 특성을 포착해 바이러스가 스스로 혈관을 타고 흐를 수 있도록 경로를 넓혀준 것이다. 혈관을 따라 돌던 바이러스는 암세포를 발견하면 감염시키고 파괴할 수 있다. 숨어 있는 암세포와 이미 퍼지기 시작한 전이 암세포를 추적하여 암세포를 더욱 효과적으로 제거한다. 또한 정상세포는 건드리지 않고 암세포만 특이적으로 찾아내어 파괴하기 때문에 항암치료의 부작용도 한결 줄일 수 있다.

전통적인 화학요법 치료제는 암뿐만 아니라 빠르게 자라는 모든 세포를 공격하는 탓에 주변의 건강한 조직까지 파괴했다. 그래서 두피세포나 위벽세포 같이 성장이 빠른 정상 조직들까지도 손상시키는 부작용이 발생하는 것이다. 최근 나온 표적치료제들 역시 기존 항암제와 함께 쓰이는 경우가 많아, 부작용으로부터 자유롭지 못하다. 이 때문에 미국 제네렉스 제약사의 종양내과 전문의 데이비드 컨 박사는 황태호 교수팀이 성공시킨 정맥주사 방식에 큰 기대를 걸고 있었다.

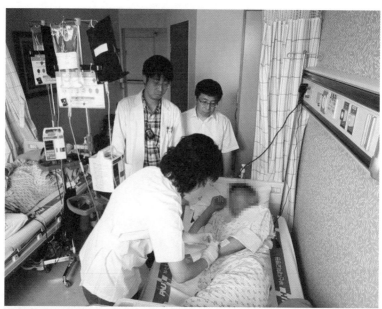

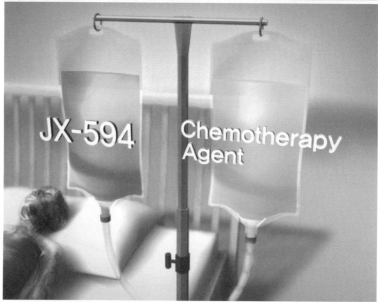

정맥주사 형태로 항암바이러스를 암세포에 주입하는 임상시험

"혈관을 타고 흐르는 항암바이러스가 향후 암 치료의 큰 돌파구가 될 거라고 믿습니다. 정상세포에는 손상을 입히지 않고 암세포만 아주 명확하게 공격하도록 만들어진 이 바이러스는 기존 암 치료에 비해 부작용은 훨씬 적지만 치료 결과는 더 효과적입니다."

부작용은 적고 효과는 높은 치료. 아마도 이 땅의 모든 암환자들이 꿈꾸는 치료일 것이다. 하지만 평범한 농사꾼이었던 박창규^{가명} 씨는 그런 기적의 치료를 꿈꿀 새도 없이 3개월이라는 끔찍한 시한부 선고를 받았다. 경상남도 거창의 조용한 시골마을, 나는 이곳에 살고 있는 박창규 씨의 집을 직접 찾아갔다. 아내와 자녀들과 함께 농사일에 한창인 그의 모습에서 말기 암환자의 절망은 찾아 볼 수 없었다. 도대체 그에게 어떤 기적이 찾아온 것일까? 그는 담담한 표정으로 시간을 거슬러 올라갔다.

"2009년이었어요. 헛배가 부르고 소화도 안 되고 피로가 심했어요. 그래서 거창에 있는 병원에 가서 MRI와 CT 초음파검사를 했더니 7cm 크기의 종양이 발견됐어요. 의사가 빨리 큰 병원에 가보라고 해서 찾은 곳이 양산부산대학교병원이었죠. 검사를 마치고 나니까 의사가 그러대요. '어르신, 이 병은 3~4개월밖에 못사니 마음의 준비를 하세요.' 그런데 그때 제가 그랬어요. '알아요, 아는데 그래도 사는 데까진 살아보면 안 되겠소?'라고 말이죠."

생의 막다른 골목에서도 포기하지 않았던 박창규 씨는 얼마 후 담당 주치의에게 항암바이러스 치료의 임상시험을 권유받았다.

"다른 방법이 없으니까 마지막 선택이었죠. 되나 안 되나 난 모르겠고 하여튼 교수님이 해보자 하니까 한 번 해보는 거다! 마음먹고 시작했죠."

양산부산대학교병원에서 확인한 당시 박창규 씨의 컴퓨터 단층 촬영 사진에서는 무려 10cm 크기의 간세포 암종이 간동맥과 간정맥을 침범해 있었다. 치료 방법이 전무한 상태에서 주치의는 임상연구 중이던 JX-594를 정맥을 통해 주사했다.

"수술 같은 것도 없고 그저 혈관주사를 한 대 맞았어요. 약이 혈관에 들어가는 시간이 1시간 20분쯤 걸리더만요. 그런데 그 주사 맞고 두 시간쯤 지나니까 온몸에 한기가 오고 사지가 떨리고, 머리도 아프고 앞이 캄캄하데요. 첫 날에는 실내온도를 30도까지 올리고 이불을 세 개 정도 덮었는데도 한기가 느껴졌어요. 그러다 이틀째 날에 좀 누그러지더니 3일째 되니까 괜찮데요."

살아 있는 바이러스를 몸에 인위적으로 넣는 이 치료 역시 부작용이 있다. 그런데 그 정도는 기존 항암치료의 부작용과는 비교할 수 없을 만큼 약하다. 처음에 바이러스가 투입되면 우리의 몸은 면역반응에 의해 감기와 비슷한 증상을 보인다. 오한과 발열이 대표적이다. 하지만 대개의 감기가 그렇듯 이러한 증상도 2~3일 정도의 시간이 지나면 사라진다. 특히 치료가 계속되고 바이러스에 노출되는 횟수가 잦아질수록 부작용은 점점 더 경미해진다. 구토와 탈모, 오심과 같은 대표적인 항암치료의 부작용은 걱정하지 않아도 된다. 이 때문에 환자들은 치료 이후에도 굉장히 편안하고 정상적인 생활을 누릴 수 있다. 박창규 씨는 항암바이러스 임상시험 후 재발 방지를 위해, 현재는 표적치료제를 복용하고 있다. 세 끼 식사도 거뜬히 해내고 밭일에도 나갈 수 있을 만큼 건강을 회복했다.

"총 4주에 걸쳐서 맞았어요. 그런데 암 덩어리가 1주일마다 계속 줄어드는 거예요. 의사 선생님이 암세포하고 그 암세포를 죽이는 세포하고 내 몸속에서 계속 싸우고 있는 거라고 하더군요. 그 약이 없었으면 벌써 저 세상으로 갔을 겁니다."

박창규 씨의 항암바이러스 치료를 주도한 양산부산대학교병원의 허정 박사는 그를 일컬어 기적이라고 부른다.

"대개 이 정도의 환자 같은 경우 다른 치료 방법이 없기 때문에 넥사바라는 항암제를 투여합니다. 그런데 투여하더라도 대개 부작용이 심하기 때문에 환자들이 잘 복용하기 어려운 경우가 많고, 대개 4개월에서 6개월 정도밖에 생존하지 못합니다. 그런데 박창규 환자의 경우는 항암바이러스 치료 이후에 효과가 상당히 좋아서 저희도 사실 기적에 가까운 치료 경과로 평가하고 있습니다."

항암바이러스 치료로 건강을 되찾은 그는 과거의 생활습관을 후회하며 제2의 인생을 살고 있다.

"매일 마시던 술도 딱 끊었죠. 먹는 것도 농약 안 치고 내가 키운 유기농만 먹어요. 이 세상을 두 번 사는구나 생각하면서 긍정적인 마음으로 부지런히 살려고 노력하고 있어요."

양산부산대학교병원에서 만난 60대 남성, 정대철가명 씨도 간암환자였다. 그는 항암치료를 하며 느꼈던 고통을 생각하면 아직도 식은땀이 난다며 고개를 저었다.

"색전술을 받고 나면 3일 후부터 아프기 시작해요. 어깨고 간이고 굉장히 아팠어요. 아파서 정말 죽고 싶을 정도로 고통이 심했습니다. 한두 시간 아프고 안 아프고, 이러면 문제가 달라지는데 24시간, 48시간 계속 연달아서 아프니까 양산부산대학교병원에서 진통제까지 줬어요. 그런데 그 약을 먹어도 계속 아팠어요. 당시 하루 한 알 먹어야 되는 진통제를 세 알씩 먹어야 겨우 진정이 될 정도로 그리 심했습니다."

정대철 씨는 세 번의 색전술 치료를 받았다. 하지만 기초생활수급자였던 그에게 값비싼 치료비는 죽음만큼 두려운 존재였다. 게다가 치료 후에 뒤따르는 극심한 부작용을 더는 견뎌낼 수가 없었다. 그에게 JX-594는 마지막으로 쥐어 잡아야 했던 동아줄이었다. 치료 동의서를 작성하고 임상시험에 참가했다.

"바이러스 치료를 받고 오후쯤 약간의 한기가 들었어요. 그러다 나중에 괜찮았습니다. 그 이후로 부작용이라든지 통증은 전혀 없었습니다."

5cm의 크기였던 정대철 씨의 종양은 점점 줄어들어 이제는 1.5cm 정도로 근치 상태가 되었고 정상적인 일상도 되찾았다. 양산부산대학교병원은 현재 JX-594의 임상 3상, 즉 임상시험의 마지막 고개를 넘고 있다. 그 고개마저 성공적으로 넘는다면 2~3년 내에 의료 시장에 진출할 것으로 보인다.

이처럼 항암바이러스 임상은 양산부산대학교병원뿐 아니라 세브란스병원 등 국내의 다른 대학병원에서도 활발히 진행 중이다. 특히, 말기 간암환자들이 그 대상이라고 한다. 간암환자의 80%는 수술이 불가능하고, 간암세포만을 표적으로 하는 항암제도 매우 제한적이다. 현재 가장 많이 사용되는 색전술은 간암에 산소와 영양분을 주는 동맥을 막고 항암제를 주는 것인데 부작용이 적지 않다.

세브란스병원의 간암전문클리닉 팀장 한광협 박사는 항암바이러스를 주목해야 하는 이유를 힘주어 강조했다.

"실질적으로 약을 쓰고 있는 환자들 중의 1/3 정도가 여러 가지 부작용으로 인해서 약을 줄이거나 약을 중단하는 경우가 있는데요. 이 종양을 파괴하는 새로운 임상은 바이러스들이 암세포를 찾아가서 거기서 증식하면서 마치 암세포를 감염시키듯이 암세포만을 공격적으로 파괴할 수 있어요. 이론적으로도 상당히 매력적인 방법이죠."

신장암과 간암 선고를 동시에 받은 이수창 가명 씨도 고통스러운 항암 치료를 견뎌야 했다.

"항암치료를 받아도 더 안 좋아졌습니다. 계속 악화만 되고, 암환자들이 제일 견디기 어려운 것이 항암치료거든요. 너무 고통스러워요. 굉장히 아프고 힘드니까 결국 제가 이겨내지를 못했어요."

그 역시 죽음의 문턱에서 항암바이러스를 만났다.

"전에 암 치료를 할 때는 6개월 동안 거의 못 먹다시피 하고 그랬는데 바이러스 치료는 먹는 거하곤 상관없었어요. 오한이 들고 열이 오르고 할 뿐이지 그것도 약 주입하고 2~3일 정도만 지나면 또 괜찮았습니다."

바이러스가 암환자의 면역체계와 조화를 이루며 안전하고 충분한 항암 효과를 가진, 용량과 용법을 찾기 위해 황태호 박사는 10년의 세월이 걸렸다.

"지난 10년간의 연구 결과로서 저희들이 얻은 것은 예전엔 암에 바이러스를 준다고 하면 사람들이 다 걱정했는데 이젠 주사로, 정맥으로 매주

10억 개의 바이러스를 줘도 안전하다는 결과를 얻었고, 어떤 환자들에게선 상당한 항암 효과가 있다는 것을 알게 되었습니다."

　사실 발생 초기의 암세포를 인지한다는 것은 불가능에 가깝다. 나는 미국 MD 앤더슨병원에서 촬영한 혈액암세포의 영상을 보았는데, 영상 속에서 암세포는 정상세포 주변에서 보이지 않게 움직였고, 때로 정상세포 밑으로 숨어버리는 모습을 보이기도 했다. 하지만 바이러스는 몸 이곳저곳에 깊숙하게 숨은 암세포들까지 찾아내 공격했다.

　황 교수의 연구팀은 이러한 발견을 토대로 현재 새로운 연구를 하고 있다. 암을 이겨낸 인체의 면역체계를 이용하면 다른 환자들에게도 도움을 줄 수 있지 않을까? 다시 말해, 독감 예방주사를 맞는 것처럼 암도 항체를 이용할 수는 없는 것일까? 암의 종말을 현실화시킬 수 있는 이 기적의 항체 연구를 위해 지금 JX-594 주사를 맞은 전 세계 암환자들의 혈액이 양산부산대학교병원으로 모이고 있다. 바이러스와 인류의 공존이 새롭게 써내려가고 있는 암과의 승부. 그 결승점이 머지않아 보인다.

3

암에
항체가 생긴다고?

독감 예방주사를 맞는 것처럼 암도 항체를 이용할 수는 없는 것일까? 암의 종말을 현실화시킬 수 있는,
바이러스와 인류의 공존이 새롭게 써내려가고 있는 암과의 승부. 그 결승점이 머지않아 보인다.

영화나 소설 속에서 그려지는 재난 상황들을 살펴보면, 알 수 없는 바
이러스의 출현이 그 시작인 경우가 많다. 눈에 보이지 않고 무섭게 퍼지
는 바이러스의 특징은 오래 전부터 인간에게 집단적 공포를 불러일으키
기에 충분했다. 그리고 이 같은 이야기들 속에는 매번 등장하는 존재가
있다. 바이러스에 감염되지 않고 무사한 인간 혹은 바이러스 감염 후에
생사를 넘나들다가 생존하는 인간, 즉 면역력을 갖추게 된 인물이다. 이
러한 상황은 비단 영화 속 이야기뿐이 아니다.

최근 엄청난 치사율로 전 세계적인 공포의 대상이 된 에볼라 바이러스
에 감염된 의사가 면역력을 갖추고 실제로 생존해 화제가 되기도 했다.
의료계에서는 치명적인 균에 의해 감염된 후 생존한 환자의 혈청을 "생
존자의 혈청Convalescent serum"이라 부른다. 연구가치가 높아 미국 질병통
제소CDC는 생존자의 혈청을 보관할 것을 권고하고 있다. 이들의 혈청은

그 자체로 응급 상황의 환자에게 치료제로 사용되기도 하며, 또한 혈액 세포를 분석해서 새로운 치료제를 찾기 위한 매우 중요한 수단이 된다. 그 혈액 속에 바이러스를 이기는 항체의 비밀이 담겨 있기 때문이다.

이러한 상황은 에볼라의 경우뿐 아니라 역사적으로 실제로 발생한 경우가 많았다. 인류가 천연두를 이길 수 있었던 것 역시 항체를 가진 어느 8살 소년의 혈액 때문이었다. 항체란 혈액 속에서 순환되고 있는 아주 작은 단백질로 우리 몸을 방어하는 면역체계의 일원이다. 면역免疫이란 글자 그대로 풀이하자면 역병전염병을 면하게 해주는 것이다. 나 이외의 것들을 죽여 내 몸의 기능을 정상적으로 유지하는 인체 최전선의 방어부대와도 같다.

면역체계의 핵심은 '기억'이다. 우리 몸이 특정 바이러스에 감염되면 면역체계는 그 항원과 항체를 기억해두었다가 똑같은 바이러스의 재침입이 일어날 경우 항체를 대량으로 생산해 바이러스를 퇴치한다. 예방접종의 목적이 여기에 있다. 실제 적보다 약한 백신을 침투시켜 면역체계가 실전훈련을 하도록 유도해 기억의 메커니즘을 작동시키는 것이다. 이러한 면역 기전 덕분에 우리 몸은 바이러스나 박테리아와 같은 질병인자로부터 건강을 지킬 수 있다. 항암치료를 받는 암환자들의 몸이 극도로 쇠약해지는 이유 중에는 면역 기능의 저하도 중요한 이유가 된다. 암세포를 파괴하는 데 사용되는 항암제가 정상세포까지 광범위하게 파괴할 경우 면역체계도 제 구실을 하지 못한다.

지금까지 치명적인 바이러스에 감염된 후 자체적으로 면역 능력을 갖게 된 환자의 경우는 많이 알려져 있다. 그러나 말기 암환자의 경우 생존율도 매우 적을 뿐 아니라 완치되어 생존에 성공한다고 하더라도 환자 몸에 항암 면역 기능이 생긴 사례는 알려져 있지 않았다. 우두바이러스가 치명적인 천연두바이러스에 대한 항체를 생성해서 인류가 천연두를 극복한 것처럼, 과연 항암바이러스 또한 암환자의 면역 능력이 악화되는 악순환의 고리를 끊을 수 있을 것인가? 항암바이러스는 암세포만 조준해서 침투하는 것뿐 아니라 우리 몸의 면역세포까지 활성화시킬 수 있을 것이다. 그렇다면 이러한 가정도 가능하지 않을까? 면역이 생긴 질병에는 다시 안 걸린다는 우리 몸속 기억의 메커니즘을 암 치료에도 적용시키는 것. 즉, 항암바이러스를 이용해 재발하거나 전이되는 암을 바로바로 처치할 수 있는 항체를 만들 수 있지 않을까? 암의 종말을 예고하는 항암 백신, 그 혁명적인 연구의 서막이 우리나라에서 펼쳐지고 있다.

항암바이러스가
우리 몸의 면역 시스템을 깨운다

양산부산대학교병원에서 다시 만난 이수창가명 씨. 그는 신장과, 간, 그리고 횡경막까지 전신에 암이 번졌지만 바이러스 임상시험 후, 최근 완치 판정을 받았다. 암 선고 당시 중학생이었던 그의 자녀는 이제 의젓한 대학생이 되었다. 그는 항암바이러스 덕분에 제2의 인생을 살게 되었다고 이야기한다.

"죽음을 기다리고 있는 사람이었는데, 이렇게 일반인하고 똑같이 생활할 수 있다는 것. 이거는 말로 표현을 못하겠습니다. 밖에 나가면 제가 암환자인 줄 아무도 모르죠. 누가 저를 보고 암환자라 하겠습니까?"

이수창 씨는 2004년 신장암 선고를 받고 수술대에 올랐다. 하지만 계속되는 화학요법의 독성을 이기지 못해 치료를 중단해야만 했다.

"처음에 암 진단을 받고 바로 수술을 했습니다. 왼쪽 신장과 그 옆에까지 다 절제했죠. 그 후 항암치료를 한 번 받았는데 두 번은 못하겠더라고요. 구토와 식욕감퇴가 너무 심해서 먹지를 못하니까 몸은 자꾸 약해지고, 몸무게가 거의 27킬로그램이 빠졌어요. 수술을 받고 치료 중인데도 불구하고 나는 이제 오늘내일 죽는가보다 그 생각만 하고 있었죠. 그때는 이렇게 좋아지리라고는 전혀 생각조차 못했어요."

그렇게 2년이 지난 후, 암이 재발했다. 아버지와 막내 동생마저 암으로 잃은 그였기에 완치에 대한 희망은 더욱 멀어졌다.

"부친이 위암으로 돌아가셨고, 동생도 위암으로 2년 동안 투병 생활을 하다가 결국 사망했어요. 그 과정을 다 보았기 때문에 더 절망스러웠습니다. 동생은 온갖 좋다는 민간요법까지 다 받았는데도 죽었어요. 그래서 저는 민간요법이고 뭐고 아무것도 하고 싶지 않았어요."

그의 주치의인 양산부산대학교병원 혈액종양내과 김성근 박사가 2006년도 당시의 CT 촬영 사진을 보여주며 말했다.

"보시다시피 재발 후 다시 오셨을 때 종양 크기가 거의 직경 15~16센티미터에 달할 만큼 정말 컸어요. 배의 절반 이상을 차지하고 있었고 육안으로도 구별될 정도였죠. 환자 분도 고통스러워하셨죠. 보통 이렇게 재발되면 항암치료 화학요법을 시행하게 되지만 완치율은 거의 없고 시한부 인생을 살게 됩니다. 그런데 이 환자 분의 경우 과거 항암치료의 부작용을 경험했기 때문에 더 이상 화학요법을 권해드릴 수 없었어요. 때마침 2006년에 항암바이러스 임상시험 1상이 진행되고 있어서 제가 직접 참여를 권했습니다."

시한부 말기 암환자, 이수창 씨의 바이러스 치료 효과는 극적이었다. 김성근 박사가 다른 CT 사진을 보여주며 말을 이었다.

"바이러스 치료 후에 급격히 종양이 줄기 시작했죠. CT로 찍어본 후, 저도 놀랐습니다. 거의 종양이 보이지 않을 정도였으니까요. 치료 전과 치료 후의 이 CT 사진들은 제가 지금도 강의 자료로 쓰고 있을 만큼 드라마틱합니다. 결국 바이러스가 종양을 치료했다고 생각해요."

그런데 김성근 박사는 이수창 씨의 바이러스 치료 과정에서 특이한 점을 발견했다. 바이러스 치료를 중단했음에도 불구하고, 그의 몸속에서 종양이 지속적으로 줄어든 것이다. 8주 이전에 바이러스 치료가 중단됐지만, 14주까지 계속 암 조직의 괴사가 진행됐다. 일부 간암환자들 역시 항암바이러스 치료를 멈춘 후, 계속 간암세포의 활동성이 줄어드는 경과가 확인됐다. 어떻게 이런 일이 가능했을까? 앞에서도 언급했듯 양산부산대학교병원 연구진은 백시니아 바이러스에 GM-CSF라는 면역 물질을 주입했다. 우리 몸의 면역 기능을 도와주는 이 물질의 작용이 암세포를 직접 공격하는 것뿐 아니라 기존 면역세포가 활성화될 수 있도록 만든 것이다.

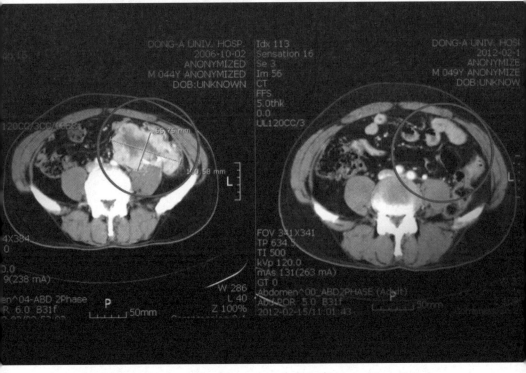

이수창 환자의 항암바이러스 치료 전과 치료 후에 종양이 급격하게 줄어든 것을 볼 수 있는 CT 사진

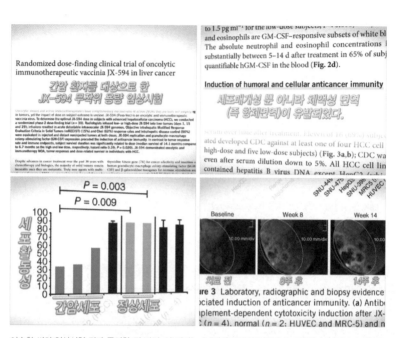

Randomized dose-finding clinical trial of oncolytic immunotherapeutic vaccinia JX-594 in liver cancer

간암 환자를 대상으로 한
JX-594 무작위 용량 임상시험

Induction of humoral and cellular anticancer immunity

세포매개성 뿐 아니라 체액성 면역
(즉 항체면역)이 유발되었다.

Figure 3 Laboratory, radiographic and biopsy evidence ... ociated induction of anticancer immunity. (a) Antibo ... plement-dependent cytotoxicity induction after JX- ... (n = 4), normal (n = 2: HUVEC and MRC-5) and n

이수창 씨의 임상시험 결과 특이한 점 발견. 이 결과는《네이처 메디신》지에도 소개되었다. 바이러스 치료를 중단했음에도 불구하고, 그의 몸속에서 종양이 지속적으로 줄어든 것이다. 8주 이전에 바이러스 치료가 중단됐지만, 14주까지 계속 암 조직의 괴사가 진행됐다.

쉽게 말하면, 바이러스가 몸 안에 들어가면 일차적으로 암세포에서 증식해서 암 조직을 파괴한다. 이런 과정이 반복되면 우리 몸의 면역세포가 드디어 깨어나 암을 지속적으로 감시하고, 자라지 못하도록 차단한다. 바로 우리 몸과 바이러스가 힘을 합쳐 암을 공격할 수 있는 환경이 조성되는 것이다. 전 세계 의학계 역시 항암바이러스가 암을 지속적으로 막아내는 효과, 즉 면역을 유발했다는 사실에 주목했다. 이렇듯 암에 면역이 생겼다면 독감 예방접종이나 천연두 접종처럼 암도 백신을 맞을 수 있는 길이 열릴 수도 있지 않을까? 황태호 박사의 연구가 암의 종말에 한 걸음 더 가까워지는 순간이었다. 황 박사가 이수창 씨의 치료 자료들을 살펴보며 말했다.

"예를 들어서 우리가 보는 영화 속에도 이런 상황들이 종종 펼쳐지죠. 어떤 바이러스에 감염된 환자들이 모두 죽었는데, 딱 한 명의 환자가 살았을 때, 그럼 그 살아 있는 환자의 혈청을 뽑아서 감염된 환자에게 주는 그런 상황을 담은 영화들이 많잖아요. 마찬가지예요. 암이 치료된 환자 중에서 항체가 만들어지고 면역이 만들어진 환자의 혈액에서 우리가 정보를 얻을 수 있는 겁니다. 그 정보를 이용해 언젠가는 치료제로 개발이 가능할 것이라 생각합니다. 저희들이 현재 진행 중인 연구도 그렇습니다. 항암바이러스를 맞고 완치가 되고, 면역도 잘 만들어져 있는 환자의 혈액을 분석해서 다른 환자들에게 그것이 과연 중요한 도움이 될 수 있는가 하는 것들을 연구하고 있습니다."

황태호 박사의 설명처럼 부산대학교 연구진은 암에 대해 면역이 만들어진 환자의 항체를 분리해, 다른 환자에서 분리된 암세포에 넣어주고 반응을 살펴보았다. 나는 그 영화 같은 장면을 직접 볼 수 있었다. 황 박사가 보여준 영상 속에서 JX-594 주사 후 이수창 씨에게서 뽑은 혈청 항체는 다른 신장암세포에 들어가서도 암세포를 죽이고 있었다. 그러나 JX-594를 주사하기 전에 뽑아 둔 혈청은 전혀 그러한 기능을 가지지 못했다.

"지금 보시다시피 특정 암세포들이 죽어나가고 있거든요. 이런 암세포

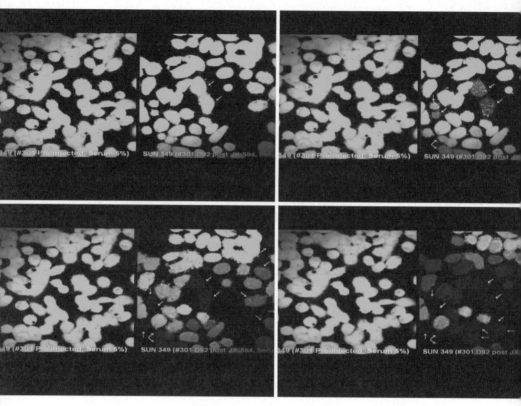

JX-594 주사 후 이수창 씨에게서 뽑은 혈청 항체는 다른 신장암세포에 들어가서도 암세포를 죽이고 있다.

들은 아마 항체에 대한 항원을 갖는 암세포라고 생각하고 있어요."

　암에 대한 항체가 생긴 이수창 씨가 다시 암에 걸릴 확률은 매우 희박하다고 한다. 왜냐하면 암을 '기억'하는 항체가 이미 몸에 만들어졌기 때문이다. 암에게만큼은 유독 기를 못 펴던 면역세포가 GM-CSF를 장착한 바이러스와 손을 잡고 우리 몸의 기억 메커니즘을 깨웠다. 이제 더 나아가 이수창 씨에게 생긴 그 항체를 다른 환자들에게 준다면 항암효과를 더 높일 수 있을 것으로 기대된다. 지속적으로 암세포를 감시할 수 있는 면역 시스템 구축이 현실화될 수도 있다.

황태호 박사의 연구팀은 이러한 현상이 우연의 결과인지, 아니면 바이러스의 효과인지 정확히 알아보기 위해 동물실험이 한창이었다. 나는 황 박사와 함께 곧장 양산부산대학교병원의 동물실험센터로 향했다. 사육장 안에 갇힌 수많은 토끼들이 보였다. 저 새하얀 토끼의 몸 안에서 어떤 일이 벌어지고 있을까? 지금껏 인류가 풀지 못한 거대한 난제를 풀기 위해 그 작은 토끼가 온몸을 다해 답을 구하고 있는 것만 같다.

암의 백신은
가능한가?

황태호 박사가 토끼 두 마리를 사육장에서 꺼내 바구니에 담았다. 토끼의 배를 손으로 살피며 황 박사가 말했다.

"두 마리 모두 손으로 확연히 느낄 수 있을 만큼 암 덩어리가 잡혀요. 그런데 이 녀석은 그새 많이 약해졌네요."

숨만 간신히 쉬고 있는 듯한 토끼의 얼굴을 보고 있자니 그간의 긴 여정 동안 마주한 암환자들의 얼굴이 오버랩되었다. 암은 인간과 짐승 모두에게 생의 기운을 사그라지게 하는 죽음의 그림자다. 황 박사는 이토록 힘겨워 하는 토끼의 한쪽 귀에 생리식염수를 주사했다. 생리식염수는 그 저 멸균 처리된 물일 뿐이다. 그리고 비교적 정상적으로 보였던 또 다른 토끼의 귀에는 항암바이러스, JX-594를 주사했다. 이 두 마리 토끼는 동 일한 종양을 가지고 있지만 전혀 다른 치료제를 투여받고 있었다.

"우리는 이 토끼들의 근육에 '브이엑스2' 암을 심었습니다. 3주 전에 병원에서 CT를 찍었더니 두 마리 모두 암이 자랐다는 것을 확인했어요. 그래서 한쪽은 치료제를 쓰고, 한쪽은 치료제가 아닌 생리식염수를 주사 해 두 그룹 간의 차이를 보고 있는 거죠."

이 실험은 암 항체가 형성된 토끼의 혈청을 암에 걸린 또 다른 토끼에 게 주입해, 어떤 효과가 있는지 관찰하는 것이다. 황 박사가 각 토끼의 귀 에서 피를 뽑으며 말했다.

"우리는 이미 이전의 여러 실험에서 JX-594를 주사하면 암세포에 대 한 여러 가지 종류의 항체가 만들어진다는 것을 확인했습니다. 그래서 이 제는 그 항체가 포함된 혈청을 뽑아서 또 다른 암세포가 자라고 있는 토 끼 모델에 적용해보는 거죠. 과연 암을 자라게 하는지, 억제하는지, 생존 기간을 높이는지, 아니면 체중에 변화를 주는지와 같은 것들을 관찰합니 다. JX-594를 준 혈액에서 암에 대한 면역이 만들어져 있단 것을 관찰하 긴 했지만, 그 항체가 과연 치료제로서도 의미가 있는지를 확인하는 단계

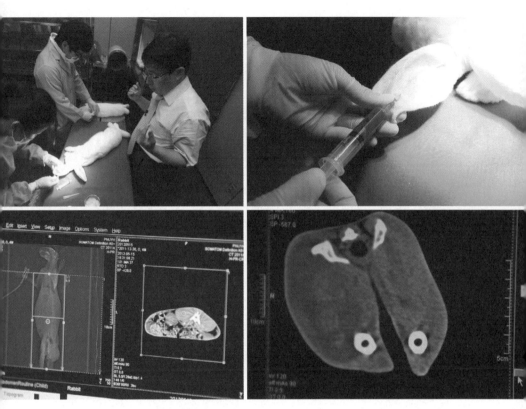

암 항체가 형성된 토끼의 혈청을 암에 걸린 또 다른 토끼에게 주입해, 어떤 효과가 있는지 관찰하는 실험. 실험 결과 JX-594(항암바이러스)를 주사한 후에 생기는 항체 면역을 확인함으로써 치료제 개발 목적으로도 연구에 집중할 수 있겠다는 긍정적인 결과를 얻었다.

인 거죠.”

　면역이 생긴 토끼의 항체를 주입한 지 3주 후 토끼의 종양 크기에 어떤 변화가 나타났는지 CT검사를 실시했다. 이 날 촬영에서 암 항체의 효과는 긍정적인 것으로 평가됐다. 황태호 박사의 설명이 이어졌다.

"주사를 주기 이전에 3.5cm 정도 됐던 암 크기가 항체를 주사한 토끼의 경우 거의 변하지 않아서 상당히 긍정적인 신호로 생각됩니다. 다른 토끼에서는 암의 크기가 상당히 증가된 것을 관찰했어요. 조금 더 많은 변화와 생존기간을 관찰해야 하지만, 현재로서는 항암 면역이 JX-594를 주사한 후에 생기는 항체 면역으로 치료제 개발 목적으로도 연구에 집중할 수 있는 긍정적인 결과를 얻었다고 생각합니다."

수많은 모래 알갱이의 집합과도 같은 암은 똑같은 암세포라도 항원이 여러 개 달려 있기 때문에 어떤 암세포는 쉽게 빨리 죽고, 또 어떤 암세포는 죽지 않을 수도 있다. JX-594를 투여 받은 환자들 또한 마찬가지다. 현재까지 약 30~40% 정도의 환자들에게서만 혈청 속에서 암세포를 죽일 수 있는 항체가 만들어졌다. 그런데 그 항체 또한 특성이 다르다. 따라서 이 실험은 토끼를 이용해 과연 어떤 항체가 보편적인 치료제로 사용 가능한지 기전적인 요인을 관찰하고 치료 용도로 사용할 수 있는가를 살펴보는 것이다. 이번 연구는 황 박사의 팀뿐만 아니라 양산부산대학교병원의 암센터 연구진들이 공동으로 참여했다. 지금까지 불가능하다고 여겨지던 다중 암 항체 치료제의 가능성을 알지도 모른다는 기대가 높기 때문이다.

현재의 암 면역 치료는 암환자의 피를 뽑아 외부에서 면역을 강화해 재주입하거나 항체를 만들어주는 단일항체요법이다. 하지만 바이러스 치료를 통해 형성된 항체는 암의 종류나 개인의 차이와 상관없이 쓸 수 있는 다중항체요법, 즉 약을 대량으로 만들 수 있는 혁신적인 치료제다.

"현재 출시된 치료제들을 보면 단일항체들, 즉 하나의 항원에 작용하는 항체들이 치료제로 나와서 높은 매출을 올리고 있는 그런 실정이죠. 그런데 바이러스로 형성된 항체의 경우는 하나의 항체가 아니라 여러 기전들이 동시에 생긴 항체라 훨씬 더 항암 효과가 좋을 것으로 기대하고 있어요. 바이러스에 의해 자동적으로 만들어진 여러 개의 항체를 동시에 치료했을 경우 훨씬 더 강력한 효과가 있는 거죠."

사실 그동안 암 항체를 이용한 암 치료제의 개발은 여러 나라에서 시도되어 왔다. 하지만 항원을 먼저 찾고, 또 이 항원을 가지고 항체를 만드는 과정이 복잡해 별다른 성과를 거두지 못했다고 한다. 그런데 황 박사의 연구팀은 신장암을 물리친 이수창 씨의 몸 안에 생성된 항체에서 면역증가 기전을 최초로 규명해 항체를 통한 치료제 개발의 불씨를 당긴 것이다.

현재 황 박사의 연구팀은 JX-594로 다국가 임상시험을 진행하고 있다. 임상시험에 참여한 전 세계 환자들 중 이수창 씨처럼 항체가 생성된 이들의 혈액을 모아, 변신의 귀재인 암세포에 맞설 수 있는 다양한 항체 개발에 나선 것이다. 여전히 암의 '예방접종 시대'는 풀어야 할 많은 한계를 지니고 있지만, 암의 '치료제 접종 시대'는 앞당길 수 있을지도 모른다.

"우리가 백신이라고 하면 보통 치료용 백신과 예방용 백신으로 구분합니다. 지금까지는 보통 백신하면 예방용 백신이었죠. 특히 암의 경우 외부에서 침투한 질병이 아니라 내부의 병이다 보니 보통 치료용 백신이 대부분입니다. 하지만 예방용 백신도 분명 개발되고 있습니다. 자궁경부암 같은 경우는 '인유두종 바이러스' 감염이 원인으로 밝혀져 이 바이러스에 대한 백신이 개발되었고, 의료 시장에서 이미 아주 중요한 치료제가 되었죠. 지금 저희 연구팀은 그래도 암의 특성상 예방용 백신보다는 치료용 백신이 좀 더 빨리 등장할 것이라 예상하고 있습니다."

불가능이라 여겼던 암의 완치. 하지만 우리는 면역기능이 회복된 말기 암환자들이 기적처럼 암을 이겨낸 모습을 직접 확인했다. 이제 연구를 통해 어떻게 하면 암환자의 몸속에 숨죽여 있는 면역기능을 더 흔들어 깨울 수 있는가에 대한 더 많은 지식이 밝혀진다면, 암의 완치가 선택받은 누군가의 기적만은 아닐 것이다. 이미 의료시장에서는 이 기적과도 같은 항암바이러스 신약을 선점하기 위한 치열한 경쟁이 시작됐다.

바이러스를 둘러싼 신약 전쟁

새로운 항암제로 주목받고 있는 바이러스는 현재 그 전쟁의 한복판에 있다. 항암바이러스는 아직 국내에서는 낯설지만, 세계 유수의 제약회사들이 개발에 혈안이 된 신형 항암제다. R&D 시장 규모도 향후 10조 이상 성장할 것으로 예상된다.

인구 고령화와 함께 암 발병률이 높아지면서 항암·백신 분야의 규모도 점점 커지고 있다. 2012년 기준, 전 세계 항암제 매출은 680억 달러로 전체 질환 가운데 점유율 1위다. 고부가가치 사업인 만큼 항암치료제를 선점하기 위한 제약업계 내 경쟁 또한 치열하다. 새로운 항암제로 주목받고 있는 바이러스는 현재 그 전쟁의 한복판에 있다. 특히 2006년, 중국에서 세계 최초로 바이러스를 이용한 항암유전자 치료제를 승인하고 또한 2014년 8월 미국의 암젠이 미국 FDA, 유럽의 규제기관에 선진국에서는 처음으로 항암바이러스 T-Vec의 상업화를 위한 임상 3상 결과를 제출하면서 관련업계의 개발 경쟁이 가속화되고 있다.

이번에 상업화를 시작한 T-Vec은 헤르페스 바이러스에 GM-CSF를 삽입하여 만든 항암바이러스인데, 원래 미국의 생명공학 벤처 기업인 바이오벡스가 개발하던 항암바이러스이다. 바이오벡스는 이 T-Vec의 무한한 가치를 평가받아 2011년, 세계 최대의 바이오 제약사 암젠에 10억 달러1조 1000억 원에 팔렸다. 당시 로저 퍼뮤터 암젠 부사장은 "바이러스 자체뿐 아니라 바이러스가 유도하는 면역기능 때문에 그 정도의 가치가 있다."고 설명했다. 바이오벡스에서 개발되던 T-Vec은 암젠에 팔린 후 흑색종에서 임상 3상을 성공적으로 마쳤다. 거대 제약사 암젠의 바이오벡스 인수는 임상개발 중인 항암백신의 가치를 인정한 전례로 분석되며, 항암바이러스를 연구 중이던 경쟁 제약사의 주가까지 폭등시켰다.

황태호 교수 팀의 JX-594도 현재 임상 3상을 위한 최종 준비가 진행되고 있어 상용화를 코앞에 둔 상태다. 2013년 영국에서는 Psioxus라는 항암바이러스 전문 개발 회사가 만들어진 이후 300억 원의 민간 정부 투자가 이루어졌다. 이와 같이 항암바이러스는 아직 국내에서는 낯설지만 세계 유수의 제약회사들이 개발에 혈안이 된 신형 항암제다. R&D 시장 규모도 향후 10조 이상 성장할 것으로 예상된다.

현재 JX-594는 미국 FDA식품의약안전청로부터 간세포암HCC 치료를 위한 '희귀약품Orphan Drug'으로 지정받으며 글로벌 신약시장에서 주목받고 있다. 실험실 연구에서 벗어나 실제 쓰일 수 있는 신약을 개발하고 싶었다던 양산부산대학교병원 황태호 교수. 항암백신의 상품화를 바라는 그의 꿈은 이루어질 수 있을까? JX-594의 신약시장의 진입 가능성과 풀어야 할 난제들을 함께 짚어본다.

세계적인 신약 개발기지로 부상하는 '부산대 신라젠'

JX-594의 주사 후 완치된 이수창 씨의 혈액은 황태호 교수 연구실에서 다양한 방법으로 분석되고 연구되었으며, 이는 세계적인 의학 및 과학 잡지에 출판되기도 하였다. 실상 의학의 역사는 눈에 언뜻 보이지 않는 실험실에서의 과학을 사람에게 적용할 수 있는 의학 산업으로 발전시키면서 진보해왔다. 의학 역사에 새로운 패러다임을 만들어낸 과학자와 의학자는 노벨상을 받아왔으며, 기술 기반의 의학 산업을 주도한 그룹은 의약품을 주도하는 다국적 제약회사로 성장하기도 했다.

예를 들어, 1928년 알렉산드 플레밍은 페니실리움이라는 곰팡이에서 분비되는 물질이 박테리아의 성장을 억제한다는 것을 처음 밝혀내어 항생제 개발의 기원을 열었다. 하지만 실제로 사람에게 사용할 수 있을 만큼의 대량생산을 위해서는 1940년대 대용량 발효, 분리, 생합성에 이르는 과학의 발전, 그리고 1946년 당시 창궐하던 매독에 걸린 범죄자를 대상으로 성기에 직접 바르는 임상연구에 성공한 이후였다.

당시 페니실린의 대량생산에 핵심적 역할을 한 머크 제약사는 현재 12조 이상의 연매출을 올리는 대표적인 다국적 제약사가 되었다. 페니실린 효과를 실험실에서 처음 발견한 알렉산드 플레밍Alexander Fleming뿐 아니라, 페니실린을 의약품으로 성공시킨 하워드 플로리Howard Walter Florey와 언스트 체인Ernst Chain, 생합성에 핵심 역할을 한 노먼 히틀리Norman Heatley도 이후 모두 1948년 노벨상을 받았다.

기원전부터 버드나무 껍질을 해열제로 사용하고 있던 것에 기초하여 1900년 초반 아스피린 생합성을 주도한 바이엘의 경우 연 10조 원 이상의 매출을 기록하는 다국적 회사가 되었고, 아스피린의 해열제 기전을 밝힌 영국의 약리학자 존 베인John Robert Vane과 아스피린 생합성을 성공한 스웨덴 생화학자 수네 베리스트룀Sune Bergstrom 등도 노벨상 수상의 영예를 안았다.

　이뿐만이 아니다. 1976년 창업된 세계 최초의 바이오텍인 제넨텍은 단일항체를 의약품으로 상업화시킨 기술 혁신의 중심에 있었으며, 현재 단일항체는 의약품 중 가장 기술집약적이며 고도의 경험과 융합이 필요한 신약 개발의 대상이 되었다. 제넨텍은 3년 전 류슈 제약사에 50조 원에 인수되었으며, 단일항체 생산원리를 밝혀낸 닐스 카이 예르네Niels Kaj Jerne, 게오르게스 쾰러Georges Köhler, 세사르 밀스테인César Milstein 박사 또한 1984년 노벨상을 받았다.

　위 세 가지 사례의 공통점은 남들이 한 것을 따라하는 것이 아니라, 이 세상에 없는 것을 처음으로 만들어냈다는 점이다. 그와 같은 혁신적 연구를 통해 과학을 의학산업으로 견인해내는 경험과 가치는 산업의 지도를 바꾸게 하고, 미래 먹거리 산업의 핵심역량이 될 수 있음을 보여주는 예가 되었다. 이는 과학이라면 어렵고 산업과 무관하며 우수한 학생은 이공계 과학자보다 의사가 되려고 하는 우리의 현실에 비추어, 과학이 의학과 융합될 때의 중요성과 가치를 일깨워주는 예가 된다 할 것이다.

　이와 같이 혁신적 신약 개발에서 실험실과 과학자의 역할은 절대적으로 중요하다. 우리가 부산대학교에 본부를 둔 바이오 벤처기업 '신라젠'

의 활약을 주목하는 이유이다. 신라젠은 국내 유일의 글로벌 임상시험 시료 분석 기관이다. 현재 황태호 교수의 연구팀을 필두로 세계 최고 수준의 항암바이러스 연구를 주도하고 있으며, 미국 NIH와 일본 츠쿠바대학교가 인정하는 '퀄리티 랩Quality Lab.'이기도 하다. 퀄리티 랩이란 US FDA와 같은 선진국의 신약개발 규제기관FDA에서 요구하는 질적 관리 시스템을 갖춘 실험실을 일컫는다.

이 실험실에서는 일반 대학이나 연구소에서 수행하는 연구가 수행되지만, 실험 결과의 변형이나 제거, 선택된 데이터 취합 및 분석 같은 것들이 근원적으로 할 수 없는 관리하에 있다. 또한 양산부산대학교병원과의 협력관계를 통해 임상 결과에 따른 실험실 연구가 가능하고, 이에 따라 분석과 평가를 하면서 임상 연구를 주도하고 있다. 실험실 연구즉 과학와 임상 연구즉 의학의 직접적 교류와 통합 연구는 혁신 바이오 신약 개발에서 필수적이며 성공을 보장할 수 있는 핵심적 인프라이다. 양산부산대학병원의 연구진과 신라젠 연구진들의 협력 연구는 이미 글로벌 수준에서 정평이 나 있어 글로벌 바이오벤처와 임상시험 대행기관이 협력 연구를 요청하고 있을 정도로 질적인 수준과 통합 연구의 수준이 높다.

신장암 수술을 받고 재발되어 복부에 14cm 크기의 암이 재발되었던 이수창 환자의 경우 JX-594 주사 후 완치되었으며, 이수창 환자의 혈액은 양쪽 기관의 긴밀한 논의 속에서 다양한 실험으로 분석되어 이수창 환자의 혈액에 다양한 종류의 항암 항체가 만들어져 있다는 것을 밝혀냈다. 이와 관련된 기술은 부산대학교 산학협력단에서 미국 등 주요 국가에 원천특허를 신청하였고, 등록된 기술은 신라젠에 기술 이전되었다. 현재 신라젠은 이와 관련된 항암 항원이 어떠한 것이 있는지, 임상적으로 어떤 효과를 가질 수 있는지에 대한 독보적인 연구를 수행하고 있다.

이수창 씨에게 투여된 JX-594 항암바이러스 연구는, 항암바이러스 분야에서 혁신적 연구를 주도해온 데이비드 컨 박사의 리더쉽하에, 2003년 샌프란시스코에서 스탠포드대학의 스티브 박사와 당시 동아대학교 의과대학 황태호 교수와 함께 시작하여 제네렉스Jennerex사를 창업하면서 시작되었다. 황태호 교수는 2년 후 JX-594 R&D의 주도적 협력을 위해 학내에 신라젠을 창업하게 되었다. 국제적인 연구였지만 한국의 연구진들이 초기 R&D와 임상시험을 주도하게 된 계기가 되었으며, 1년 후 캐나다 오타와대학 존벨 박사 연구팀이 R&D에 참여하게 되고, 캐나다 투

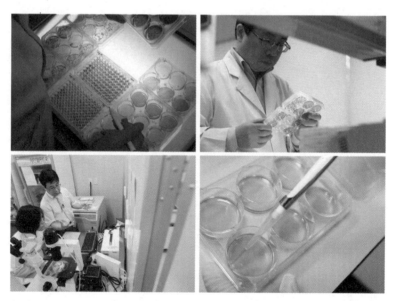

항암 면역력이 생긴 환자의 혈액에서 항체를 뽑아내 다른 암세포에 넣는 임상시험 중인 황태호 박사와 연구진

자자들이 대규모로 투자를 시작하면서 제네렉스는 미국과 한국 캐나다의 다국적 회사로 변모하게 된다. 전체 전략과 경영은 미국 샌프란시스코에서 하고 있었지만, 주요 핵심 R&D는 부산대학교와 오타와대학에서 이루어지면서 신라젠은 상업화 시점에 미국 FDA 실사에 대비한 퀄리티랩을 준비할 수 있는 중요한 계기가 되었다.

항암바이러스 면역 치료제 연구개발 부분에서 미국의 암젠Agmgen, 프랑스의 트랜스진Transgene 등과 함께 세계 R&D 시장을 주도해 나가고 있는 제네렉스가 기업이다. 이토록 세계적인 제약회사가 유독 한국을 주목하고 있는 이유는 무엇일까? 당시에 제네렉스사는 세계 여러 연구기관과 바이오 업체들에게 JX-594 공동 개발을 제안했다고 한다. 그 중 부산대학교의 황태호 교수와 신라젠이 임상시험을 가장 혁신적으로 주도하였다고 한다. 하지만 제네렉스와 신라젠의 인연은 그보다 더 오래전에 시작됐다.

제네렉스를 대표하는 박사, 데이비드 컨과 신라젠을 대표하는 황태호 교수는 1993년부터 항암제 개발을 위한 서로의 연구계획을 교환하며 당사에 아데노 바이러스를 기반으로 하는 항암바이러스의 한계를 극복하기 위해 실험실 수준에서 국제 공동 개발을 진행해왔다. 나는 때마침 한국을 찾은 컨 박사와 함께 다시 부산으로 향했다. JX-594 개발이 본격화되면서 컨 박사의 한국 방문도 잦아졌다.

"한국에 다시 오게 되어 아주 기뻐요, 한국은 나에게 제 2의 고향이나 다름없습니다. 나는 지난 10년간 한국에 많이 왔고, 이곳의 병원이나 의사들과 아주 좋은 관계를 맺고 있어요. 황태호 박사님과는 12년간 공동 연구를 해왔으며 부산대학교도 많이 방문했죠. 내가 오늘 한국에 와 있는 이유 중 하나는 한국뿐 아니라, 아시아 미국 유럽의 많은 곳에서 시행될 JX-594의 2-B단계 임상시험Phase IIB trial을 돕기 위해서입니다. 중요한 의학적 돌파구가 될 것이라 생각해요."

컨 박사는 항암바이러스를 선점하기 위한 글로벌 경쟁무대에서 JX-594가 유리한 이유를 설명했다.

"지금도 세계 곳곳에서 많은 연구자들과 회사들이 각기 다른 항암바이러스들을 시도하고 있어요. 우리는 그들의 연구 역시 모두 성공하기를 바랍니다. 미국의 대기업 암젠Amgen은 최근 피부암을 공격하기 위해 헤르페스 바이러스herpes virus를 활용하는 바이오벡스BioVex라는 업체를 인수했죠. 또 캐나다의 온콜리틱스Oncolytics사는 레오바이러스Reovirus를 활용하고 있어요. 이 분야에는 다양한 회사들이 많이 있죠. 하지만 우리는 몸 전체의 효과적인 암 치료 면에서 JX-594의 우두바이러스에 확연한 이점이 있다고 믿습니다. 암세포만 공격하고, 면역반응도 자극하며 종양에 혈액을 공급하는 혈관까지 파괴해 암을 굶겨 죽일 수도 있죠. 다수의 메커니즘으로 동시에 암을 공격할 수 있는 능력이 있다는 겁니다. 우리가 암에 대한 획기적인 접근 방식을 얻으려면 동시에, 다각적으로 암을 공격할 수 있어야 해요. 바로 그 점 때문에 JX-594로 치료받은 환자들의 생존 연장으로 이어질 수 있었던 거죠."

컨 박사는 황 교수의 연구팀과 함께 한국에서 JX-594의 첫 번째 임상 시험을 함께 개시했다. 그는 초기 단계의 연구 개발부터 중개 연구, 임상 시험까지 부산대학교의 교수들과 10년 이상을 함께하다 보니 이제 한국의 부산대학교가 항암바이러스 연구의 진정한 랜드 마크가 된 것 같다며 미소를 지었다.

"우리는 임상 데이터를 활용하고 미국 FDA, 국제 프레젠테이션, 《네이처Nature》나 《란셋 온콜로지Lancet Oncology》 같은 국제 발표출판물에 보낼 자료들을 정리filing하는데, 이곳 부산대학교와 신라젠 실험실을 활용했어요. 충분히 국제적인 수준을 갖춘 곳입니다. 무엇보다 황 박사의 연구팀은 우리에게 아주 중요한 파트너죠. 제네렉스와 함께 대부분의 간암환자들을 치료했던 의사들은 부산국립대학교병원 소화기내과의 닥터 허정과 닥터 조몽이었어요. 그 분들은 우리에게 아주 중요한 공동 연구자들이었고, 전 세계의 어떤 의사들보다도 JX-594로 많은 환자들을 치료했습니다. 따라서 그 분들의 경험이 우리에게 아주 필수적인 것이 되었죠."

컨 박사는 JX-594가 제품 승인을 받아 한국과 미국을 넘어 전 세계 국가들의 많은 환자들에게 사용될 수 있도록 만드는 것이 무엇보다 중요하다고 강조했다. 실제로 JX-594는 간암 치료에 가장 먼저 승인될 것으로 예측되고 있다. 간암은 세계에서 가장 급속하게 증가하고 있는 암 유형이다. 컨 박사는 몇 년 후에 간암이 세계의 암 사망 원인 1위가 될 것이라고 말했다. 제약시장에서 JX-594의 경제적 가치에 더욱 주목하는 이유다.

"간암은 아시아의 주요 시장이기도 해요. 특히 간암 환자가 많은 한국에서는 더욱 그렇죠. 전 세계의 간암 시장 규모 또한 미화 수십 억 달러 상당으로 추산되고 있습니다."

암 치료의 패러다임을 바꾸는 것뿐 아니라 어마어마한 경제성까지 갖춘 항암바이러스. JX-594는 이 거대한 시장에서 승부를 펼칠 수 있는 막바지 라운드를 돌고 있다.

양산부산대학교병원의 움직임도 바빠졌다. 이미 양산부산대학교병원 캠퍼스에는 '바이러스 백신 연구개발R&D센터'가 들어섰으며, 항암바이러스 백신을 대량으로 생산할 수 있는 백신 공장도 준비되고 있다. 게다가 신라젠은 전 세계에서 진행 중인 바이러스 임상시험 환자의 혈액을 분석해서 미국 FDA에 자료를 제출할 수 있는 국내 유일의 기관이다. 이제 신라젠은 지금껏 글로벌 수준의 신약 개발이 불가능했던 우리나라에서 항암바이러스 치료제의 허브가 되기를 꿈꾸고 있다.

돌이켜보면 아스피린의 상업화로 '바이엘'이 성장했고, 페니실린의 제품화로 '머크'나 '화이자'가 탄생했다. 이들 글로벌 다국적 회사들의 매출은 수십조 원을 넘어설 만큼 상상을 초월한다. 경제적 성과뿐 아니라 현대 의학은 이러한 회사들의 끊임없는 연구와 개발이 있었기에 더욱 발전할 수 있었다. 그리고 머지않은 미래에 우리나라에도 세계 최고라 꼽히는 제약회사가 등장할지도 모른다. 아니나 다를까, 2014년 놀라운 소식이 전해졌다. 신라젠이 제네렉스사를 완전히 인수한다는 보도였다. R&D연구개발와 임상시험 부문에 집중했던 신라젠은 이번 인수 완료로 비즈니스와 전략 부문까지 꿰차게 되었다고 한다.

도대체 우리나라, 그것도 지방의 작은 벤처회사가 미국의 세계적인 제약회사를 사들일 수 있었던 힘은 어디에 있었던 것일까? 그 힘의 원천은 바로 임상시험에 있다. 초기 임상시험의 성공은 신라젠을 데이비드 컨 박사의 말처럼 항암백신 개발의 랜드 마크로 만들었다. 실제로 부산대학교 R&D 센터는 초기 임상시험을 진행하는 국내 유일의 기관이다. 서울의 5대 메이저 병원도 임상시험을 위해 부산대학교와 손을 잡는다. 서울 중심의 의료 연구에 변화를 가져온 것은 물론이고, 전 세계로부터 임상시험 러브콜을 받고 있는 부산대학교. 그곳의 임상시험에는 어떤 특별한 비결이 있을까?

임상시험의
질적 시스템을 바꾸다

신약 개발은 의사가 하는 것이 아니다? 이공계 인력의 중요성

황태호 교수를 다시 만난 곳은 부산대학교의 혈액 실험실이었다. 실험실에는 해외에서 보낸 택배박스가 한가득 쌓여 있었다. 황 교수와 연구원들이 택배박스를 개봉하자 그 안에서 수많은 혈액봉투들이 쏟아져 나왔다.

"현재 JX-594는 미국과 한국, 유럽 등 전 세계에서 임상시험이 진행되고 있어요. 그리고 JX-594 주사를 맞은 모든 환자들의 혈액은 저희한테 옵니다. 마침 오늘 도착한 이 혈액은 미국의 제임스 암센터에서 주사를 맞은 환자들의 혈액이에요. 저희들은 이곳에서 이 혈액들을 분석하고 보고하고 관리하는 전체적인 책임을 지고 있죠."

쉽게 말해, 황 교수의 연구팀이 전 세계에서 진행된 임상시험 결과를 총괄하는 중앙분석기관과 같은 역할을 수행하고 있는 것이다. 많은 국가가 참여하는 다국가 임상시험 신약 개발에서 이러한 기능을 담당하고 있는 기관은 국내에서 부산대학교가 유일하다. 이곳에서 분석된 데이터는 FDA와 같은 규제기관에서 인증도 받을 수 있어 신약 개발을 앞당기는 데도 핵심적인 역할을 한다.

황 교수는 혈액봉투들을 바구니에 담아 냉장실로 발걸음을 옮겼다. 문이 열리자 한기가 엄습했다. 온도계의 눈금을 확인해보니 영하 75도. 국내는 물론 전 세계에서 모인 혈액들은 이곳에서 냉동 보관된다.

"전 세계 수십 개 병원에서 진행되고 있는 임상시험을 정확하게 컨트롤할 수 있어야 해요. 약효가 그대로 유지되고 있는지, 주사는 제대로 되고 있는지, 또 환자별로 어떤 차이가 있는지 등 저희들이 총체적으로 환자의 혈액을 분석해서 알게 됩니다. 이런 과정을 통해서 환자한테 얼마만큼의 바이러스를 줄 수 있는지, 그렇게 줘도 안전한 것인지, 바이러스가 환자 몸에서 어떤 기전으로 제거되고 얼마나 걸리는지 등 약효와의 다양한 관련성을 검사할 수 있는 거죠."

황 교수의 연구팀이 JX-594와 같은 국제적 개발 프로젝트에서 이처럼 중추적인 역할을 할 수 있었던 중요한 성과가 바로 초기 임상시험이었다. 현재 우리나라에서 수행되는 글로벌 임상시험의 경우, 대부분 후기 임상에 집중되어 있다고 한다. 후기임상이란 상업화되기 바로 전 단계에 하는 임상을 말한다. 미국이나 유럽의 경우 임상 3상은 10~20% 정도고, 대개 임상 1, 2상 초기임상이 거의 80% 이상이라고 한다. 그런데 이와 달리 지금껏 우리나라에서는 초기 글로벌 임상시험이 전무했다. 임상시험에 대한 인식이 부정적인 경우가 많아 비교적 안정성이 입증된 후기임상만 활성화된 것이다. 그러다 보니, 무엇보다 초기 임상시험을 제대로 이끌 수 있는 인력이 국내에는 부족하다. 상업화 직전의 후기임상과 달리 초기임상은 연구 리서치와도 같다. 황 교수는 초기임상이 전형적인 융합 연구라고 설명했다.

"초기임상은 생물학, 분자생물학, 화학, 심지어 법률, 금융, 기계, 의학, 약학, 간호학 등 다양한 분야의 사람들이 머리를 맞대고 진행해야 해요. 그런데 그 핵심은 혁신적 과학을 이끌 수 있는 이공계 인력입니다. 하지만 우리나라는 초기임상이 약하다 보니까 이공계 인력이 활약할 수 있는 필드 자체가 없는 것 같아요. 제가 10년간 미국에서 일을 하면서 진심으로 감동을 받은 부분이 있어요. 그곳에서는 세계적인 의사의 연봉과 초기임상에서 자기 노하우를 펼치는 이공계 인력의 연봉이 비슷하다는 거였죠. 우리나라도 이제는 그런 환경이 조성되어야 할 때입니다."

황 교수는 이공계 인력의 활약이 보장되어야 초기임상의 수준도 높일 수 있다고 목소리를 높였다. 이공계 인재들이 다양한 필드에서 활동할 수 있어야 우리나라에서도 글로벌 신약을 개발할 수 있는 하나의 인프라가 형성되고 역량도 갖출 수 있다는 설명이다. 지금 우리나라는 그러한 필드가 없기 때문에 많은 이공계 인재들이 의대에만 집중된다는 것이다.

"지금도 국내의 많은 제약사나 정부 관계자들이 여전히 신약 개발은 의사들이 하는 것이라고 생각하고 있어요. 하지만 초기임상은 이공계 인력이 핵심입니다. 우수한 이공계 인력을 키워서 글로벌 신약을 개발할 수 있는 인재로 키워야 한다고 생각해요."

초기 임상시험의 책임자는 물론 의사이다. 하지만 그 임상시험을 시작하기 위하여 조건을 잡아주고, 임상시험 과정에서 발생하는 임상적 상황과 환자의 몸에서 발생하는 변화를 분석해서 다시 용량과 용법을 결정하는 핵심인력은 이공계 인력이다. JX-594가 현재에 이르기까지 10여 년간의 시간 동안, 황 교수의 핵심적 연구 성과들과 그 질적인 시스템을 관리해온 이들 또한 모두 이공계 인력이라고 한다.

"우리나라 임상 데이터의 질적 수준은 분명 세계적입니다. 그런데 환자의 혈액을 분석하는 등의 생물학적인 연구 부분의 능력과 융합적 연구 경험은 아직까지 굉장히 낮은 수준이에요. 과학과 의학을 융합시키는 초기 임상시험의 능력이야말로 신약R&D 산업의 핵심적인 부분이고 미래 먹거리 산업을 만들 수 있는 역량입니다. 우리는 JX-594를 상업화 직전까지 끌고 왔지만 무엇보다, 향후에는 JX-594가 어떻게 더 발전되어야 하는가에 대한 모든 경험과 노하우를 가지게 되었습니다. 왜 제넨텍이, 암젠이 바이오텍으로 지속적 리더 그룹이 될 수 있는가에 대한 답이라고 생각해요."

미국, 일본 등 많은 의료 선진국들이 부산대학교의 임상시험을 신뢰할 수 있었던 건 바로 실험 데이터의 질적인 결과를 인정받았기 때문이다. 황태호 교수는 임상시험의 결과가 국내의 작은 실험실에서 맴돌지 않고 전 세계 의학계와 과학계에서 인정받기 위해 10년 동안 데이터의 질적관리 시스템을 만들어왔지만, 아직도 더 많이 발전되어야 한다고 한다. 국내 최초로 FDA에 자료를 제출할 수 있는 유일한 기관이자 퀄리티 랩 인증까지 받은 황 교수의 실험실. 이제 그곳의 속살이 궁금하다.

초기 임상시험의 성공 비결, 우수한 실험실 시스템

황태호 교수팀은 환자를 대상으로 임상시험을 시작하기 전, 동물에게 JX-594를 주사해 효과와 안전성을 검증했다. 그 후 사람에게 주사를 해도 될 수 있는 환경과 조건을 만든 후 국내 식약청의 승인을 받고, 국내에서는 처음으로 유전자 치료제 관련 임상 1상을 성공적으로 마쳤다. 이후, 미국에서 진행한 임상 1상에서는 정맥으로 JX-594를 주사해 항암제 개발의 큰 진보를 거두었다. 임상 2상을 거쳐 3상에 이르기까지 오랜 시간과 매우 정교한 분석 과정이 필요했다. 지금까지 4개의 임상 1상과 8개의 임상 2상이 진행되었으며, 현재는 임상 3상이 준비 중이다. 매우 성공적인 임상시험 결과도 있으며, 또한 실망스런 임상시험 결과도 있다. 궁극적으로 신약의 상업화 성공을 위해서는 임상 3상에서 성공을 거두어야 한다. 따라서 성공한 임상 2상뿐 아니라 실패한 임상 2상은 임상 3상의 성공을 위해서 매우 중요한 자산과도 같다.

JX-594는 지금까지 한국 신약의 역사에서 초기 임상을 국내에서 마치고 다국가 후기 임상시험을 하게 되는 유일한 신약 후보 물질이다. 황 교수는 지금의 상업화 후기 다국가 임상연구를 다국적으로 진행할 수 있었던 초석은 초기 임상시험의 완성 덕분이라고 재차 강조했다. 무엇보다 뚝심과 지속적인 투자가 필요한 과정이지만 탄탄한 실험실 환경과 연구자, 의사의 헌신, 정부 규제기관의 창의적 지원, 투자자의 신뢰 없이는 불가능했다는 이야기이다. 무엇보다 초기 글로벌 임상 경험이 열악한 국내 상황에서, 세계 각국에서 시행한 임상혈액이 모이는 분석기관으로서 모두가 신뢰할 수 있는 환경을 만드는 것이 급선무였다고 한다. 이를 위해 황 교수는 GLP 분석 실험실을 만들었다.

우수실험실관리기준을 뜻하는 GLP Good Laboratory Practice는 OECD 국가들이 실험 결과를 관리하기 위해 정한 원칙이다. 이 원칙에 따르면, 무엇보다 실험 결과의 재현 가능성이 가장 중요하다. 생물의약품에서는 조건이 약간만 변해도 실험 결과가 달라지기 때문이다. 이를 위해서 모든 실험 계획과 결과를 모니터링할 수 있어야 하고, 책임 소재 또한 분명히 가릴 수 있는 시스템이 구축되어야 한다. 컴퓨터에 저장된 파일 하나조차 마음대로 지우고 변경할 수 없는 시스템을 만들어야 한다. 매우 까다로운 규정이다. 심지어 컨디션이 안 좋은 연구원에게는 반드시 유급휴가를 줘야 한다는 조항도 있다. 연구원의 컨디션이 실험 결과에 영양을 미친다고 보기 때문이다. 실험 장비는 물론이고 실험 물질과 실험 대상, 유지 관리기록 등 실험 과정에 필요한 모든 것이 검사의 대상이 됐다. 이러한 과정은 한순간에 이루어질 수 있는 환경이 아니다. 10년간의 노력을 바탕으로 황 교수의 연구팀은 미국 FDA의 심사를 받아도 될 정도의 퀄리티 랩이 되었다.

그러나 미국 FDA 규정에 완전 적합도를 위해 질적 관리는 더 높아지고, 깊어져야 한다고 한다. 눈에 보이지 않는 비용이지만, 혁신적 · 과학적 업적을 인정받을 수 있는 가장 기본적인 환경이다. 부산대학교 실험실의 우수성은 전 세계에 알려졌다. 일본 츠쿠바대학교의 마사토 아베이 교수 또한 황태호 교수의 뛰어난 임상시험 과정에 놀라움을 전했었다.

"부산대학교 연구실은 매우 높은 수준의 기술을 보유한 전문가들이 임상 환자들의 혈액을 검사하고 있습니다. 그래서 저희 츠쿠바대학교도 임상시험을 실시한 혈액을 부산대학교 황태호 교수님의 '퀄리티 랩'에 검사를 의뢰해 함께 임상시험을 진행할 계획입니다."

황태호 교수가 이끄는 신라젠은 항암바이러스 치료 이후에 일어나는 항암 항체에 대한 특허도 보유하고 있다. 항암바이러스를 유전자적으로 조작하는 원천기술도 갖고 있어 다양한 항암백신을 개발할 수도 있을 것이다. 이렇듯 혁신적인 성과를 앞두고 황태호 교수는 현재 어떤 포부를 다지고 있을까? 그의 목소리에 힘이 실렸다.

"쉼 없이 달려왔지만, 아직도 넘어야 할 수많은 허들이 남아 있습니다. 그러나 시간의 문제이지 JX-594의 상업화 성공에 대해서는 의문의 여지가 없습니다. JX-594의 글로벌 상업화 성공은 한국의 바이오 R&D 역량을 본질적으로 바꾸게 될 것입니다. 신라젠에서 글로벌 R&D를 충분히 경험하고 전문성을 획득한 이공계 인력이 제2, 제3의 신라젠을 만들고, 기술 기반 글로벌 바이오텍을 이끌어나갈 수 있기 때문입니다. 8년 전 신라젠을 창업할 당시 거금을 투자한 엔젤 투자자들이, 이건 투자가 아니라 연구비라면서 신라젠이 반드시 성공해서 제 2, 제 3의 신라젠을 만들 수 있는 인력과 환경을 함께 만들어달라고 했습니다. 그 분들은 눈앞의 이익보다, 미래 가치를 지향하셨고, 저는 그 분들의 꿈이 JX-594의 성공을 기반으로 반드시 이루어질 것이라고 믿습니다."

2013년 드디어 세상에 모습을 드러낸 'JX-594'를 이용한 암 치료제 '펙사-벡Pexa-Vec.' 바이러스를 둘러싼 신약전쟁이 더욱 치열해지는 글로벌 무대에서 펙사벡은 얼마나 강한 유도탄이 되어 신라젠의 힘을 키우게 될까? 그 블록버스터 신약의 꿈이 지금, 부산을 넘어 전 세계 의료 시장을 향해 뻗어나가고 있다.

4부

암,
종말의 시작

인간만이 누릴 수 있는 '삶의 질'과 '죽음의 준비'를 포기하는 순간 생존기간과 무관하게 우리

는 온전히 암 때문에 죽는 것과도 같다. 암으로 죽지 말아야 되는 이유, 바로 인간에게는 암을

물리치는 것보다 더 중요한 지켜야 할 삶의 가치가 있기 때문이다. 그 가치를 잃어버리지 않

고, 평화롭게 눈을 감은 어떤 이에게 죽음은 암이 야기한 고통의 끝이라기보다, 스스로 맞이

하고 선택한 인생의 마침표가 될 수 있지 않을까?

1
암으로
죽지 말아야 되는 이유

암으로 죽지 말아야 되는 이유, 바로 인간에게는 암을 물리치는 것보다 더 중요한 지켜야 할 삶의 가치가 있기 때문이다.

1984년, 암은 처음으로 한국인의 사망률 1위에 올라섰다. 그 후 암은 한 번도 그 자리를 내려놓지 않았다. 암환자 100만 명 시대. 우리나라 국민 10명 중 3명은 암에 걸리는 현실이지만, 여전히 많은 환자들이 힘겨운 치료 과정과 고가의 진료비로 고통 받고 있다.

'집안에 암환자가 있으면 가계가 파탄난다'는 말은 이제 더 이상 새롭지 않다. 실제로 말기 암환자를 돌보는 가족 중 절반가량이 다니던 직장을 그만두고 저축했던 돈을 모두 병간호에 쏟아 부으면서 극심한 경제난에 시달린다고 한다. 현재 암으로 인한 사회경제적 부담은 전 세계적으로 9천조 원이 넘고, 우리나라도 14조 원에 이른다. 암환자가 치료를 위해 쓰는 직접의료 비용도 연간 2조 2천억여 원이며, 연간 암 치료 비용은 국내총생산GDP의 1.75%에 달하는 수치이다.

물론 의학기술의 눈부신 발전으로 암환자의 완치율과 생존율이 크게 늘어났고 조기 진단의 가능성도 커졌다. 하지만 근본적으로 암세포 자체의 돌연변이를 막지 못하는 상황에서 암환자 수는 갈수록 증가하고 있다. 마치 고혈압이나 당뇨와 같은 만성질병처럼 암을 달고 사는 환자들이 많아진 것이다. 어느 날 갑자기 날벼락처럼 떨어진 사형선고였던 암. 기존 치료 역시 독한 화생방 작전을 써서 단시간에 적을 섬멸하기에 급급했다. 무차별적으로 가해진 공격은 적군뿐 아니라 아군도 함께 죽이며 극심한 부작용을 일으켰다. 특히 말기 암환자에게 그러한 치료는 삶의 가치를 지키는 것이 아니라, 고통 받는 기간만 연장시키는 연명치료가 되는 경우가 많다. 이 때문에 최근 의학계에서는 치료 과정과 치료 후 환자의 '삶의 질'을 보호하는 것이 중요한 과제로 떠올랐다. 이러한 흐름 속에서 암환자들의 '완치'에 대한 강박적 집착도 서서히 변하고 있으며, 호스피스 Hospice라 불리는 완화의료가 높은 관심을 받고 있다.

통계는 통계일 뿐,
삶의 질을 고려한 생존율을 생각하자

보건복지부에 따르면, 암환자의 사망 직전 1개월간 진료비는 1년간 전체 진료비의 31%를 차지한다고 한다. 전체 치료 과정 중 사망 직전에 진료가 집중되고 있는 것이다. 건강보험심사평가원 조사에서도 암환자의 사망 직전 1년간 진료비는 평균 2,800만 원으로 일반 환자의 입원 진료비보다 14배나 많다. 물론 의사에게는 죽음을 막기 위해 의술의 모든 수단을 다 이용할 의무가 있다. 인공영양, 인공호흡기 사용, 심폐소생술, 생명유지 장치 등 의료기술의 발전은 말기 상태에 놓인 환자들의 죽음을 지연시킬 수 있다. 이러한 첨단의료장치를 총동원해 환자의 생존기간을 연장하는 것이 의사와 가족 모두에게 최선을 다하는 것으로 인식되는 것도 사실이다.

하지만 말기 암환자 중에는 '한순간이라도 더 살고 싶다'는 사람도 있고 '평화롭게 죽고 싶다'는 사람도 있을 수 있다. 옳고 그름의 문제를 떠나 적어도 환자 본인이 원하는 방식을 선택할 수 있는 기회도 주어져야 한다. 이에 대해 황태호 교수는 무엇보다 환자의 '삶의 질'을 고려해야 한다고 강조한다. 그가 기존 항암제보다 부작용이 현저히 낮은 항암바이러스에 많은 기대를 거는 이유도 마찬가지다.

"그러니까 우리가 아무리 암의 크기를 줄이는 데 성공했다고 해도, 암도 죽고 사람도 죽는다면 치료적 의미가 없을 것입니다. 반대로 커다란 암을 지녔더라도 우리 삶의 질이 유지된다면, 또 그러면서 오래 산다면 상당한 의미를 갖는 거죠. 그래서 항암작용으로 암을 죽이는 것도 물론 중요하지만 삶의 질을 유지시키면서 치료하는 것이 환자 입장에서 굉장히 중요합니다. 예를 들어 대개 의사들은 설사가 머리카락이 빠지는 것에 비해 굉장히 경미한 부작용이라고 생각하지만, 환자 입장에서 설사가 계속된다면 대단히 고통스러운 겁니다. 그래서 삶의 질을 유지하는 것은 암 치료의 중요한 목적 중에 하나입니다. 따라서 우리가 보통 항암 치료를 할 때는 생존율의 증가와 암 크기의 감소뿐 아니라 환자의 삶의 질까지 모든 것이 중요한 고려 대상이 되어야 해요."

   그럼에도 우리 사회는 암환자들의 완치율, 생존율에 지나치게 집착하는 경우가 많다. 완치란 암으로 진단을 받고 수술이나 방사선, 항암제 등 치료시술을 받고 나서 5년 동안 3~4개월마다 주기적으로 시행하는 추적 검사에서 모두 암의 증거가 없을 때를 말한다. 하지만 그 이후에도 암의 재발이나 전이가 있을 수 있기 때문에 완치는 100% 완전한 판단이 아니다. 그래서 '5년 생존율'이란 표현을 쓰기도 한다. 하지만 생존율이라는 것은 말 그대로 통계이다.

   예를 들어 유방암 2기의 5년 생존율이 80%라고 한다면, 이는 통계집단에 속한 100명의 유방암 2기 환자들 중 5년 이상 생존한 이들이 80명이고 나머지 20명은 사망했다는 의미다. 결국 어떤 환자가 생존한 80명에 속할지, 사망한 20명에 속할지는 알 수 없다는 이야기다. 이를 두고 'All or None전부 아니면 전무'이라고 하는데, 어떤 환자든 5년 생존율은 100% 아니면 0% 둘 중 하나일 뿐이라는 뜻이다. 그렇다면 확률에 집착하며 사느냐 죽느냐라는 이분법적인 시선으로 암을 바라보기보다 그 사이에 있는 삶의 질에 초점을 맞춰 치료를 이어가는 것은 어떨까? 황태호 교수는 실상 우리 모두가 시한부 인생과 같다면서 말문을 이었다.

   "제가 생각할 때 생명 자체가 영원한 건 아니기 때문에 사실 우리 모두가 시한부 인생입니다. 병이 있든 없든 간에 우리가 당뇨든 암이든, 여러 가지 만성질환들도 치료가 되지 않지만 계속 평생 살아가는 겁니다. 치료를 통해 삶의 질이 떨어지지 않도록 노력하며 계속 살아가고 있는 거죠. 암도 꼭 완치만 바라볼 필요는 없지 않을까요? 완치 불가능한 암이라 해도 치료를 통해 그 증상을 완화시키면서 사는 것 또한 굉장히 의미가 있습니다. 예를 들어 치료를 받고 3개월 생명을 연장시킨다 했을 때, 보통 사람이 보면 무의미하다고 느낄 수 있겠죠. 하지만 생존이 3개월밖에 안남은 말기 암환자에게 또 3개월을 연장한다는 것은 어마어마한 의미를 가질 수 있습니다. 저는 암의 완치란 것은 아직까지 현재의 기술로는 힘들다고 생각해요. 하지만 꼭 완치가 되지 않더라도 생명을 연장시키고 삶의 질을 유지할 수 있다면 그 또한 아주 중요한 치료 목적이 된다고 생각합니다."

암 유전자 지도와 항암바이러스 백신 등 현대 의학은 암과의 전쟁에서 승전보를 전하고자 최첨단 기술을 동원해 연구를 이어가고 있다. 황 교수 또한 당장은 힘들지만 10년, 20년 후, 더 많은 지식을 알게 된다면 암도 완치할 수 있는 시기가 올 것이라고 확신했다. 아직은 불확실한 미래지만 희망의 탑은 차곡차곡 쌓이고 있다. 완치에 이르지 못하더라도 편안한 일상을 누릴 수 있는 치료법을 선택해 하루하루를 가치 있게 보낼 수 있다면, 무작정 생존기간만 늘리는 고통스러운 전쟁에서 벗어나 평화로운 일상을 다시 맛볼 수 있지 않을까? 암 치료를 향한 이러한 또 다른 관점은 이제 완화치료라는 보다 부드러운 의학 서비스의 발전으로 나아가고 있다.

웰다잉,
당하는 죽음에서 맞이하는 죽음으로

과거, 인류는 감염성 질환으로 사망하는 경우가 많았다. 그러다 항생제와 백신의 발견 등 의료기술이 발전하면서 현재는 90% 이상이 암, 고혈압, 당뇨병 등의 만성질환으로 사망한다. 우리나라의 경우 매년 사망자가 약 24만 5천 명에 이르는데, 그 중 약 22만여 명은 만성질환으로 인한 사망이라고 한다. 대부분의 사람들이 투병 끝에 죽음에 이른다는 것이다. 특히 임종 직전 말기 암환자에게 진료비가 집중된다는 사실은 우리나라만의 문제가 아니다. 환자의 상태가 나빠지고, 죽음을 직면한 상황에서 이를 극복하기 위한 의료 행위는 늘어날 수밖에 없다. 하지만 온갖 생명유지 장치에 기대어, 의식도 없이 법적 생존기간만 늘리는 연명치료에 회의적인 사람들도 늘고 있다.

2008년 국립암센터에서 성인 남녀 1,006명을 대상으로 실시한 '품위 있는 죽음에 대한 대국민 인식조사'에 따르면, 무려 87.5%가 죽음이 임박한 환자에게 의학적으로 무의미하다고 판단되는 연명치료를 하는 것보다 자연스럽게 죽음을 받아들이는 '품위 있는 죽음'에 찬성했다. 실제로 우리나라뿐 아니라 전 세계적으로 삶과 죽음을 평화롭게 이어주는 완화의료, 즉 호스피스Hospice의 중요성이 대두되고 있다. 잘 먹고, 잘 사는 건강한 삶의 가치를 중시하는 웰빙Well-being을 넘어 편안한 삶의 마무리인 웰다잉well-dying에 대한 관심이 커지고 있기 때문이다.

호스피스는 회복 가능성이 없는 말기 환자를 대상으로 통증과 증상을 조절해주는 의료 영역이다. 환자가 심리적 안정을 찾아 존엄한 죽음을 맞을 수 있도록 도와주는 치료이다. 호스피스Hospice는 '나그네의 쉼터'라는 뜻으로 유럽에서 수녀들이 말기 환자들을 돌본 것에서 유래했다고 한다.

말기 환자들에게 무리한 치료를 시도하기보다 죽음을 올바르게 받아들이고, 삶의 질을 높여주는 게 의료의 목표가 되어야 한다는 사회적 합의가 이뤄지면서 호스피스 시장도 빠르게 성장하고 있다. 우리나라는 이미 임종 직전에 집중되는 말기 환자들의 의료비용이 사회적 문제를 넘어 국가의 부담으로 이어지고 있다. 하지만 미국과 대만의 경우 호스피스를 통해 임종 전 1개월 동안 소모되었던 의료비용을 전통적인 치료보다 약 50~60% 줄인 것으로 나타났다. 무엇보다 말기 암환자에게 생명유지 장치는 오히려 환자의 고통과 죽음을 연장할 뿐, 가족들에게 정신적·경제적 부담만을 가중시키는 비윤리적인 의료행위라는 지적도 거세다.

실제로 임종 직전의 말기 암환자들은 자신의 정확한 질병 상태조차 모른 채 혼수상태에 빠지고 그 이후의 의학적 결정은 의사의 판단과 보호자의 동의로만 이루어진다. 자신의 인생을 마무리하고 죽음을 맞을 수 있는 선택의 기회도 없이 고통 속에서 죽음을 '당하는 것'이다. 호스피스는 그러한 삶과 죽음의 양 극단 사이를 자연스럽게 이어주는 완충지대가 되고 있다. 당하는 죽음에서 '맞이하는 죽음'으로 완전히 다른 삶의 마무리가 가능해진 것이다.

죽음에 대한 두려움은 버리고
현재의 행복을 지키다

"암 선고를 처음 받았을 때부터 나는 병 때문에 내 삶의 그 무엇도 빼앗기고 싶지 않았습니다. 그냥 다른 병과 똑같이 취급하고 싶었어요. 그렇지 않으면 내 생명을 위협하는 것이었기 때문이죠. 예전과 비교적 똑같은 삶을 살아가고 싶었고, 병이 나에게 어떠한 위력도 발휘하지 않기를 바랐습니다. 병상에 누워 있기보다 여느 때처럼 다림질을 하고 집을 깨끗하고 위생적으로 유지하기 위해 노력했어요. 맛있는 식사를 준비하고 가족, 친구들과 의미 있는 시간을 함께 보내는 것이 중요해요. 내가 원하는 건 그게 전부예요. 우리 가족의 생계를 유지하고 보살핌을 받을 수 있게 하는 것 말이죠."

유방암에 이어 전이성 폐암 선고를 받은 영국 여성, 맥신 스미스를 만난 곳은 암 병동이 아닌 그녀의 집이었다. 더 이상 수술이 불가능한 암환자였지만, 그녀는 한 가정의 아내이자 엄마의 역할을 다하기 위해 소홀함이 없었다. 화학치료를 받으면서도 가족과 직장, 그 어느 것도 포기하지 않는 이 밝고 강한 여성의 이야기는 이미 영국 전역에 퍼져 희망의 상징이 되었다. 2009년, 맥신은 임신의 기쁨을 누릴 새도 없이 곧바로 유방암 선고를 받았다. 그녀는 유방절제술을 받고 화학요법을 진행하면서도 뱃속의 아기를 포기하지 않았다. 앨범을 빼곡히 채운 초음파 사진들을 보여주며 맥신이 말했다.

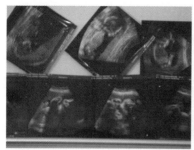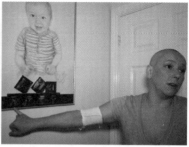

2009년. 맥신은 임신의 기쁨을 누릴 새도 없이 곧바로 유방암 선고를 받았다. 그녀는 유방절제술을 받고 화학요법을 진행하면서도 뱃속의 아기를 포기하지 않았다.

"이것들이 전부 내가 임신했을 때 찍은 스캔 사진들입니다. 나는 처음에 화학요법을 받을 때 임신한 상태였는데 매달 아이가 잘 자라고 있는지, 부작용은 없는지 확인하기 위해 스캔을 했어요. 임신 당시 화학요법이 태아에게 유일하게 미쳤던 영향은 몇 주 동안 자궁에서 아주 잠잠했고 별다른 움직임을 느낄 수 없었다는 것이죠. 그런데 회복 주간이 되면 자궁에서 다시 활발한 움직임을 보였어요. 스캔 덕분에 태아의 성장에 아무 문제가 없다는 걸 확인하면 다음 주기 치료로 넘어가곤 했어요."

예정일보다 6주 빨랐지만 건강하게 세상에 나온 그녀의 아들, 알피는 벌써 걸음마를 뗐을 만큼 하루가 다르게 성장하고 있다. 그녀에게 알피는 기적과도 같은 선물이었다. 하지만 기적은 오래가지 않았다. 암을 완전히 물리쳤다고 믿었던 그때, 암은 그녀의 폐에서 다시 세력을 넓히고 있었다. 이전의 유방암과 달리 전이된 폐암은 수술조차 시도할 수 없었다. 죽음을 목전에 두고 있지만, 그녀에게 절망은 다른 세상의 이야기인 것만 같다. 맥신은 여전히 일터에 나가고 암환자들을 위한 모금활동에도 적극적으로 나서고 있다. 2012년에는 런던올림픽의 성화 봉송 릴레이 주자로 선정되어 거친 호흡과 싸우며 트랙을 완주해냈다. 아들 알피에게 암과 용감히 싸워내는 엄마의 모습을 보여주기 위해서였다. 하지만 이토록 강인한 그녀에게도 암과의 사투는 힘에 겨운 일이다. 고용량의 항암제가 들어가며 그녀는 서서히 전신의 기능이 떨어지고 있음을 느끼고 있다.

"단기 기억 상실이 왔어요. 어떨 때는 차 한 잔 만든 것조차 기억을 못해서 그냥 식어버리는 경우도 있어요. 기억력이 너무 안 좋아졌고 운동능력도 감소해서 지금은 전처럼 달리기는 할 수 없어요."

그럼에도 그녀는 죽음이 두렵지 않다고 답했다. 다만 알피가 엄마 없는 슬픈 유년시절을 보내야 하는 것이 슬프다고 덧붙였다. 그래서 그녀는 먼 미래의 알피를 위해 틈나는 대로 일기를 쓰고 있다.

"내 가장 큰 걱정은 죽음 그 자체가 아니라 알피가 커서 네다섯 살쯤 되었을 때 엄마는 어디에 있느냐고 물어볼 때입니다. 내가 그 아이를 버린 게 아니라 정말 사랑했다고 말해줄 수 있어야 하는데. 아마도 이 일기장이 내 대신 그 일을 해줄 것이라고 믿어요."

먹먹해진 마음을 추스를 새도 없이 맥신은 담담한 목소리로 자신이 쓴 일기의 일부분을 읽어 내려갔다.

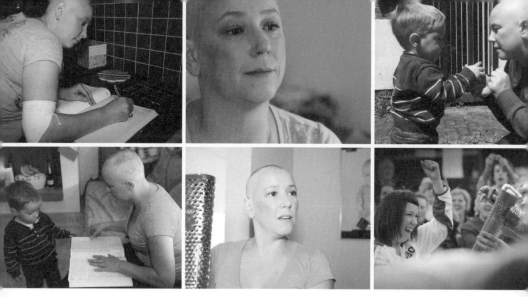

맥신은 아들을 위해 끝까지 자신의 일상을 지키고, 치료를 포기하지 않고 있다. "암과의 싸움에서 내 해결책은 바로 사는 것입니다. 내 병이 나에게 이래라저래라 명령하도록 놔두지는 않을 것입니다. 내가 원하는 방식대로 살 것이고 모든 사람들이 나에게 아직 삶이 남아 있으며 내가 그 삶을 살아가는 걸 봤으면 합니다."

"엄마는 매일 일기를 쓸 시간이 별로 남아 있지 않단다.

우리 아들, 하지만 이 일기를 통해 내가 너를 사랑한다는 걸 알아줬으면 해.

네가 자라는 모습을 볼 수 있다면 뭐든지, 정말 뭐든지 다 할 텐데.

엄마한테는 남은 시간이 별로 없는 것 같아서 너무 슬프구나.

하지만 슬퍼하고 운다고 해서 바뀌는 건 아무것도 없어.

엄마가 속상해 하는 모습을 우리 아들이 보지 않았으면 해.

우리가 꼭 껴안고 네가 미소 짓는 모습을 보고 네 웃음소리를 듣고 싶어.

내 생의 마지막 나날에 그 추억을 함께 가져갈 수 있으면 좋겠구나.

엄마는 우리 아들을 아주 많이 사랑해."

그녀는 알피가 엄마의 죽음을 자연스럽게 받아들여 긍정적이고 최선을 다하는 삶을 살아가기를 바란다고 말했다.

"알피에게는 안전하고 사랑이 넘치고 행복한 환경이 계속 필요한데 내가 그걸 줄 수 있는 유일한 방법은 원래대로 일상생활을 유지하는 것뿐이에요. 알피에게 필요한 것도 바로 그것이라고 믿습니다."

맥신은 아들을 위해 끝까지 자신의 일상을 지키고, 치료를 포기하지 않을 것이라 다짐했다. 하지만 그녀 스스로도 알고 있다. 전이성 암에서 완치를 기대하긴 어렵다는 사실을 말이다. 하루하루를 살얼음 위를 걷는 심정으로 병상에 누워 위태롭게 살아가는 말기 암환자와 달리 맥신은 그렇게 가쁜 호흡을 내쉬면서도 남편과 아이를 위해 기꺼이 가정을 지키고 있다.

"암과의 싸움에서 내 해결책은 바로 사는 것입니다. 아직 살아야 할 삶이 있으니까 내가 원하는 방식대로 살 것입니다. 내 병이 나에게 이래라저래라 명령하도록 놔두지는 않을 것입니다. 그런 일은 없을 거예요. 내가 원하는 방식대로 살 것이고 모든 사람들이 나에게 아직 삶이 남아 있으며 내가 그 삶을 살아가는 걸 봤으면 합니다."

중세의 수도승들은 서로 마주칠 때면 '메멘토 모리Memento Mori'라는 인사를 나눴다고 한다. 메멘토 모리는 '네가 죽을 것을 기억하라'는 뜻의 라틴어다. 이러한 인사는 죽음의 공포를 전하려는 의미가 아닐 것이다.

죽음에 대한 두려움을 버리고 현재를 행복하게 살라는 지혜의 인사와도 같다.

그럼에도 암은 여전히 우리의 생명을 갉아먹는 죽음의 질병이다. 하지만 암이 우리의 신체를 망가트릴 수는 있어도 정신까지 훼손할 수는 없다. 인간은 단순한 세포들의 집단 그 이상의 생명체다. 그러나 인간만이 누릴 수 있는 '삶의 질'과 '죽음의 준비'를 포기하는 순간 생존기간과 무관하게 우리는 온전히 암 때문에 죽는 것과도 같다.

암으로 죽지 말아야 되는 이유, 바로 인간에는 암을 물리치는 것보다 더 중요한 지켜야 할 삶의 가치가 있기 때문이다. 그 가치를 잃어버리지 않고, 평화롭게 눈을 감은 어떤 이에게 죽음은 암이 야기한 고통의 끝이라기보다, 스스로 맞이하고 선택한 인생의 마침표가 될 수 있지 않을까? 병실이 아닌 자신의 가족 곁에서 밝고 당당한 모습으로 삶의 마지막 페이지를 장식하고 있는 그녀, 맥신처럼 말이다.

"암은 세포가 분열하고 성장하고 분열하고 성장하면서 잡초처럼 몸을 잠식하는 것입니다. 나는 항상 암을 하나의 질병으로 여겼고 다른 질병처럼 치료할 수 있을 거라고 생각해요. 물론 생명을 위협하는 병이고 지금 나는 생명을 위협받는 단계에 있으며, 결국에는 암이 나를 데려가겠지만 현재로서는 그저 하나의 질병일 뿐이고 다른 질병과 똑같이 취급해야 합니다. 시간이 지나면 암이 내 몸을 앗아가겠지만 어쨌거나 그건 미래의 일이고, 현재 내 마음과 영혼은 아들과 내 남편, 우리 가족에게 속해 있으니까요."

2012년, 성화 봉송 릴레이 주자로 뛰며 전 세계 암환자들을 향해 희망의 불꽃을 전했던 맥신 스미스, 그녀의 집에는 당시의 그 성화가 아직도 꺼지지 않고 불타고 있다. 가스버너가 내장된 그 성화대의 불꽃이 꺼지지 않도록 그녀는 매일 불이 여전히 타고 있는지 수시로 살펴본다고 한다. 훗날 아들이 이 불꽃이 얼마나 소중한 보물인지 깨달았으면 좋겠다며, 그녀는 오늘도 그 작은 불꽃을 지킨다.

2
암에 대해
제대로 알려줘!

암의 실체를 대중이 이해할 수 있는 보편적이고 전문적인 정보가 지속적으로 제공될 필요가 있다. 일반 대중이 고정관념이나 편견을 깨고 암 치료의 현재를 제대로 직시할 수 있다면 의사와의 거리도 좁힐 수 있을 것이다.

최근 갑상선암 조기진단과 치료를 두고 의료계 안팎으로 논란이 불거졌다. '갑상선암 과다진단 저지 의사연대' 소속 의사들이 언론을 통해 "의학적으로 효용성이 입증되지 않은 갑상선암 검사가 필요 이상 많이 시행되면서 암환자가 늘어나고 있다"고 주장하며 무분별한 갑상선 초음파 검사를 중단할 것을 주장했기 때문이다.

실제로 우리나라의 갑상선암환자 수는 전 세계 평균의 10배에 달하며 계속해서 환자가 증가하는 유일한 국가라고 한다. 일본의 경우 갑상선암은 증상이 발현될 때까지 수술을 늦춘다. 갑상선암의 95%는 진행속도와 악성도가 낮아 치료를 하지 않더라도 정상세포와 비슷한 특성을 갖기 때문이다. 하지만 이에 반대하는 의사들의 목소리도 높다. 갑상선암이 아무리 천천히 진행되는 암이라고 해도 일부는 방치할 경우 치료가 어려운 악성도를 가질 것이기 때문에 조기에 암을 찾아냈다면 적극적으로 치료해야 한다는 주장이다. 다시 말해 어떠한 암이든 증상이 나타난 후 치료를 시작하면 전쟁이 난 뒤 군대를 소집하는 것과 같다는 것이다. 논란이 계속되자 보건복지부와 국립암센터는 현재 갑상선암 등 7대 암 검진 권고안을 제·개정해 공개할 예정이라고 밝혔다.

논란이 계속되면서 피해를 보는 건 환자들이다. 수술이 필요해도 미루는 갑상선암환자들이 속출했다. 관련 보도가 잇따르면서 수술 자체를 불필요한 것으로 오인하는 환자가 늘었기 때문이다. 갑상선암 논란의 초점은 과잉검진이다.

하지만 이 웃지 못할 해프닝의 진짜 원인은 의사와 환자 사이의 불신이다. 과잉검진이라는 의혹은 따지고 보면 결국 환자별 맞춤치료가 제대로 이루어지지 않았기 때문에 불거진 사태이다. 하지만 맞춤치료라는 이상적인 의료검진 역시 상당한 비용이 든다. 이 때문에 맞춤치료 또한 과잉진료의 표적이 될 수 있기 때문에 우리나라의 상황에서는 이 또한 쉽지 않은 것이 현실이다. 그럼에도 정확한 진단 후에 환자 상태에 따라 치료와 관리가 이루어졌다면 이와 같은 논란도 발생하지 않았을 것이다. 진료 원칙 문제를 따지기 이전에 의사와 환자 사이의 단절이 더 큰 문제라는 말이다. 갑상선암뿐만이 아니다.

우리나라는 하루가 다르게 업데이트되고 있는 암에 대한 정보와 지식이 일반 대중에게 제대로 제공되고 있지 않다. 수많은 정보가 여기저기 떠돌고 있지만 그 중 제대로 된 정보라고 할 수 있는 건 많지 않다. 정부 차원의 제대로 된 암 가이드라인, 예방 캠페인, 치료 정보 제공을 위한 신뢰 있는 창구가 없고, 의료계와 제약사 등 실질적인 정보를 제공해야 할 주체들은 수많은 치료법을 제시하고는 있지만 이조차도 병원마다 제각각이다. 갑상선암 논란은 이러한 국내 의료 현실의 고질적인 문제가 비로소 수면 위로 드러난 것일 뿐이다.

4명 중 1명은 언젠가 암환자가 될 수 있는 시대, 우리 모두는 암으로부터 자유롭지 않다. 이제 암환자뿐 아니라 일반인들도 암에 대해 제대로 알려달라고 목소리를 높여야 할 때이다. 적극적으로 정보를 요구하고 새로운 연구에 관심을 기울여야 암의 실체를 제대로 인식할 수 있다. 암의 종말을 앞당기기 위해서, 기적의 치료법을 바라기 이전에 바뀌어야 할 국내 의료계의 현실과 우리의 모습을 함께 점검해보자.

속속 나오는 혁신적인 암 치료법, 하지만 대중은 모른다

암은 불과 몇 년 전만 해도 걸리면 죽는 병이었다. 하지만 혁신적인 암 치료법이 속속 등장하며 점차 충분히 나을 수 있는 병이 되고 있다. 암이 단일 질환이 아닌 수백 가지 종류의 질환이라는 것을 알게 되었고, 항암제 또한 초기 암의 경우 완치율이 높다. 아직까지도 항암치료라 하면 체중이 빠지고, 머리카락이 모두 빠지는 등의 부작용을 떠올리는 사람들이 많지만, 최근에 개발되고 있는 대부분의 항암제는 표적치료제로 과거보다 독성이 훨씬 적다.

초기 암 치료의 대표적인 방법인 수술 역시 완치율이 상당히 높아져 위암 수술의 경우 완치율이 95% 이상이다. 인류의 적이라고 믿었던 바이러스가 암 치료의 핵심으로 떠올랐고, 유방암의 경우 혈액검사만으로도 암을 진단할 수 있어 조기에 암 예방이 가능해졌다. 이처럼 새로운 첨단 장비, 신항암제 개발 등 암 관련 의학기술이 발달함에 따라 암에 대한 사람들의 인식도 점차 바뀌고 있다.

하지만 문제는 이러한 암 관련 정보들이 암환자와 가족 위주로 집중되고 있다는 사실이다. 실제로 암환자들은 웬만한 의학전문가만큼 암에 대해 공부를 한다. 특히 말기암, 복합암환자의 경우 어떻게든 가능한 치료법을 찾기 위해 해외 연구 사례와 임상시험 정보, 민간요법까지 그야말로 샅샅이 찾아다니곤 한다. 하지만 안타깝게도 말기암 치료는 아직도 명백한 한계를 가지고 있다. 암의 조기 발견이 그 무엇보다 중요한 까닭이다. 황태호 박사 또한 현재로서는 말기암의 기적보다는 초기에 암을 진단하는 것이 중요하다고 강조한다.

"말기암에 대해서 인류는 아직도 무력합니다. 이 부분에서는 암과의 전쟁에서 실패했다고 이야기할 수도 있습니다. 하지만 현재 암으로 진단된 환자의 50% 정도가 완치가 되고 있습니다. 물론 대부분이 초기암일 경우이죠. 그러므로 완치된 50%를 생각할 경우 암과의 전쟁에서 이루어 놓은 매우 긍정적인 현실일 테고, 아직 한계를 가진 50%의 경우를 생각한다면 부정적인 현실이라고 할 수 있죠. 지금으로서는 부정적인 현실보다 긍정적인 현실에 관심을 기울여야 하지 않을까요?"

그렇다. 이제 암에 대한 새로운 전략은 암에 '걸리기 전부터임상적 진단 전, 혹은 병원에서 진단받기 전' 제대로 아는 것이다. 병원에서 의사는 환자의 몸에 암세포가 최소한 수십만 개가 만들어진 이후부터 진단과 치료를 해줄 수 있다는 것을 인지해야 한다. 따라서 사지로 내몰려 이성적인 판단이 흐려지기 전에 자기 스스로 암에 대해 철저히 배워야 할 필요성이 있지 않을까? 물에 빠진 후에 지푸라기라도 잡는 심정으로 인터넷을 헤매고 다닐게 아니라 건강할 때, 지금까지 알려진 암의 실체를 냉철하게 대면할 수 있어야 한다. 일반인들이 이렇게 암 정보에 적극적으로 접근하기 위해서는 무엇보다 공적인 기관의 제대로 된 암 정보 창구가 필요할 것이다. 실제로 미국과 영국 등 선진국의 경우 암에 대한 기초 정보뿐만이 아니라 최신 치료 정보, 연구 그리고 환자들의 사례가 계속해서 업데이트된다. 특히 잘못된 암 상식과 논란이 있는 치료법에 대해서는 정확히 기준을 잡아주고 있다. 이제 우리나라도 기본적인 암 상식부터 제대로, 제때 알려주는 플랫폼이 절실하다. 황태호 박사의 의견도 이와 다르지 않았다.

　"우리 의료계의 큰 문제는 검증되지 않은 치료를 일부의 의사, 한의사들이 무분별하게 상업적으로 사용하고 있다는 점입니다. 사실 한의학이 암 치료의 보조적 요법으로 매우 의미가 있는 것도 사실이지만 검증이 제대로 되지 않은 한의학적 수단으로 말기암을 치료하고 있는 일부 한의사들의 치료법이 심각한 문제가 되고 있는 것도 사실입니다. 근원적으로 국가가 이러한 실태를 관리하지 못하고 있다는 점이 가장 심각한 문제라고 생각합니다."

이 때문에 암 정보의 허위 유포를 막기 위한 식약청의 노력도 중요하다. 명확한 국가기관의 가이드라인에 따른 검증을 보인 약이 필요한 환자에게 제대로 사용될 수 있도록 보호하는 것도 매우 중요하지만, 검증되지 않은 약으로 지푸라기라도 잡는 환자를 현혹해서 말기암을 치료하고 있는 일부 의사, 한의사와 의료기관에 대해 엄중한 감시와 처벌을 받게 하는 것도 환자를 보호하는 중요한 국가기관의 책무이기 때문이다.

암은 전 세계에서 가장 활발하게 연구가 진행되고 있는 질병이다. 이제 끊임없이 나오는 암에 대한 연구와 임상시험, 새로운 치료법에 호들갑스러운 반응보다는 그 의미를 조목조목 알려주는 전문성 있는 매체가 필요하다. 혁신적인 치료법이 탄생했다는 장밋빛 뉴스뿐만 아니라 암의 실체를 대중이 이해할 수 있는 보편적이고 전문적인 정보가 지속적으로 제공될 필요가 있다. 일반 대중이 고정관념이나 편견을 깨고 암 치료의 현재를 제대로 직시할 수 있다면 의사와의 거리도 좁힐 수 있을 것이다. 암 연구와 대중, 현장의 최전방에 선 의사들이 서로 간에 활발하게 정보를 공유하고 소통할 수 있다면, 암이라는 그 죽음의 계곡을 미끄러지지 않고 무사히 건널 수 있는 길이 더 활짝 열릴 수 있지 않을까?

새로운 치료에 대한 오픈마인드로
임상 연구를 다시 보자

"재발 후 고주파 열처리를 했는데 그것도 실패했어요. 항암치료를 받아도 더 안 좋아졌습니다. 의사 선생님도 더 이상 할 수 있는 치료가 없다고 했죠. 그렇게 최악의 상황에서 임상시험을 권유 받았습니다. 바이러스 팀이 구성되어 있다고 하는데 뭘 하는 팀인지 저는 몰랐죠. 바이러스 치료가 어떤 건지조차 몰랐습니다. 처음에는 당연히 망설였어요. 어쩐지 제가 실험 대상이 된 것만 같은 그런 느낌 때문이었죠. 그런데 길이 보이지 않았어요. 더는 갈 수 있는 길이 없어서 지푸라기라도 잡는 심정으로 임상시험을 선택하게 된 겁니다."

JX-594의 임상시험에 참여한 후 간암 완치 판정을 받은 최명철_{가명} 씨. 그는 자신의 몸속에 암 덩어리가 자라고 있다는 것조차 너무 늦게 알았다. 암에 관한 정보가 넘치는 세상이지만 대다수의 사람들은 최명철 씨처럼 암환자가 되고 나서야 암 치료에 눈을 돌린다. 또한 최명철 씨처럼 지푸라기라도 잡겠다는 의지가 없는 환자들은 암에 걸렸다는 진단을 받는 즉시 사형수의 심정이 되어 엄청난 스트레스에 시달린다. 이 경우 아무것도 할 수 없다는 자괴감과 무기력에 빠져 면역력은 극도로 쇠약해진다. 최명철 씨처럼 더 이상 유의미한 치료를 진행할 수 없는 말기 암환자에게 임상시험은 사실상 유일한 희망이다. 하지만 대부분의 환자들은 임상시험이라는 말만으로도 거부감을 드러낸다. 자신이 실험 대상이 된다는 불쾌감 때문이다. 암 연구의 선봉에 선 미국의 경우는 어떨까?

나는 주로 간암환자를 대상으로 임상시험 프로그램을 운영하고 있는 캘리포니아 퍼시픽 메디컬 센터California Pacific Medical Center를 방문해 임상시험의 현주소를 확인할 수 있었다. 이곳은 매주 캘리포니아 전역에서 암환자들이 모여든다. 환자들은 진료에 들어가기 전에 각 분야의 의사들을 차례로 만나 그들에게 가장 적절한 효과를 줄 만한 다양한 치료법에 대한 정보를 제공받는다. 수술, 이식, 간암 화학색전술, 고주파 열치료 등 환자가 선택할 수 있는 치료법을 모두 안내하고 결정하는 데 도움을 주는 것이다. 이러한 처방 이후에도 암이 여전히 진행된다면 이제 다른 옵션을 모색하게 된다. 그 중 하나가 바이러스 임상시험이다. 미국도 한국처럼 임상시험에 대해 마냥 우호적이지 않다. 실제로 미국 말기 암환자의 임상시험 참여율은 5%로 저조한 편에 속한다. 그렇다면 이곳은 어떻게 임상시험 환자를 선별하고 있는 것일까? 애리 배런 박사가 답했다.

"중요한 것은 대개의 암들이 만성질환으로써 쉽게 완치되기는 어렵다는 사실을 인식시키는 것이죠. 그리고 최대한 다양한 치료법들을 소개합니다. 그리고 그런 새로운 치료법에 대해 흥미를 느끼는 환자들을 대상으로 임상시험을 진행한다는 것이 우리의 원칙입니다. 물론 이런 시험 과정이 모두에게 적당한 건 아닙니다. 실험적 치료이기 때문에 임상시험을 두려워하는 환자들도 많습니다. 반면, 임상시험을 보다 나아진 상태로 생명을 연장할 수 있는 희망으로 보는 환자들도 많습니다. 다만 참여 여부는 온전히 환자들의 선택에 달린 문제이죠. 임상시험에서 무엇보다 중요한 건 계속적으로 시도하는 것입니다. 시도해보지 않으면 성공도 기대할 수 없기 때문이에요. 계속 시도하다 보면 언젠가는 이 많은 치료제들 중에 효과적인 것을 찾아낼 수도 있을 테니까요. 물론 치료법에 대한 희망과 위험성risk의 균형을 잡는 일도 중요하다고 생각합니다."

이곳을 찾는 암환자들은 신약에 대해 잘 알고 있는 경우가 많다고 한다. 기사를 보거나 CBS나 NPRNational Public Radio같은 언론사 보도를 접하고 환자들이 스스로 찾아오기도 한다. 인터넷을 통해 새로운 임상시험에 사전 조사를 하고 적극적으로 참여 의사를 보이는 경우도 많다. 말기 암에 이른 환자들이 어쩔 수 없이 지푸라기라도 잡는 심정으로 임상시험에 참여하는 것은 우리나라와 다르지 않을 것이다. 하지만 미국의 경우 우리나라보다 초기 임상시험이 수월하게 진행되고 있다. 임상시험에 대한 열린 생각이 조금씩 자리 잡고 있기 때문이다.

실상 임상시험은 매우 긴 여정이다. 1상부터 3상까지 대략 10년 이상이 걸린 후에야 새로운 약과 치료법이 시중에 등장할 수 있다. 우리나라의 경우 임상시험의 마지막 단계인 3상 연구는 활발하게 이루어지고 있다고 한다. 3상까지 진행된 연구라면 어느 정도 검증이 된 치료법으로 판단해 서로 임상시험에 참여하기 위해 경쟁이 벌어질 정도이다.

하지만 중요한 건 임상 1상, 즉 초기임상이다. 보통 동물 단계에서 어느 정도 약효가 입증되면 소수의 환자들로 1상 임상시험을 시작하게 된다. 이때 주위에서 이 연구자의 혁신적인 발상을 단기간의 수익과 상관없이 과감하게 지원하고 환자들의 참여도 잇따르면 연구는 급물살을 타게 된다. 그런데 우리나라는 이 초기 단계 임상에 대한 관심이 심각할 정도로 낮다. 황태호 박사의 JX-594의 임상 1상 역시 이러한 분위기 때문에 숱한 장애를 넘어야 했다. 반대로 선진국의 경우 초기 임상시험에 대한 투자와 참여율이 높다. 새로운 암 치료법에 대한 정보가 빠르게 퍼지고 임상시험이 그저 '복불복'이 아닌 또 하나의 치료법이라는 인식이 투자자와 환자 모두에게 확산되고 있기 때문이다. 배런 박사 또한 현재 정복하지 못한 질병에 대한 유일한 방법은 환자의 임상시험 참여뿐이라고 강조했다.

"우린 모두 잠재적 암환자라 할 수 있어요. 4명 중 1명은 인생의 어느 시점에서 암을 만나게 될 것이기 때문입니다. 그래서 나는 암환자뿐 아니라 모든 잠재적 암환자들에게 이렇게 말하곤 합니다. 임상시험에 대해 열린 사고를 가져야만 한다고요. 자신의 의료진에게 임상시험에 참가하고 싶다는 요청을 할 수 있어야 해요. 환자가 이미 적극적인 의지를 갖고 날 찾아오는 경우, 그들을 임상시험에 참여하도록 돕는 일이 훨씬 쉬워지기 때문입니다. 그것이 비로소 우리가 암이라는 끔찍한 질병에 대해 보다 효과적인 치료법을 개발할 수 있는 길입니다. 자신의 질병을 치료하기 위한 방법으로써 임상시험에 대해 열린 생각을 가져야만 해요. 또한 임상시험의 본질에 대해 최선을 다해 공부할 필요가 있습니다."

배런 박사는 임상시험이 암과 맞서 싸우는 방식임을 상기해야 한다고 덧붙였다. 어쩔 수 없이 도살장에 끌려가는 소처럼 임상시험을 맞는 것이 아니라 적극적으로 공부해 새로운 희망이 될 수 있도록 노력해야 한다는 것이다.

지금도 암 치료를 위한 연구는 세계 곳곳에서 새로운 역사를 써내려가고 있다. 오랜 시간 그토록 많은 테스트를 거쳐 비로소 사용되는 약도 수없이 많은 부작용 때문에 금지되는 상황에서 암에 대한 확실한 치료제는 없다는 현실을 인정해야 한다. 결국 혁신적인 암 치료법에 대한 임상시험이 더욱 많아져야 확실한 치료제의 탄생도 앞당길 수 있다. 이제 우리나라의 암환자들도 임상시험에 대한 편견을 깨고 새로운 옵션에 신중하지만 적극적인 관심이 필요한 시점이다.

암도 개인 맞춤형 치료가 필요하다

"유방암 진료를 받는 환자들은 단추 있는 옷은 입고 오지 마세요. 시간이 없습니다."

환자가 단추를 푸는 시간조차 기다릴 수 없다는 어느 의사의 웃지 못할 이야기이다. 의사 한 명이 하루에 수백 명의 환자를 진찰해야 하는 척박한 국내 상황에서 의사와 환자 간의 여유로운 소통은 기대할 수도 없는 현실이다. 실제로 우리나라의 종합병원은 OECD 국가 중 인구 대비 병상의 수가 가장 많다. 좀 더 많은 환자를 효율적으로 관리해 적은 비용으로 최대의 수익을 내야 하기 때문이다. 이와 같은 의료계의 지나친 경쟁,

홍보 등으로 현재 대한민국의 암 병원은 공급과잉 상태이다. 그나마도 서울 등 수도권에 집중되어 있는 탓에 지역거점 병원은 또 다른 어려움에 직면해 있는 것이 현실이다.

하지만 암은 대표적인 중증질환이다. 병원은 환자가 편안히 믿고 기댈 수 있는 곳이어야 한다. 진료의 표준화와 함께 보다 전문적인, 환자 중심의 치료가 절실한 이유이다. 이러한 국내 의료 현실을 타개하기 위해 무엇보다 암 치료에 있어서 중요한 것은 규모가 아니라 환자 중심의 효율이 되어야 한다. 이 때문에 최근 의료계의 화두로 떠오른 것이 다학제진료이다. 다학제진료 시스템이란 기존과 같이 한 진료과에서 한 명의 환자를 진단하는 것이 아니라 다수의 의사가 한 명의 환자에게 집중적으로 진료를 실시하는 것을 말한다. 천편일률적인 진단과 치료에서 벗어나 환자의 건강 상태, 가족력 등 다양한 부분을 각 분야의 전문의들이 전담하고 협진해서 암을 치료할 수 있는 가장 좋은 치료 방법을 찾는 시스템이다. 그야말로 개인에게 맞춤화된 치료를 제공할 수 있는 이상적인 모습이자 꼭 필요한 변화이다. 하지만 국내 의료 현실에서 다학제진료는 자칫 경제력이 있는 사람에게만 혜택이 갈 수도 있어 충분한 준비와 국가적인 지원이 필요하다.

전술했듯 암은 맞춤형 치료가 답이다. 백신 하나로 모두를 구할 수 있는 치료법은 없다. 이 때문에 궁극적으로 다학제진료는 암 치료의 새로운 패러다임을 이끌 것이다. 이 최상의 의료 서비스가 보다 많은 환자들에게 적용되기 위해서 맞춤형 치료는 반드시 현실적인 비용과 의사들의 적극적인 참여를 바탕으로 실현 가능한 범위에서 이루어져야 한다. 개인 유전자를 이용한 진단, 고가 장비 사용 지양, 간단한 타깃 치료 등 아직은 갈 길이 멀지만 실현되기만 하면 혁신적인 비용으로 개인 맞춤형 진료를 대중화할 수 있을 것이다. 백신의 가장 뛰어난 점은 단순히 치료 효과뿐만 아니라 저렴한 비용으로 많은 사람들이 혜택을 받을 수 있었기 때문임을 기억해야 한다. 국민 4명 중 1명이 잠재적 암환자인 현실에서 그 치료법의 혜택이 일부에게만 뻗친다면 암의 종말은 소수에게만 실현 가능한 꿈에 불과하다.

최근 10여 년 동안 종양유전학과 분자유전학이 눈부시게 발달했고, 제약학과 생체정보학 그리고 유전체 관련 검사 기술 등도 빠르게 성장했다. 이러한 의학의 발전은 과거 질병 중심의 경험적 치료에서 벗어나 환자 중심의 분석적 진료가 가능하게 만들어주었다. 그 중 바이러스 치료와 유전자 치료는 큰 비용을 들이지 않고 환자 중심의 맞춤형 진료를 실현할 가능성이 높다. '1000달러 게놈 시대'-인간 게놈 분석 비용이 1990년대 말 30억 달러에서 최근 1,000달러까지 떨어졌다-가 성큼 다가온 것처럼 개인 유전자 검사와 유전자 치료 비용은 하루가 다르게 낮아지고 있다. 항암바이러스 치료도 엄청난 고가의 장비가 필요한 것이 아니라서 일단 개발만 되면 훨씬 저렴하게 많은 이들이 혜택을 받을 수 있도록 보급될 가능성이 높다. 의학의 발달과 함께 다양한 치료법들이 개발되면서 환자의 생존율과 치료 성적이 높아지고 있다. 크게 환영할 만한 일이지만, 이제 단순히 치료의 효과만을 고민하는 것이 아니라 치료의 혜택을 얼마나 많은 사람들이 보편적으로 누릴 수 있을 것인가를 고민해야 하지 않을까?

암을 '달고 사는 게' 낫다

암을 당뇨병처럼 만성질환으로 만들어 암을 달고 사는 것이 가능하다면, 암의 종말도 더 현실적으로 앞당길 수 있을 것이다.

"당뇨병에 걸린 사람이 오히려 더 건강하게 오래 살 수 있습니다."

중앙대학교 내분비 전문의 오연상 교수는 최근 급증하고 있는 당뇨병을 독특한 시선으로 해석했다. 누구나 피하고 싶은 질환, 당뇨병이 장수의 비결이 될 수 있다는 것이다. 에콰도르의 난쟁이들이 라론증후군 때문에 암의 위험에서 자유롭듯, 당뇨병도 또 다른 질병을 막아주는 특별한 방어기제가 발견된 것일까? 나는 아직 알려지지 않은, 당뇨병의 엄청난 비밀을 듣기 위해 오 교수의 설명에 귀를 기울였다. 기대와 달리 의외의 답변이 돌아왔다.

"당뇨병에 걸리는 순간 환자들의 삶은 완전히 바뀌게 됩니다. 평소대로 먹고 마시고, 즐기는 삶은 끝난 것과도 같죠. 당 조절을 위해 하루 세

끼 대신에 다섯 끼 이상 나누어 먹어야 하는데, 그마저도 아무거나 먹을 수 없습니다. 단당류나 지방이 많은 음식은 피해야 하고 대신 현미, 채소, 고단백 음식 위주로 식단을 짜야 합니다. 걷기 등 적당한 운동도 매일 빠지지 않고 해야 하죠. 술과 담배, 심지어 성생활까지 거의 안 하거나 못하는 그야말로 금욕적인 삶이라고 할 수 있습니다. 이런 식으로 몇 년 살면 당뇨는 낫지 않지만 <small>당뇨는 일단 췌장이 망가진 만큼 완쾌가 되지 않는 병이다</small> 전반적인 건강은 놀라울 정도로 좋아집니다. 당뇨를 잘 관리하신 분이 <small>일반인보다</small> 오히려 건강하게 장수하시는 경우가 많습니다."

우습게 들릴 수도 있겠지만 한편으로는 고개가 끄덕여지는 이야기이다. 우리의 생활환경 자체가 암이라는 질병을 야기하기 쉬운 오염된 토양인 경우가 많기 때문이다. 이렇게 오랜 시간, 우리 몸 안에 부정적 요소들이 쌓이고 쌓일수록 암은 더욱 쉽게 발현된다. 이런 부정적 요소들을 하나씩 없애기 위해서는 살아온 날들만큼의 시간이 필요할 수도 있다. 그러나 불행히도 암은 우리에게 그처럼 많은 시간을 허락하지 않는다. 이제 우리 몸에 축적되고 있는 오염 요소들을 조금이라도 더 빨리 제거해야만 한다. 당뇨병과 평화로운 공생을 선택해 치명적인 질병의 위험에서 벗어난 사람들처럼, 우리의 몸을 암세포가 자라지 못하는 곳, 더 나아가 암을 치유하는 몸으로 바꾸어야 한다. 암을 치료하는 마법의 약을 기다리는 것보다, 결코 평화롭지는 않지만 암과의 공생을 모색해, 암을 죽음의 질병이 아닌 만성질환으로 '달고 사는 게' 낫기 때문이다. '전쟁'이라 표현할 만큼 총성이 가득했던 이 싸움에서 암은 도대체 어떻게 치료의 대상에서 관리의 대상으로 영역을 넓히고 있는 것일까?

당뇨병의 역설, 암은?

실제로 많은 질병들이 과거에는 치명적이었지만 이제는 관리가 가능한 만성질환이 되었다. 19세기에 '백색 페스트'라고 불렸던 결핵과 불과 몇 년 전까지만 해도 '현대판 흑사병'으로 불린 에이즈 등이 대표적이다. 당뇨병도 마찬가지이다. 물론 여전히 당뇨합병증으로 사망에 이르는 경우도 많지만 효과적인 치료제의 등장과 생활습관의 변화로 최근 당뇨는 대부분 스스로 관리만 잘하면 '당뇨병을 달고'도 별 탈 없이 살아갈 수 있는 질환이 되었다. 이 때문에 현대 의학은 당뇨를 치명적인 질병이 아닌 만성질환으로 분류하고 있다. 당뇨병으로 건강의 경고장을 받은 많은 사람들이 '어이쿠, 이렇게 살면 안 되겠구나' 하고 건강을 챙기기 시작하면서 오히려 다른 치명적인 질병을 막고 몸의 전반적인 건강이 좋아지는 경우가 많아졌기 때문이다. 이러한 현상을 '당뇨병의 역설'이라고 한다. 그렇다면 암은 어떨까? 암 진단이 '사형 선고'가 아닌 '경고장'이 될 수는 없을까? 암을 당뇨병처럼 만성질환으로 만들어 암을 달고 사는 것이 가능하다면, 암의 종말도 더 현실적으로 앞당길 수 있을 것이다.

미국천연물자원연구소에서 만난 뉴먼 박사가 암 정복의 어려움을 토로하면서 조심스럽게 제시한 해결책도 이와 같다.

"그동안 수많은 천연물, 화학약물을 시도해보았지만 그 어떤 단일 물질도 암을 퇴치하지 못했습니다. 아마 불가능한 것인지도 모르겠습니다. 제가 나름대로 내린 결론은 암을 이겨서 정복하지 못한다면 '화해'라도 하는 것입니다. 암을 치명적인 급성질환이 아닌 만성질환으로 만드는 것이죠. 치유하는 게 아니라 억제하자는 것입니다. 즉, 완치를 목적으로 하지 않고 암을 조절하고 관리하자는 것입니다. 이것이 현재의 암 치료보다 효과적인 전략이라고 생각합니다."

물론 산소호흡기를 달고, 억지로 연명하는 상태를 '관리'라고 할 수는 없다. 암에 걸려서도 최소한의 삶의 질을 누릴 수 있는 몸이 유지될 때 '만성질환의 자격'을 얻을 수 있다. 뉴먼 박사는 암과 화해할 수 있는 더 자연스러운 치료법, 그 중심에 천연자원이 있다고 강조했다.

하지만 천연자원이 인간과 암의 공생에 얼마나 큰 영향을 끼치게 될 것인가는 지금도 그 가능성만 예측할 뿐이다. 아직 마법의 약은 발견되지 않았기 때문이다. 그럼에도 우리 몸이 자연스럽게 암을 이겨낼 수 있는 환경을 갖출 수 있다면 암과의 공생, 그 또한 새로운 치료법이 될 것이다. 희망과 절망이 공존하는 역설적인 상황이지만 말이다.

이제 암 치료에서 현대 의학의 힘을 빌리는 것은 몸을 암을 치유할 수 있는 상태로 만들어주는 하나의 강력한 무기일 뿐이지 전부가 아니라는 사실에 눈을 떠야 하지 않을까? 한 가지 치료법에만 매달리기보다 서로 다른 메커니즘의 다양한 방법들을 조화시켜 지속가능한 효과를 만들어야 한다. 다시 말해, 동일한 효과를 내는 최상의 조합을 찾아내는 것이 중요하다. 죽음의 질병, 에이즈를 만성질환으로 바꾼 '칵테일요법'처럼 말이다.

암을 다스리는
칵테일요법

1981년 미국 샌프란시스코에서 처음 증상이 확인된 이후, 에이즈는 약 4,030만 명을 감염시켰고, 이 중 절반이 넘는 약 2,300만 명을 죽음에 이르게 했다. 에이즈는 곧 전 인류의 생존을 위협할 만한 무서운 역병이자 공포의 대상이 되었다. 30여 년이 지난 지금, 에이즈는 '수치스러운 병'일지는 몰라도 더 이상 '죽을 병'은 아니다. NBA 농구 스타 매직 존슨을 포함해 수많은 에이즈 환자들이 큰 문제없이 살아가고 있다. 그 비결은 다름 아닌 칵테일요법 덕택이다. 칵테일요법이란 마치 바텐더가 몇 가지 재료를 혼합해서 새로운 맛을 내는 칵테일 음료를 만들어내는 것처럼 여러 가지 기전의 약을 세 가지 이상 혼합하는 치료법을 일컫는다.

20세기 후반까지 과학자들은 에이즈의 원인인 HIVHuman Immunodeficiency Virus 바이러스를 완벽하게 면역시키는 단일 백신을 시도했지만 대부분 실패로 돌아갔다. 하나의 약물을 사용할 경우 바이러스가 짧은 시간 내에 이 약물에 대한 내성이 발생해서 치료 효과를 무력화시켰기 때문이다. 그런데 1995년, 이미 개발된 에이즈 치료제 3~4종류를 환자에게 동시에 처방하자, HIV가 내성을 가지는 것을 방지하면서 에이즈 치료에도 놀라운 효과를 보였다. 기존의 약제들이 모여서 마치 새로운 신약과 같은 효과를 만든 것이다. 이렇게 제시된 방법이 바로 '에이즈 칵테일'이라고 불리는 혼합 치료법이다. 칵테일요법으로 몸 안의 바이러스가 전부 제거됐다고 할 수는 없다.

하지만 바이러스 증식이 억제되어 면역기능이 회복되고 기회감염이 감소하는 효과가 나타난다. 이 때문에 HIV가 감소됐더라도 약을 중단한 경우 다시 나타나기 때문에 지속적으로 투약해야 효과를 볼 수 있다. 완벽한 치료제는 아니지만 꾸준히 약을 투약하며 관리한다면 '에이즈를 달고도' 죽음의 공포에서 벗어나 오랫동안 살아갈 수 있는 길이 열린 것이다. 이 치료 방식으로 에이즈 환자들의 수명은 일반인들과 비슷해졌고, 삶의 질도 회복되었다. 에이즈는 여전히 불치병으로 남아 있지만 결코 생명을 순식간에 앗아가거나 삶을 파괴시키는 질병이 아닌 것이다.

그렇다면 또 하나의 불치병인 암도 에이즈처럼 만들 수는 없을까? 과학자들은 이미 그 비슷한 시나리오들을 내놓고 있다. 실제로 암 치료 분야에서도 에이즈 치료와 유사하게 항암제로 암세포를 죽여 암을 치료하다 보면 암세포가 사용된 항암제에 대해 내성을 가지게 되어 약효를 무력화시키는 경우가 발생한다. 이를 극복하고 기존에 개발된 약물의 효능을 더욱 극대화하기 위해서 여러 종류의 항암제를 병행 치료하는 칵테일요법이 현재 적용되고 있다.

암과의 승부에서 이기는 방법, 공격보다는 수비

암을 만성질환으로 만들어 잘 관리하기 위해서는 반드시 기억해야 할 전략이 있다. 바로 적극적인 공격보다 탄탄한 방어가 더 중요하다는 점이다. 아무리 칵테일요법과 맞춤 치료로 '멀티 공격'을 가하더라도 암이라는 놈은 워낙 변화무쌍한 녀석이라 새로운 형태로 역 공세를 펼칠 수 있다. 이때 몸의 수비라인이 무너지면 암은 언제든지 재발한다. 축구에서 아무리 골을 많이 넣어도 수비가 허술해 더 많은 골을 허용하면 경기에서 지는 것과 같은 이치다. 암과의 경기에서 승리하기 위해선 공격수도 중요하지만 샐 틈 없는 수비진으로 최대한 실점하지 않는 방법, 즉 암으로부터 몸을 방어하는 전략이 더 효과적이다. 암 방어 전략, 바로 우리 몸을 최상의 상태로, 암에게는 최악의 상태로 유지하는 것이다.

앞서 말했듯이 우리 몸에서는 하루에도 수십 개의 암세포가 만들어지고 사라진다. 이 세포들이 대부분 종양으로 발전하지 않는 것은 우리의 면역체계가 스스로 방어전선을 구축할 수 있어서이다. 다시 축구에 비유하자면 암이 '슛'을 계속 때리지만 골인은 되지 않는 것이다. 암에게 골을 허용하지 않는 몸, 암세포에게 한 치의 침입도 허용하지 않는 이상적인 몸 상태를 만들어야 한다. 다행히도 암을 공격하는 것보다 암을 수비하는 게 더 쉽고 비용까지 저렴하다. 암 치료에는 천문학적인 비용과 견디기 힘든 부작용이 따르지만 암 예방은 제대로 먹고, 운동하는 것만으로도 충분히 가능하다. 《질병의 종말》 저자, 데이비드 아구스 박사 또한 암 치료의 미래를 단연코 '예방과 조기진단'에서 찾는다.

"말기암을 정복하기는 여전히 어렵습니다. 하지만 말기암이 되기 전에 미리 암세포를 찾아내고 초기 암을 관리하는 방법은 너무나 쉽고 많습니다. 암은 감기처럼 몸만 잘 관리하면 피할 수도 있고, 걸렸더라도 초기에 치료하면 나을 수 있는 그런 질병입니다."

암과의 승부에서 암을 KO패시키지는 못할지라도 판정승으로는 이길 수 있다는 말이다. 대부분의 사람들이 감기에 걸리지 않기 위해서 예방주사를 맞고, 자주 손을 씻으며 꼬박꼬박 약을 챙겨 먹는 수고를 마다하지 않으면서 왜 그 치명적인 암에 걸리지 않기 위해서는 적극적으로 조치를 취하지 않는 것일까? 암은 타인의 비극일 뿐, 내 일이 아니라는 경각심의 부족과 현대의 도시환경이 낳은 게으름 때문일 것이다.

미국의 유명 의사, 오즈는 《타임》지에 기고한 '암 진단으로부터 배운 수업' '암의 공포로부터 배운 수업What I learned from my cancer scare'에서 충격적인 개인 스토리를 털어 놓았다. 50세 생일을 기념해 우연히 받게 된 대장 내시경 검사에서 대장암 초기 폴립이 발견된 것이다. TV에 출연해 암 예방을 강력하게 피력하고, 진료실에서 수많은 환자들에게 건강관리의 중요성을 역설했던 주인공이 아이러니컬하게도 본인의 몸 관리에는 소홀했던 것이다. 암 진단을 위해 따로 시간을 내고 신경을 쓰는 것이 귀찮아 차일피일 미룬 것이 화근이었다고 한다. 언행 불일치로 혼쭐이 난 닥터 오즈는 다음과 같은 고백으로 다시 한 번 암 예방의 필요성을 설파

했다.

"저는 수백만 명의 환자들에게 조언을 하는 유명한 의사입니다. 하지만 저는 암이라는 질병 앞에서 아주 게으른 환자였습니다. 암에 걸리지 않기 위해서는 부지런해야 합니다. 왕도가 없습니다."

어쩔 수 없이 현대의 도시 환경 속에는 암을 유발하는 독소들이 산재되어 있다. 따라서 암을 예방하고 치유하는 데 있어서 무엇보다 중요한 원칙은 암을 유발하는 상황들을 사전에 인지하고 아예 들어가지 않는 것이다. 아주 당연한 이야기로 들리겠지만 생활 속에서 이러한 원칙을 실천하는 사람은 그리 많지 않다. 우리 몸을 암이 세력을 키울 수 없는 건강한 몸으로 만들기 위해서 무엇보다도 생활 속에서 습관적으로 주의를 기울이고 절제해야 한다는 점을 명심해야 한다. 사소해보이지만 그 작은 실천들이 모여 우리 몸을 암세포가 떠날 수밖에 없는 환경으로 만들기 때문이다.

동양의학,
정답은 아니지만 '유용한' 힌트

계속해서 강조했듯, 암은 최대한 빨리 찾고 미리 조치하는 것이 최선이다. 몇몇 암을 제외하고는 이러한 전략이 효과적으로 통한다. 앞서 소개했듯, BRCA 돌연변이 유전자 검사 결과에 따라 유방을 절제한 안젤리나 졸리의 사례나 위 절제를 통해 위암에서 완치된 사례, 맞춤형 치료제로 암 경로를 미리 차단하는 사례 등 암 조기 치료의 미래는 결코 어둡지 않다.

하지만 현대 의학의 눈부신 발전에도 불구하고, 여전히 암의 근본적 예방은 불가능한 것이 현실이다. 이 때문에 최근에는 서양의학에서도 조심스럽게 암 치료에 '동양의학'을 적용하는 시도가 이루어지고 있다. 전혀 다른 메커니즘을 갖고 있지만 각각의 효능을 더욱 극대화하기 위해서 서양의학과 동양의학의 병행치료가 주목받고 있는 것이다. 대표적인 예로 데이비드 아구스 박사는 동양의학의 관점으로 질병을 바라보고 서양의학과 결합한 통합적인 치료를 강조한다. 실제로 아구스 박사와 인터뷰를 진행하면서 나는 마치 우리나라 한의사와 이야기를 나누고 있는 것 같은 착각이 들 때가 많았다. 일례로, 그는 인터뷰 도중 난데없이 나의 손가락 길이를 재고, 바짓단을 걷어 올려 맨 다리를 확인하기도 했다.

"손가락 길이를 보면 남자의 경우, 검지가 약지보다 길면 전립선암의 위험성이 높아요. 자궁 안에서 태아가 성장할 때 노출된 테스토스테론의 양이 손가락 길이를 좌우하기 때문이죠. 그리고 다리털을 봤을 때, 그 수가 희박하면 다리의 혈액순환에 문제가 있을 수 있어요. 이 때문에 자신의 몸 형태를 거울에 비춰볼 필요가 있습니다. 동양의학을 보면 이런 것들을 자세히 설명하고 있어요. 정말 놀라운 일입니다. 바로 그런 원리를 우리 의학에 적용하자는 것이 제 주장이고요. 예컨대 배가 좀 더 나왔다면 그에 대해 조치가 필요할 겁니다. 팔이나 머리선hair line에 변화가 없는

지도 살펴봐야 하고요. 만약 갑자기 평소와 다른 변화가 있다면 호르몬 수치에 어떤 변화가 왔다는 뜻일 수 있기 때문이죠. 항상 자신에 대해 파악할 필요가 있습니다. 의사는 당신을 1년에 한 번 볼 수 있지만, 당신 자신은 스스로를 매일 보기 때문이죠. 따라서 당신 스스로가 자신에 대해 책임을 져야 한다는 말입니다. 과거 동양철학에서는 인간의 몸을 총체적인 것으로 간주했습니다. 바로 그런 관점으로 돌아가고자 하는 것입니다."

아구스 박사는 암이야말로 대표적인 불균형의 질병으로, 근본적으로 몸의 항상성이 깨질 때 발생한다고도 덧붙였다. 그 예로 현대인들의 가공식품 위주의 식단이 몸의 영양소의 균형을 깨고, 이로 인한 호르몬 불균형이 유방암과 전립선암 등의 급증을 가져왔다고 분석한다. 심지어 트라우마 같은 정신적 충격이 몸의 면역체계에 영향을 끼쳐 암 발병률을 높인다는 다소 황당한 연구 결과까지 소개했다. 가장 서양적인 의사로부터 듣는 너무도 동양적인 의학적 접근이 아이러니하면서도 신선했다.

사실 동양의학은 본래 치료보다는 몸을 질병으로부터 보호하는, 즉 '보신'을 강조한다. 과거 한약방에서 지어 먹던 보약 역시 특별한 질병을 치료하고자 하는 목적보다는 병에 걸리지 않도록 미리 몸을 건강하게 만들자는 의도다.

그런데 동양의학의 전통적인 '보신' 개념이 서양의학에서는 '면역'으로 읽힐 수 있다. 보신으로 질병에 잘 견뎌내는 몸의 환경을 갖추는 것, 그것이 바로 '면역력 강화'와 일맥상통하기 때문이다. 현대 의학에서 암 면역요법에 대한 관심이 높아지는 까닭이기도 하다. 보신, 즉 몸의 방어 체계를 강화해 암세포의 증식과 전이를 막아 보자는 것이다.

동서양 의학의 교집합은 이뿐만이 아니다. 개인별 '맞춤 치료'가 그렇다. 예를 들어 사상의학에서는 사람의 체질을 몇 가지로 분류하고 각 체질에 맞는 음식과 치료법을 제시한다. 이는 요즘 화두가 되고 있는 개인 유전자 맞춤 치료와도 이어진다.

특히 암 조직을 무차별 공격하는 화학치료, 방사능 치료에서 벗어나 각 개인의 암 유전자를 분석해 그에 걸맞는 개인별 치료제를 처방하는 '맞춤형 치료'로 전환되고 있는 요즘, 암 치료에서 동서양 의학의 만남이 더욱 주목된다.

아직은 공격적 치료는 서양의학이 앞서 있는 것이 사실이지만 몸 전체의 관점에서 암이 잘 자랄 수 없는 토양을 만드는 방법, 즉 수비력은 동양의학이 강해 보인다. 최근에는 선진 암치료센터에서도 치료 목적은 아닐지라도 말기 암환자의 삶의 질을 위해 음악요법, 명상요법, 침, 뜸 등 과거 비과학적이라고 여겨지던 동양의학을 적극적으로 받아들이고 협진하는 경우가 많아지고 있다. 이처럼 즉각적인 치료보다 '관리'에 방점을 찍는 동양의학의 장점을 서양의학이 적절히 흡수한다면 암의 종말, 아니 암의 만성질환으로의 이행에 속도를 높일 수 있을 것이다.

필연적인
'암'과 만나자

지금까지 만나 본 모든 과학자들은 암이 절대 '우연한' 병이 아니라고 입을 모은다. 분명한 원인이 있을 테지만 그 시작이 너무나 작거나 다양해 지금의 기술로는 파악할 수 없을 뿐이다. 30억 개 유전자 염기서열 중 하나의 이상으로, 세포분열 중 발생된 작은 에러 하나 때문에 암은 추적이 불가능한 경로로 은밀하게 증식한다. 하지만 겉만 보고, 만져지는 것만 파악해영상적·임상적 방법만으로 암을 진단하고 치료하는 시대는 지나가고 있다. 실제 수십만 개의 암세포가 만들어지기 전까지는 영상적으로 암을 진단한다는 것은 쉽지 않다.

그러나 단 한 개의 암세포가 1~2년 만에 수백만 개의 암세포로 증식할 수 있고, 치료 불가능한 말기암으로 진행할 수 있다. 우리 몸 안에 존재하는, 우리 몸 밖에 존재하는 모든 암 발생 요인을 완벽히 파악하고, 발병 이전에 조치를 하거나, 임상적으로 발견되기 전의 암세포도 찾아내어 가장 적합한 치료제를 찾아주는 시대가 오고 있다. 그럼에도 방심해서는 안 되는 이유, 그것은 바로 건강에 별로 신경을 쓰지 않더라도 장수를 누리고 암에 걸리지 않는 행운아, 잭팟의 주인공은 모두가 될 수 없기 때문이다.

하지만 분명한 것은 암의 발병기전이 많이 파헤쳐졌고, 또 암을 예방하기 위한 다양한 방법들이 제시되고 있다. 암이 정복되었다고 인정하는 뉴스는 아직까지 그 어디에도 없으며 언제 암을 정복할 수 있을지도 예측하기 어렵지만 경험적 관찰이 과학적 증명을 통해 암을 예방할 수 있는 대중의 지식으로 진화하고 있는 것도 사실이다.

예를 들어, '흡연자는 폐암에 걸릴 확률이 높다', '과도한 음주는 위암이나 간암의 발병 위험성을 높인다', '비만은 대장암의 주요 요인이다'와 같은 것들이다. 그리고 이러한 사실들에서 우리는 공통점을 발견할 수 있다. 바로 암의 위험 요소 중 상당수가 우리의 생활환경과 밀접하게 이어져 있다는 점이다.

결국 경험적 지식을 일상 속에서 실천해 생활습관을 바꾸면 장수는 '우연'이 아니라 '필연'이 될 수도 있음을 상기해야 한다. 암에 대한 인식도 마찬가지이다. 혼탁해진 생활환경을 바꾸지 않으면 암이 우연이 아니라 필연적으로 올 것이라는 전제로 삶의 방식을 재구성해야 할 때이다. 방법은 의외로 쉽다. 암을 '달고 사는' 것이다. 다시 말해 암과 공생하자는 것이다. 실제로 암세포가 줄어들지 않더라도 일정한 시기 동안 암세포가 더 이상 크지 않는다면 종양학회에는 중요한 치료 방법으로 인정하고 있다. 또한 암 관련 정보들을 입에 달고 다니면서 자주 언급하고, 세세하게 주의를 기울이며 정기적으로 검사를 받으며 살아가는 방법밖에 없다. 번거롭고, 우울해지고, 때로는 비용도 만만치 않겠지만 암의 화두가 우리 삶의 한 가운데 자리 잡을 때 암에 대한 두려움도 없어지고, 암의 종말도 한층 가까워질 것이다.

"현재 우리는 전환점에 놓여 있습니다. 암과의 전쟁에서 시작의 끝과 끝의 시작을 맞고 있는 것이죠. 우리가 큰 예측치로 예견할 수 있는 햇수 안에 모든 암을 치료할 수 있다는 게 아닙니다. 우리가 어떻게 하면 올바른 공격 수단과 방법을 고안할 수 있는지, 더 나아가 어떻게 하면 각각의 암과 환자를 전보다 훨씬 정확하게 공격할 수 있도록 치료를 개인화할 수 있는지에 대해 생각하기 시작할 정도로 암을 충분히 이해하게 된 것입니다. 암이 더 이상 생명을 단축시키는 병이 아닐 때 비로소 암의 종말이라고 할 수 있습니다."

암과의 전쟁에서 시작의 끝, 끝의 시작을 맞고 있다는 피터 레어드 박사의 말처럼 암의 종말은 이제야 비로소 그 서막이 열리고 있다. "질병의 지연이 곧 마법의 약과 다를 바 없다"고 말한 데이비드 아구스 박사의 표현을 떠올리며 암의 예방, 즉 암의 지연이야말로 암의 종말을 앞당길 수 있는 가장 현명한 치료법임을 재차 깨닫는다. 암을 관리하면서 평균수명을 누리며 살 수 있는 시대, 그 시작과 끝에는 결국 당신의 선택이 있다. 암의 종말은 폭죽이 터지듯 화려하게 찾아오는 이벤트가 아니라 우리 모두가 스스로에게 되묻는 질문에서 시작되기 때문이다.

"나는 어떻게 살고 있었나? 그리고 앞으로 어떻게 살 것인가?"

암은 드라마와 소설 속 주인공의 특별한 사연이 아니다. 우리 몸속에서 호시탐탐 기회를 노리며 세력을 확장할 빌미를 찾고 있는 필연과도 같다. 그 질긴 인연을 얼마나 늦추고, 어떻게 평화롭게 이어나갈 수 있을지에 대한 진지한 성찰에서 암의 종말은 가까워질 것이다. 앞서 소개했던 남캘리포니아대학의 장수연구소 소장, 발터 롱고 박사의 마지막 멘트가 다시금 의미심장하게 다가온다.

"'난 담배 피우고 싶어. 고지방, 고설탕, 고단백질식으로 먹고 싶어. 운동은 하기 싫어. 하지만 암에 걸리는 것도 싫어'라고 한다면 부디 행운을 빈다. 그럴 경우 마법의 약을 기다려야 하는데, 그런 마법의 약이 오랫동안 나오지 않을지도 모르기 때문이다."

암의 종말, 이 기적과도 같은 표현의 함의를 다시 생각해야 할 때이다.

| 에필로그 | 용기를 가지고 암을 직시하자

"너무 오만한 제목 아니야?"

"거창하네, 비현실적인 얘기 같다."

"말도 안 돼!"

"무시무시하네!"

'암의 종말'이라는 프로그램 제목에 대한 주위의 반응들이었다. 특히 의사 분들은 너무 '앞서 가는' 방송이라고 걱정했다. 암은 현대 의학도 어쩔 수 없는 불치병인데 어떻게 방송에서 암을 '끝장'내는 방법을 섣부르게 제시하겠다는 건지 조롱 반, 우려 반이 섞인 의문들이 쏟아졌다. 게다가 오히려 이런 '희망적'인 제목은 본의 아니게 암환자들과 가족들에게 상처를 줄 수 있다는 날카로운 지적도 있었다.

백번 맞는 말이다. 하지만 주위의 신랄한 비판에도 불구하고 제목을 바꾸지는 않았다. 이제 암의 종말을 이야기할 때가 되었다고 판단했기 때문이다. 암의 정복을 향해 '암중모색暗中摸索'하던 과학자들은 암흑의 긴 터널을 지나 조금씩 빛을 향해 나아가고 있다. 유전자 연구 등 첨단 연구에 의해 암의 실체가 드디어 드러나기 시작했고, 제자리걸음을 하던 암 치료법도 새로운 전환점을 맞고 있다. '암의 종말' 다큐멘터리와 책은 이러한 중요한 길목에서 암환자들과 대중들에게 암에 대한 최신 연구와 혁신적인 치료법을 소개하고 미약하나마 '현실성 있는' 돌파구를 제시하고 싶다는 차원에서 기획된 것이다. 우리는 암을 얼마나 알고 있는가? 암의 근본적 원인은 어디에 있는가? 암이라는 질병의 실체를 제대로 알려주는 프로그램을 만들고 싶었다. 암의 정체도 파악하지 못하면서 어떻게 암을 정복할 수 있을 것인가?

제작을 하면서 주변 사람들에게 암에 대해 얼마나 알고 있는지 물어봤다. 대부분 암환자가 주위에 한두 명씩 있어서 암이 얼마나 무섭고 힘든 병이라는 것은 알고 있지만, 암이라는 질병 자체에 대해서는 생각 외로 무지했다. 그리고 저자를 포함해 암에는 어떤 음식이 좋고 암 치료법에는 어떤 게 있는지 여기저기서 들어서 잡다한 정보는 갖고 있지만, 근본적으로 우리가 왜 암에 걸리는지, 암 치료의 패러다임이 어떻게 바뀌어 왔는지 등 암의 실체에 대한 깊이 있는 지식은 많이 부족했다. 저자 스스로에게도 충격적이었고 다큐멘터리를 본 주위 사람들이 관심 있게 주목했던 암의 본질은 다음과 같다.

첫째, 암은 자연스런 노화의 한 현상이라는 점
둘째, 암은 하나의 덩어리가 아니라 수백, 수천 개 유전자의 질병이라는 사실
셋째, 암은 외부로부터 온 것이 아니라 우리 몸 내부에서 시작된 병이라는 것

아는 것 같지만, 전혀 새롭게 다가오는 암의 면모들, 일반 대중뿐만 아니라 의사들조차 간과하는 암의 실체를 찾아가는 과정이 흥미진진했다. 특히 유전자 분석 기술에 의해 암 조직의 미시 세계가 드러나고, 암의 발병 과정이 새롭게 규명되면서 암 치료법의 패러다임도 급격하게 전환되고 있다. 수술, 방사선 치료, 화학요법 등 기존의 항암 치료에서 답보 상태에 머무르고 있는 현실에서 새로운 암 치료법은 가히 혁신적이라고 할 만하다.

질병 치료의 미래를 함축적으로 보여 주는 4P 혹은 P4라는 말이 있다. 예측Predictive, 예방Preventive, 개인화Personalized, 참여Participatory, 모두 P로 시작하는 4가지 단어를 지칭하는데 아직 생소한 표현이지만 앞으로 의학이 어떻게 나가야 하는지를 선명하게 보여준다. 차병원의 김성진 박사는 4P를 맞춤의학이라고 정의한다. 내 몸에 딱 맞는 옷처럼 이 세상에 단 하나뿐인 치료법을 나만을 위해 제공받을 수 있는 '꿈의 의료'인 것이다. 병이 시작되기도 전에 미리 예측해predictive 최선의 예방적 치료를 시행하고 Preventive, 혹시 이미 병에 걸렸더라도 개인의 병력과 유전자 구성에 가장 잘 맞는 치료법을 찾아내Personalized, 환자가 함께 정보를 공유하며 질병을 지속적으로 관리해 나가는Participatory 다시 말해 체계적이면서도 효율적인 선진 의료 시스템이라고 할 수 있다.

그렇다면 기존 의료 시스템은 뭐가 문제였다는 것일까? 한마디로 '사후약방문'이라고 표현할 수 있다. 여전히 대부분 사람들은 '아파야 병원에 간다'는 상식을 갖고 있다. 이와 관련해 지난 2012년 미국에서 흥미로운 조사가 있었다. 1,100명의 미국 남성들을 대상으로 '언제 병원에 가는지, 왜 병원에 가지 않는지'에 대해 설문을 실시했는데, 응답자의 85%가 "매우 아프다고 느껴질 때 병원을 찾는다"고 답했다. 그리고 92%는 "의료기관을 찾기 전에 괜찮아지는 것 같다고 생각되면 최소한 며칠은 기다려본다", 약 30%의 응답자는 "병원을 가기 전에 '최대한' 참아본다"고 응답했다. 이런 결과에 대해 AAFP미국FP학회의 릭 켈러만 회장은 "남자들이 건강을 해치는 가장 큰 요인은 그들 자신에게 있다. 건강에 대해서 전혀 신경을 쓰지 않는다고 해도 과언이 아니다."고 평가했다. 100세 시대를 코앞에 두고 있고, 건강에 대한 관심이 높아진 것도 사실이지만, 일반 대중들의 의료 서비스에 대한 선입견은 여전히 그대로다. 충분히 예방할 수 있었던 병을 키우거나 잘못된 치료법으로 병이 더욱 악화될 경우, 개인의 삶뿐만 아니라 국가적 차원에서도 재앙을 초래한다.

이런 측면에서 암은 4P가 가장 필요한 질병이라고 할 수 있다. 김성진 박사는 4P를 통해 암의 '완치'는 당장 어렵겠지만 '근치'는 가능할 것이라고 조심스럽게 예견한다. 암은 어차피 하나가 아닌 수백 가지의 요인이 복합적으로 작용하는 병인만큼 보다 '시스템'적인 전략이 필요하다고 강조한다.

대장암을 예로 들어 보자. 대장암은 초기 증상이 없기로 악명 높은 병이다. 대부분 증상을 느끼고 병원에 갔을 때는 이미 말기에 이른 경우가 많다. 초기 진단이 절실하지만 주로 사용되는 대장 내시경은 비용도 비싸고 불편함이 많아 사람들이 꺼린다. 그만큼 정기적인 검진이 이뤄지기도 어렵다. 유전자 검사는 이런 현실을 혁신적으로 바꾼다. 대변 일부만 있으면 암의 여부뿐만 아니라 종류까지도 알아낸다. 대장암의 근본적 원인이 되는 유전자 돌연변이, 즉 K-ras, p53, APCadenomatous polyposis coli 등을 분석해 암 진단을 초기에 내릴 수 있고, 치료도 최대한 빨리 들어갈 수 있다. 병의 예측Prediction이 정확하고, 개인에 맞춰져 있으면 예방Prevention도 효과적일 수 있다. 환자는 의사와 상의해 여러 치료 방식을 최적화할 수 있고, 식이나 운동 요법을 병행해 암의 발병을 늦출 수도 있다. 최근 주목받는 후성유전체 연구, 단백질학Proteomics의 발달로 암 돌연변이 유전자의 변화를 시시각각 추적하게 된다면 암의 진행 상황을 CCTV처럼 모니터할 수 있는 시대도 멀지 않았다. 이런 진단법을 총칭해 '바이오마커 기술'이라고 하는데 아직 그 효과가 제한적이지만—혈액을 통한 종양 표지자 검사가 아직 정확성이 떨어지고, 암 유전자 검사는 실용화가 안 되고 있다.—암 치료에 획기적인 변화를 가져올 것으로 기대된다.

암이 이미 진행된 경우도 4P는 유효하다. 어느 말기 환자가 대장암 수술을 받았다고 하자. 당장은 종양을 다 드러내 암이 없어진 것처럼 보이지만 완전히 치료된 것은 아니다. 암을 일으켰던 세포는 여전히 몸 안에 잠재되어 있고, 언제든지 환경이 만들어지면 재발하고 더 심각하게 되는 경우가 허다하다. 4P는 이러한 모든 가능성을 염두에 두고 암을 치료한다. 잘라낸 종양은 유전자 검사를 통해 정확하게 암을 유발한 유전자를 가려낸다. 앞에서 말했듯이 K-ras, p53 같은 대장암 유전자 돌연변이의 분포를 분석하고 해당 환자가 어떤 돌연변이 때문에 암이 확산되었는지 진단한다. 같은 부위의 암이라도 다양한 암 유전자가 발견될 수 있다.

미국 보스톤에 있는 '파운데이션 원'이라는 바이오 회사에는 매일 수백 개의 암 조직이 페덱스로 배달되어 온다. 전 세계 말기 암환자들에게 떼어낸 종양 조직이다. 검사를 위해 암 조직을 얇게 박피하고, 염색을 해 암세포의 분포를 본다. 그리고 암세포가 몰려 있는 각 부위에서 따로 세포를 채취해 암 유전자 분석을 한다. 각 부위에서 나온 암 유전자가 동일한 경우도 있지만 대부분 다른 종류다. 겉으로 보기에는 한 덩어리의 암이지만 실제로 암을 일으킨 유전자는 여러 개인 것이다. 이 결과를 다시 환자에게 보내면 담당 의사는 발견된 암 유전자에 잘 듣는 치료제를 맞춤 처방한다. 기존의 경우, 암 유전자에 대한 지식이 없었기 때문에 각 장기별로 천편일률적인 치료제를 사용할 수밖에 없었고 그만큼 효과도 제한적이고, 심지어 부작용이 생기기도 했다. 목표물의 성질과 위치가 정확히 파악되면 공격은 그만큼 쉽다. 대장암의 경우 가장 흔하게 발견되는 암 유전자인 K-ras가 정상형이냐, 돌연변이냐에 따라 사용되는 약이 달라진다.

이렇듯 같은 대장암이라도 사람마다 서로 다른 암 유전자에 따라 다르게 처방하는 개인 맞춤형 치료Personalized는 환자의 적극적 치료 과정 참여Participatory로 그 효과가 극대화된다. 사실 암 치료 과정에서 환자는 크게 소외되어 있다고 볼 수 있다. 병원마다 암 진단이 틀려 자신의 암 상태에 대해 정확한 판단을 내리기가 어렵고, 치료 방식도 천차만별인 경우가 많다. 오진도 비일비재하고 한 병원에서 포기한 환자가 다른 병원에서 완치가 되기도 한다. 물론 몇몇 암은 분명한 가이드라인이 있고, 치료제도 표준화되어 있기는 하지만 아직 대부분의 암은 의사의 경험에 따라 치료 방식이 바뀌고, 특히 재발과 전이된 경우 너무나 치료 시나리오가 많아 의사들조차 판단하기 어렵다. 이런 상황에서 생존과 치료비로 고통 받고 있는 일반 환자들의 혼란은 극에 달한다. 요즘은 인터넷을 통해 수많은 암 관련 정보를 쉽게 구할 수 있고, 암환자들의 정보 교환 사이트가 활성화되어 있다. 암에 대해 제대로 알고, 최선의 치료를 선택하고자 하는 암환자들의 고군분투와 달리 의료계는 환자들의 치료 과정 참여를 반기지 않는 것 같다. 의사들이 기존에 고수해온 진단, 치료 방식, 병원과 제약사가 추천하는 치료제, 보험사와 국가가 인정해주는 항암 치료 종류들에 묶여 환자들은 일방적으로 몸을 맡긴 채, 최선의 치료법을 시도해보지도 못한 채 시간을 허비하게 된다.

앞으로 4P 기반의 '참여 의료'가 구현되면 환자들은 자신의 암에 대한 정보를 다양하게 제공받고, 비교 분석해, 의료진과 최선의 치료 전략을 선택한다. 환자는 병의 예후와 자신의 증상을 지속적으로 의료진과 공유하고, 규칙적인 검진을 통해 암의 재발과 전이 가능성을 최소화할 수 있다. 말기 환자들에게는 고통이 심한 적극적인 치료와 삶의 질이 확보되는 죽음 사이에서 판단할 기회가 주어져야 한다. 유전자 치료, 면역 요법 등 새로운 암 치료법이 봇물처럼 소개되고 있다. 이러한 혁신적인 치료법들을 의사들은 외면하지 말고 환자들과 정보를 공유, 환자와 함께 시도해보는 용기가 필요하다. 물론 이것이 가능하기 위해서는 보험사와 국가의 열린 시각, 적극적인 지원이 절실하다고 하겠다. 또한 적극적인 항암 치료뿐만 아니라 식이, 운동은 어떻게 병행해야 하고, 의사들이 적극 반대하는 한방이나 대체요법은 어느 선까지 적용할 수 있는지에 대해서도 미래 의학은 답을 해줄 것이다.

다만 걱정되는 것이 있다. 옷을 맞춰 입으면 기성복보다 비싸다. 맞춤옷은 대량 생산이 되지 않기 때문이다. 하지만 맞춤 의학은 '기성' 치료보다 비싸면 안 될 것이다. 암을 종말을 가져 오는 유일한 전략이 맞춤 의학이라고 했을 때 그 혜택이 경제적으로 여유 있는 계층에게만 돌아간다면 암은 또 다른 고통을 낳는 질병이 될 것이다.

앞서 언급한 4P에 P 하나를 더해 5P를 제안하고 싶다. 마지막 P는 다름 아닌 Political이다. 정치와 정책이 암의 종말을 앞당기는 데 끼치는 영향은 지대하다. 미국의 닉슨 대통령이 시작한 '암과의 전쟁'은 패배했지만, 암 연구의 비약적 진보와 대중의 관심을 이끌어냈고, 의료 선진국들의 대규모 협력으로 진행되고 있는 '암 유전자 아틀라스 프로젝트'는 암의 실체를 규명하는 데 결정적인 역할을 하고 있다. 최근 국내에서는 암 보험 광고가 폭증하고 있다. 정부가 손을 놓은 사이 암에 대한 공포, 천문학적인 의료비에 대한 걱정을 이용해 보험회사들이 호황을 누리고 있는 것이다. 암 치료는 보험회사와 병원의 수익, 단순히 신약 개발을 통해 대박을 노리는 제약사들이 중심이 되는 상업주의적 관점이 아니라 인류의 대다수가 겪게 될 육체적 고통과 사회경제적 짐을 덜어야 한다는 공익적인ㆍ정책적인 관점에서 다시 시작해야 한다.

우리나라 정부도 암을 중증 질환으로 분류하고, 치료 혜택을 확대하고는 있지만 여전히 치료 자체에만 머무르고 있고 포괄적인 예방, 교육, 나아가 암 연구 지원에는 소홀하다. 서론에서 말한 것처럼 저자가 인터뷰한 많은 과학자들은 암의 원인이 무엇이냐고 물었을 때 잘 모른다고 대답했다. 하지만 지금 인류가 직면한 암의 위력과 심각성을 앞에 두고, 정책담당자들이 '잘 모른다'라고 부정하면 안 될 것이다. 암이 사망률 1위로 올라서고 있는 현실에서 필요한 건 '신중한 겸손함'보다는 '도전을 두려워하지 않는 대범함'이다. 과학계는 끝없는 노력을 통해 인류를 '암의 정복'이라는 문 앞까지 데려와 주었다. 그 문을 결정적으로 열어줄 수 있는 것은 정부의 지원과 제도 개선이다. 새로운 치료제 개발, 임상 실험 활성화, 다학제진료의 현실화, 암 정보 제공 확대 및 공공 기금 창구 마련 등 미룰 수 없는 일들이 너무나 많다.

주제넘게 너무 큰 얘기, 먼 얘기를 많이 한 것 같다. 당장 암을 앓고 있거나, 암환자를 가족으로 두고 있는 이들에게는 공허할 수 있는 '암' 얘기일 수 있겠다. 하지만 암 치료의 답보 상태를 타개할 수 있는 가장 현실적인 방법은 정책적 전환에서 찾을 수밖에 없다는 생각이다.

마지막으로 '용기'를 말하고 싶다. 암이라는 불치병, 죽음을 앞에 두고 용기를 내기란 쉽지 않다. 저자도 가족의 고통을 통해 절실히 느낀 바다. 용기는 '희망'과는 다르다. 이 책을 통해 섣부르게 암 치료의 '희망'을 제시하고 싶은 마음도, 능력도 없었다. 단지 암에 의해 파괴되고 싶지 않다면 '용기'를 가지고 암을 직시해야 한다는 메시지를 전하고 싶었다.

　유방암 유전자 검사만으로 젊은 나이에 가슴을 절제한 안젤리나 졸리. 항암 치료 중에도 출산을 감행한 맥신 스미스. 암환자는 잘 먹어야 한다는 상식을 버리고 단식요법을 선택한 알리시아. 대장암, 간암에 이어 폐암 수술까지 거치고 항암바이러스 치료를 기꺼이 받은 고령의 윌리엄 할아버지. 이들은 암을 정복한 승리자는 아니다. 오히려 암 치료의 긴 여정에서 남들이 두려워할 수 있는 새로운 길을 과감히 선택한 '용기 있는' 사람들이었다.

　'암의 종말'은 이미 시작되었고, 그 끝은 멀지 않았다고 확신한다. 이 다큐멘터리의 여정에서 만난 환자들이 조금 더 삶을 유지해 '암의 종말'을 보고, 완치에 이르길 진심으로 바란다.

암의 종말

1판 1쇄 발행 2015년 1월 15일
1판 2쇄 발행 2015년 2월 10일

지은이 이재혁·KBS스페셜 제작팀
펴낸이 고영수

경영기획 고병욱 | **기획편집** 장선희 양춘미 이새봄
외서기획 우정민 | **마케팅** 이창형, 김재욱 | **제작** 김기창
총무 문준기 노재경 송민진 | **관리** 주동은 조재언 신현민

펴낸곳 청림Life | **출판등록** 제2010-000315호
주소 135-816 서울시 강남구 도산대로38길 11 (논현동 63)
  413-120 경기도 파주시 회동길 173 (문발동 518-6) 청림아트스페이스
전화 02)546-4341 | **팩스** 02)546-8053
홈페이지 www.chungrim.com | **이메일** Life@chungrim.com
블로그 cr_Life.blog.me | **페이스북** www.facebook.com/chungrimLife
트위터 @chungrimLife

ⓒ 이재혁·KBS스페셜 제작팀, 2015

이 책은 저작권법에 따라 보호를 받는 저작물이므로 무단 전재와 무단 복제를 금지하며,
이 책 내용의 전부 또는 일부를 이용하려면 반드시 저작권자와 청림Life의 서면 동의를
받아야 합니다.

ISBN 978-89-97195-57-2 03510

"이 책은 관훈클럽신영연구기금의 도움을 받아 저술 출판되었습니다."

* 책값은 뒤표지에 있습니다. 잘못된 책은 바꾸어 드립니다.
* 청림Life는 청림출판㈜의 논픽션·실용도서 전문 브랜드입니다.

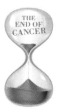